本草杂谈

任启瑞　任晓暄　编著

全国百佳图书出版单位
中国中医药出版社
·北 京·

图书在版编目（CIP）数据

本草杂谈／任启瑞，任晓暄编著 . —北京：中国
中医药出版社，2023.6
ISBN 978 - 7 - 5132 - 8138 - 6

Ⅰ. ①本… Ⅱ. ①任… ②任… Ⅲ. ①中国医药学-
文化-普及读物 Ⅳ. ①R2-05

中国国家版本馆 CIP 数据核字（2023）第 088324 号

中国中医药出版社出版

北京经济技术开发区科创十三街 31 号院二区 8 号楼
邮政编码　100176
传真　010 - 64405721
三河市同力彩印有限公司印刷
各地新华书店经销

开本 710×1000　1/16　印张 18.25　字数 251 千字
2023 年 6 月第 1 版　2023 年 6 月第 1 次印刷
书号　ISBN 978 - 7 - 5132 - 8138 - 6

定价　69.00 元
网址　www.cptcm.com

服务热线　010 - 64405510
购书热线　010 - 89535836
维权打假　010 - 64405753

微信服务号　zgzyycbs
微商城网址　https：//kdt.im/LIdUGr
官方微博　http：//e.weibo.com/cptcm
天猫旗舰店网址　https：//zgzyycbs.tmall.com

如有印装质量问题请与本社出版部联系（010 - 64405510）

前　言

"本草"一词，最早见于东汉班固《汉书·平帝纪》。

我国现存最早的药学专著《神农本草经》（以下简称《本经》），因其收载药物以草类为多，故以"本草"命名。之后，历代中药著述，便也多以"本草"定名。

本草学是植根于中华传统文化这块沃土上的一朵奇葩，有关它的知识内容广泛存在于经、史、子、集各类古籍中。《诗经》即收录中药100余种，很多药物至今仍为临床习用。《山海经》收载药物137种，而且记录了药物的功效主治。史书中，二十六史共为历代182位名医立传，并记录了很多医药知识。小说、戏曲、诗词、歌赋里的中医药内容更是不可胜数。可以说，中医药是和中国传统文化同生共长，一起发展壮大起来的。

自古医与儒同源而异流。医儒之间又互相渗透，故有"儒医"之称谓。历代名医，上自扁鹊仓公，下至当今国医大师，哪一位不是饱读诗书，学富五车的大医大儒！我的恩师任应秋老师堪称大医大儒，我熟悉的张志远大师亦是医儒兼通。就连同仁堂的一副对联"修合无人见，存心有天知"，也体现了儒家文化的道德观。

宋代名儒范仲淹曾写下"不为良相，便为良医"，广为流传。唐代现实主义诗人白居易写有中医药诗词百余首。爱国诗人陆放翁施药济世，曾悬壶三十余载。唐宋八大家之一柳宗元的《柳州救三死方》擅治顽疾。文学巨匠苏东坡和沈括的《苏沈良方》广传于世。

这些足以说明医儒之间，分则为两支，合则为一家。

中医药文化博大精深。学好中医药，首先必须了解其传统文化的内在渊源；只有充分认识到传统文化在中医药学中的地位和价值，才能加深对中医药的认识，才有益于对中医药的理解、记忆和应用。

本书收载中药近百味。以药味为单元，用散文的形式，除了讲述每味药的基本知识、历代名医用药经验之外，还特别介绍与每味药相关的风土人情、典故传说、趣闻轶事、诗词歌赋等人文掌故内容。这也是本书的特点，以及作者写此书的用意所在。此书旁收博采，偏记杂谈，故书名《本草杂谈》。

本书中药用量皆为《中国药典》推荐用量，具体临床应用当随证施之。

任启瑞　任晓暄

2023 年 4 月

目录

桂

樟科植物肉桂的嫩枝即为中药桂枝；其干皮或粗枝皮即为中药肉桂；干皮去表皮者称肉桂心（桂心）；采自粗枝条或幼树干皮者称官桂。

以上诸药名异源同，均主产于广西、广东及云南等地，尤以广西为主。广西又以平南县产品最优，平南又以六陈镇最为著名，是谓"陈桂"。平南县六陈镇从明朝开始就种植肉桂，至今已有600多年历史。所产肉桂，有彩皮、油性足、味甜辣、嚼之少渣之特点，享誉世界，素有"肉桂之乡"的美称。历代医家亦将其与人参、鹿茸并称，固有"南方人参"之称谓，是药中珍品。

《本经》将其（牡桂）列为上品。东汉医圣张仲景《伤寒杂病论》（《伤寒论》《金匮要略》）用桂枝多达76方。金代张元素称"桂为春夏之尊药"。晋代文学家郭璞有首《桂赞》诗，盛赞桂树："桂生南裔，拔草岑岭。广莫熙葩，凌霜津颖。气王百草，森然云挺。"诗中大意是：桂生南方，高山之上，高大挺拔，气味馨香。禧庆吉祥，百药之王。北宋文学家宋祁的《月桂》诗，就写得比较风趣了："月面铺冰不受尘，缘何老桂托轮囷（qūn）。吴生斫（zhuó）钝西河斧，无奈婆娑又满轮。"最早谈到月中有桂树的，是西汉淮南王刘安及其门客编著的《淮南子》（又名《淮安鸿烈》《刘安子》）。到唐代，段成式所著的笔记小说《酉阳杂俎》，就将

1

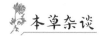

月桂的传说演绎的更完美了："旧言月中有桂，有蟾蜍。故异书言，月桂高五百丈，下有一人常斫之，树创随合。人姓吴名刚，西河人，学仙有过，谪令伐树。"传说中汉朝西河人，名叫吴刚的，本为樵夫，却醉心于仙道而又触犯天条。天帝大怒，将他贬于月宫，令其斫伐桂树，何日斫倒桂树，就可获术成仙。谁知吴刚每斫一斧，斧起而树伤即愈。吴刚无间断地斫伐桂树，直至斫伤斧头也没有终时。后来还有几个关于月桂的传说，也都是后人杜撰，就不一一赘述了。

虽是传说，但唐宋以后，咏桂的诗词，以及艺术作品却层出不穷。如杨万里诵桂花诗："不是人间种，移从月里来。广寒香一点，吹得满山开。"又如李清照的《鹧鸪天·桂花》："暗淡轻黄体性柔，情疏迹远只香留。何须浅碧深红色，自是花中第一流。梅定妒，菊应羞。画栏开处冠中秋。骚人（指屈原）可煞无情思，何事当年不见收。"这些诗词均是对桂树桂花极美的赞誉。

"桂""贵"谐音。桂枝在天是仙树；在人间是贵树。古人科举高中称"蟾宫折桂"。"折桂"的典故出自《晋书·郤诜（shēn）传》："郤诜累迁雍州刺史。武帝于东堂会送，问诜曰：'卿自以为何如？'诜对曰：'臣举贤良对策，为天下第一，犹桂林之一枝，昆山之片玉。'"后便以"郤诜丹桂"比喻科举及第。

"桂"还是广西壮族自治区的简称，最早秦朝开始设立桂林郡。秦始皇三十三年（公元前214年）征服百越（古代越族居住在江、浙、粤各地，各部落各有名称，统称百越，也叫百粤）。在岭南设置桂林郡、南海郡、和象郡。今天的广西壮族自治区大部分地区属桂林郡、和象郡。广西简称"桂"，即由此而来。桂林郡府所在地在今广西桂平市西南。关于桂林郡名称的来源，《旧唐书·地理志》解释为"江源多桂，不生杂木"，这里的"江"即指桂江，这里的"桂"即指樟科植物"肉桂"。桂林郡即因桂树多而得名。桂树枝繁叶茂，体大成林。《山海经·海内南经》云："桂林八树在贲禺东。"晋·郭璞注曰："八树而成林，言其大也，亦言其多。"

"桂林八树"后来演变成"八桂"，也成为桂林的代称。唐朝韩愈《送桂州严大夫》："苍苍森八桂，兹地在湘南。江作青罗带，山如碧玉簪（通簪）。户多输翠羽，家自种黄甘。远胜登仙去，飞鸾不假骖。"这是长庆二年（公元822年），韩愈送严谟出任桂管观察使所作。其中"江作青罗带，山如碧玉簪"两句，将漓江山水概括得那么峭拔秀美和澄清飘逸，成为千古脍炙人口的名句，是南宋人王正功"桂林山水甲天下"的最好注释。

十多年前，我曾游历漓江，览胜之余，也信笔涂鸦一首打油诗："漓江山水夺天工，岫色粼光相映陈。山无险峰岩竞秀，水不惊涛筏争锋。山爱雅名多神似，水可鉴人好晶莹。空谷信凭飞鸟叫。清流偶闻濯足声。耳目一新心尘净，宛若身处阆苑中。"

肉桂与桂枝同出于桂树，一为其树皮，一为其嫩枝，都有温营血、助气化、散寒凝的作用。但肉桂善温里祛寒，入下焦而补肾阳；桂枝长于发表散寒，主上行而通经脉，临床使用需加以区别。它们各自功用分述于下。

桂枝

桂枝味辛，性甘温，归心、肺、膀胱经（有医家认为亦归肝经，如明代贾所学《药品化义》，清代黄宫绣《本草求真》等）。

究其功用，清代邹澍（润安）在《本经疏证》中所言较为全面中肯："凡药需究其体用。桂枝能利关节，温经通脉，此其体也……其用之道有六：曰和营，曰通阳，曰利水，曰下气，曰行瘀，曰补中。其功最大，施之最广，无如桂枝汤，则和营其首功也。"常用量：3～10克。

【临床应用】

1. 和营。桂枝辛散温通，外行肌表而奏解肌发汗之效，常用于表虚有汗而表证不解，症见发热头痛，汗出恶风，舌苔薄白，脉浮缓。常与白芍

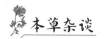

配伍，方如《伤寒论》桂枝汤（桂枝、白芍、炙甘草、生姜、大枣）。

桂枝汤被医家誉为千古第一方。方中桂枝、白芍等量，现在一般均用9克，桂枝辛温，辛能散邪，温以扶助卫阳，故为君药；白芍酸而微寒，酸能敛汗，寒可益阴固里，为臣药。二药相须，于发散中寓敛汗之意。生姜之辛，佐桂枝以解肌；大枣之甘，佐白芍以和营。甘草甘平，既能调和中气，又可调和诸药。诸药合方，共达解肌发表、调和营卫之效。

桂枝汤的服法很重要。原文是这样写的："……服已须臾，啜热粥一升余，以助药力。温覆令一时许，遍身漐漐似有汗者益佳。不可令如水流漓，病必不除……"意思是，服药后，喝热稀粥一碗，盖被令全身微汗，切不可大汗淋漓。这是服用桂枝汤必须注意的事项，使用其他发汗药也应注意。

2. 通阳。桂枝用于表实无汗证。如《伤寒论》麻黄汤，方中麻黄味辛苦性温，为肺经专药。能发越人体阳气，有发汗解表、宣肺平喘的作用，为方中君药。本证营涩卫郁，麻黄只解卫气之郁，故又用温经散寒、透营达卫的桂枝为臣，与麻黄相须为用，加强发汗解表、散风祛寒之功效。

《金匮要略》（以下简称《金匮》）："病痰饮者，当以温药和之。"凡心脾阳虚，阳气不行，水湿内停所致的停饮证，症见头眩、心悸、咳嗽。桂枝常与茯苓、白术配伍。方如《金匮》苓桂术甘汤（茯苓、桂枝、白术、炙甘草）。

3. 利水。若外有表邪，内停水湿，所致发热烦渴，水入则吐，小便不利；或膀胱气化不行，而致水肿、泄泻、小便不利；或水湿内停，脐下动悸等症。桂枝温膀胱之气，温阳利水，常与茯苓、泽泻等药配伍，如《伤寒论》五苓散（茯苓、泽泻、猪苓、白术、桂枝）。

4. 下气。寒水停留于胃，向上冲逆，故出现心下痞满，呕逆心悬痛。治当温阳化饮，下气降逆，治用《金匮》桂枝生姜枳实汤（桂枝、生姜、枳实）。方中桂枝温化通阳为主，辅以枳实清痞下气，生姜和胃止呕，温散水气。三药共奏通阳化饮、降逆下气之效。

5. 行瘀。桂枝温通心阳，治疗胸痹、胸痛、心悸、脉结代之证，常与瓜蒌、薤白等药同用，如《金匮》枳实薤白桂枝汤（枳实、薤白、桂枝、瓜蒌、厚朴），该方治胸阳不振，痰气互结之胸痹证。

桂枝温通血脉，散寒逐瘀，常与当归、川芎等药同用，以通经活血，如《金匮》温经汤（当归、川芎、吴茱萸、生姜、赤芍、人参、桂枝、阿胶、牡丹皮、半夏、麦冬、甘草），该方治冲任虚寒瘀血阻滞之月经不调，或小腹冷痛，或久不受孕等病症。

桂枝与牡丹皮、桃仁配伍，逐瘀消癥，如《金匮》桂枝茯苓丸（桂枝、茯苓、桃仁、牡丹皮、芍药），主治妇女小腹有癥块，以及血瘀经闭、痛经等病证。

6. 补中。汗、吐、下后或失血，杂病后阴血不足、阳气不振，而致心动悸、脉结代，常用桂枝与炙甘草、人参、生地黄、阿胶等配伍治疗，方如《伤寒论》炙甘草汤（炙甘草、人参、阿胶、干生地黄、桂枝、麦冬、麻仁、生姜、大枣）。

近代名医张锡纯，曾治一老妪，春初感受风寒，投以发表之剂，中有桂枝数钱，服后即愈。其家人感其方灵验，将处方贴于墙上。至夏老妪复染感冒，自用其方服之，遂致吐血，经治方愈。事后张锡纯说："治病自用桂枝治夏季温病，可不戒哉！"

乾隆年间，浙江永嘉县，一坟墓旁有一小亭名曰"桂枝亭"。据传是该县富户仉富昌（仉，古"掌"字，姓，相传孟母姓仉）一小妾生病，请当地名医金慎之医治。金慎之切脉辨为伤寒，用桂枝汤治之，桂枝仅用五分。在"三益堂"抓药，小妾服药后病重身亡，仉状告金。金疑，处方无误，病亦对症。何故人亡？便让官传三益堂老板查对，说方药无误。后官方又会聚众医研讨，都言方药对证。后查药渣，方知三益堂新来学徒，将五分误为五钱。此案属配药过重所致。判三益堂承担小妾丧事全部费用，并在墓旁建一小亭，取名"桂枝亭"以警后人！

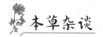

肉桂

前已叙述，中药肉桂为樟科植物肉桂的干皮或粗枝皮。去表皮者为桂心；采自粗枝条或幼树干皮者为官桂。大暑节前将树皮割裂，待立秋后剥离，刮去栓皮，阴干，备用。

肉桂的别名也较多，除桂心、肉桂外，还有牡桂、紫桂、玉桂、辣桂等。

肉桂味辛、甘，性烈，归肾、脾、心、肝经。其临床效用，明代倪朱谟在《本草汇言》所言较为简明扼要："肉桂，治沉寒痼冷之药也。凡元气不足而亡阳厥逆，或心腹腰痛呕吐而泄泻，或心肾久虚而痼冷祛寒，或奔豚寒疝而攻冲欲死，或胃寒蛔出而心膈满胀，或气血冷凝而经脉阻遏，假此味厚甘辛大热，下行走里之物，壮命门之阳，植心肾之气，宣导百药，无所畏避，使阳长而阴自消，而前诸证自退矣。"常用量：2～5克，研末冲服，每次1～2克，或入丸散。入汤剂应后下。官桂作用较弱，用量可适当增加。

【临床应用】

1. 肾阳不足、命门火衰。 症见畏寒肢冷，腰膝酸软、阳痿、尿频，肉桂辛热纯阳，能温补命门之火，益阳消阴，为治下元虚冷之要药。常与附子、熟地黄、山萸肉等温补肝肾药同用，如《医方集解》的桂附八味丸（肉桂、附子、熟地黄、山萸肉、山药、茯苓、泽泻、牡丹皮）。本方首见于《金匮》，但古今方名略有不同。本方于《金匮》中凡两见：先见于"血痹虚劳病脉证并治"，名曰"八味肾气丸"。又见于"妇人杂病脉证并治"，仅名"肾气丸"，因此方首出《金匮》，后世称之为"金匮肾气丸"，此名至今虽尚在沿用，但现在之"金匮肾气丸"与仲景原方不尽一致，已略有变动，故有改称"桂附八味丸"者。

桂附八味丸以补肾阳为主，而阴阳双补。肾为水火之脏，阴阳之宅。

阳得阴助而生化无穷，阴得阳升而泉源不竭。故以地黄、山药、山萸肉、茯苓、牡丹皮、泽泻濡润之品补肾阴以壮水之主；肉桂、附子辛润之品补肾阳而益火之源。桂、附的用量为地黄的八分之一，正符合《内经》"少火生气"的精神。如用量过大则会造成"壮火食气"而达不到预期效果。命门真火既不可衰，亦不可亢。本方纳桂、附于滋阴药中，意不在补火，而在微微生火，即生肾气，故不叫温肾丸而名之为"肾气丸"。

2. 脾肾阳衰。症见脘腹冷痛，食少便溏，常配附子、干姜、白术等温补脾肾之药，如《中国药典》的桂附理中丸（肉桂、附片、党参、白术、炮姜、炙甘草）。

3. 寒湿痹痛、腰痛。《黄帝内经》："风、寒、湿三气杂至合而为痹。"痹多为气血不通所致，"不通则痛"。肉桂辛热走窜，既可通行血脉，又可温阳祛寒而止痹痛，常与当归、川芎、牛膝等活血药配伍，寓"治风先治血，血行风自灭"之意，如《备急千金要方》独活寄生汤（独活、桑寄生、干地黄、杜仲、牛膝、细辛、秦艽、茯苓、肉桂心、防风、川芎、人参、甘草、当归、芍药）。

4. 血分有寒，瘀滞经闭或痛经。《景岳全书》："血有寒滞不化及火不归原者，宜温之，以肉桂、附子、干姜、姜汁之属。"如王清任《医林改错》少腹逐瘀汤（小茴香、干姜、元胡、没药、当归、川芎、官桂、赤芍、蒲黄、五灵脂）。

5. 下元虚冷，虚阳上浮所致的戴阳、格阳及心肾不交。肉桂甘热，浑厚沉降，能走能守，既可补下焦之真元，又可引浮越之虚火归藏于肾，常与熟附子、干姜、人参等配伍，如《伤寒六书》回阳救逆汤（熟附子、干姜、炙甘草、肉桂、人参、白术、茯苓、陈皮、半夏、五味子、麝香、生姜）。

6. 阴疽。肉桂散寒温阳，通畅气血，常配熟地黄、鹿角胶、麻黄等治疗阴疽，如《外科全生集》阳和汤（鹿角胶、肉桂、姜炭、熟地黄、麻黄、白芥子、甘草）。

　　若属气血虚寒，痈肿脓成不溃或溃后久不收敛者，常配黄芪、当归、人参等，如《外科发挥》内补黄芪汤（黄芪、麦冬、熟地黄、人参、茯苓、甘草、白芍、川芎、官桂、远志、当归、生姜、大枣）。《医宗金鉴》："内补黄芪汤，治溃疡口干，此方以十全大补汤去白术，加远志、麦门冬。去白术者，避其燥能伤津也，加远志、麦门冬者，以生血生津也。"

　　此外，气衰血少之证，常以少量肉桂配入补气养血药中，有温运阳气、鼓舞气血生长的功效，如十全大补汤、人参养荣汤中之肉桂，便是此义。

　　肉桂辛甘大热，长于温里寒，常用于治疗里寒证；补火助阳，引火归原，又可治肾阳不足，命门火衰之畏寒肢冷、腰膝软弱，夜尿频多，阳痿宫寒，滑精早泄及虚阳上浮之虚喘、心悸等。相比肉桂，桂枝辛温之性较小，入肺经，开腠发汗，温阳于卫分，使营血畅旺于肌表，故长于散表寒，用于风寒表证和上肢肩臂疼痛证，还有助阳化气、温通心阳、利水退肿之效，可治肾与膀胱阳虚寒凝，气化不行之小便不利，水肿及痰饮证。

　　桂枝、肉桂均为辛温大热之药，最易伤阴动血。故凡温热病及阴虚阳盛、血热妄行及孕妇、月经过多者，均当忌用。

桂花

　　在广西境内，除了前面谈到的樟科乔木肉桂之外，还盛产另一种木樨科植物，其名亦为"桂"，即桂花树。桂花树是桂林的市花。其常绿挺拔，树高3～5米，最高可达18米。绿色叶腋内簇生多朵小花，或白黄或淡黄或橘红，花味清香淡雅。桂林的桂花品种繁多，丹桂、金桂、银桂、四季桂四大种群约有63个品种。

　　自古以来，桂花就深受人们喜爱，屈原的《九歌》有"操余弧兮反沦降，援北斗兮酌桂浆"（我抓起天弓阻止灾祸降临，拿起北斗斟满了桂花琼浆）。《吕氏春秋》亦曾赞曰："物之美者，招摇之桂。"汉武帝于公元前 111 年破南越，在上林苑中广植奇花异木，其中就有桂花树百株。现陕西汉中市有株桂花树是汉中市花，相传是汉高祖大臣萧何亲手所植，故称"汉桂"，驰名中外。

桂花还可做桂花酒和桂花糕，桂花酒香甜醇厚，有开胃醒神、健脾补虚功效。桂花糕以糯米粉、糖和桂花为原料制成。

关于桂花糕，还有一个传说故事：明朝三大才子（解缙、杨慎、徐渭）之一的杨慎（杨升庵）才学卓越，人品俊伟。比他稍晚的明代思想家李贽，将他和李白、苏轼并列为"蜀地三大诗仙"。作品中最脍炙人口的是《临江仙》："滚滚长江东逝水，浪花淘尽英雄，是非成败转头空。青山依旧在，几度夕阳红。白发渔樵江渚上，惯看秋月春风。古今多少事，都付笑谈中。"这首词最先被毛宗岗修订《三国演义》时选为开篇词。"几度夕阳红"词句又被琼瑶作为小说篇名，电视剧《三国演义》又将其作为片头歌曲。

传说中，一天夜里，杨慎在书房睡觉，文昌魁星入梦，命西海龙王载杨慎飞上月宫，杨慎看到一座雄伟华丽的宫殿和一株高大的桂花树，他努力爬上了桂花树，摘下来桂枝回到书房。后来杨慎考中状元，便在其住所及附近湖畔广植桂花树，称其为"升庵桂湖"，后改名为"桂湖公园"，现为四川省文物保护单位。

到了明朝末年，新都（今成都市新都区）一小贩刘吉祥从这个故事中得到启示，将新鲜桂花收集起来挤去苦水，用糖蜜浸渍，并和以熟米粉、糯米粉、熟油揉和成型，制成糕点，取名"桂花糕"，因其酥软清香，色香味俱全，便成了远近闻名的特产小吃。

桂花树除观赏和制作桂花糕、桂花酒之外，也可入药。味辛性温，花能散寒破结，化痰止咳；果可暖胃平肝；根祛风湿，常用于风湿骨痛，肾虚腰痛等证。

9

荆芥

　　中药荆芥为唇形科一年生草本植物荆芥的带花序全草或花穗。全国大部分地区均有野生。人工栽培主产于江苏、浙江、江西、湖南、河北、安徽等省，如河北安国、安徽阜阳等地，产量较多，品质较优。

　　提到安徽阜阳，就联想到历史上一位伟大的科学家、医学家、天文学家——苏颂（苏子容）。苏颂于宋朝嘉祐六年（公元 1061 年）出任颍州（今阜阳）知州时，发现此地盛产荆芥，并收录于他撰写的《本草图经》中。他除了撰写《本草图经》外，还与掌禹锡、林亿等一起编写《嘉祐补注神农本草》，简称《嘉祐本草》。在天文学上，他发明创造了"水运仪象台"，观察天体运行，可演示天象变化，准确报时等，让许多中外科学史专家叹服。

　　荆芥在《本经》中名假苏，因为荆芥和紫苏有很多相似之处。两药均能发汗解表，但紫苏散寒力强，偏入气分；荆芥祛风力盛，偏入血分。故在理气方中常用紫苏，在理血方中常用荆芥。荆芥似紫苏而非紫苏，故名"假苏"，直到明代才有荆芥之称。《本经》又名鼠蓂。另：蓂，有两个读音：一是读铭，是一种象征祥瑞的草。每月从初一到十五，每天生一荚。从十六到月底，每天落一荚。小月（农历大月 30 天，小月 29 天）则一荚焦而不落。韩愈《答张彻》诗："敕行五百里，月变三十蓂。"二是读密，即蒫蓂（xī mì），又称"遏蓝荣"，叶子和嫩苗可作蔬菜，种子和全草入药。有舒筋活血、明目、利水之功效。其余别名还有：姜苏（出自《吴普本草》），稳齿菜（出自《滇南本草》），四楞杆蒿（出自《中药志》）。民间亦有称香荆芥、线荠者。

茎穗同切生用，称荆芥；只用其穗，称生芥穗；炒用，称炒荆芥、芥穗炭。荆芥适用于散全身之风邪；荆芥穗，更为轻扬，发汗之力稍大于荆芥，且适用于散头部之风邪。荆芥炭和芥穗炭适用于止血，并可用于产后失血过多和血晕证。

【临床应用】

荆芥味辛，性微温，归肺、肝二经。可祛风解表，透疹止血。其临床应用主要有五个方面。

1. 祛风。

（1）外感风寒：若头痛、发热恶寒、无汗，常与防风、羌活等配伍，如明·张时彻《摄生众妙方》中的荆防败毒散（荆芥、防风、羌活、柴胡、前胡、川芎、枳壳、独活、茯苓、桔梗、甘草）。若咳嗽咽痒，咯痰不爽，常配桔梗、紫菀、百部等药，如清·陈国彭（钟龄）《医学心悟》中的止嗽散（桔梗、荆芥、紫菀、百部、白前、陈皮、甘草）。主治风邪犯肺，咽痒咳嗽，咯痰不爽，或微有恶风发热，舌苔薄白，脉浮缓。

（2）发热表证：配伍辛凉解表药，能疏散风热，利咽喉，清头目，常与连翘、薄荷、桔梗等同用，如《温病条辨》中的银翘散（金银花、连翘、薄荷、桔梗、淡竹叶、生甘草、荆芥穗、牛蒡子、芦根）。

2. 引药入血分，祛血中之风。 荆芥归肝经，入血分，称"血中气药"，善于入血分，祛血中风邪，为治疗妇女产后感受风寒的必选药物。清·周岩《本草思辨录》称"荆芥散血中之风，为产后血运（血晕）第一要药"。清·傅山（青主）最善用荆芥，在《傅青主女科》一书中，有很多名方，均配伍荆芥。如治月经病的定经汤（菟丝子、白芍、当归、大熟地黄、山药、白茯苓、荆芥穗、柴胡）；治经前腹痛衄血的顺经汤（当归、大熟地黄、白芍、牡丹皮、白茯苓、沙参、黑芥穗）；治带下的完带汤（白术、山药、人参、白芍、车前子、苍术、甘草、陈皮、黑芥穗、柴胡）；胎前保胎的保产无忧散（当归、川芎、荆芥穗、艾叶、枳壳、黄芪、菟丝子、川贝母、白芍、甘草、生姜、羌活）；治小产的固气填精汤（人参、生黄芪、白术、大熟地黄、当归、三七粉、黑芥穗）；治产后血晕的补气解晕汤（人参、生黄芪、当归、黑芥穗、姜炭）；治产后腹痛的散结定痛汤（当归、川芎、牡丹皮、益母草、黑芥穗、乳香、山楂、桃仁）；治血崩的引精止血汤（人参、白术、茯苓、熟地黄、山萸肉、黑姜、黄柏、芥穗、车前子），等等。以上所举方剂中，荆芥分别有祛风、理血、止血、调肝、行气之功效。

对于产后中风用荆芥，有些医家恐其"风药动血"，故有不同见解，唯近代名医张寿颐（山雷）之认识较为公允："唯荆芥炒黑，则轻扬疏散之性已失，而黑能入血，可以止血之妄行。若产后去血过多，阴不涵阳，晕厥昏瞶者，用童便调灌，则又能立定其气血冲脑之变，是为一举两得，却是佳方。"

3. 透疹。荆芥常用于风疹瘙痒或麻疹透发不畅，而瘙痒及游走性疾患为风病的特性。荆芥既入肺经祛风，又入肝经能散血中之风，故常称其为瘙痒性皮肤病的"克星"，治疗荨麻疹的"金刚钻"。临床治疗荨麻疹及过敏性皮肤病，常配伍生地黄，生地黄滋阴养血，清热凉血，有"治风先治血，血行风自灭"之意。若有新鲜荆芥，也可煎成浓汁擦拭病患部位；若无新鲜荆芥，也可将干燥荆芥研成细粉，揉擦患处，止痒效果都好。

若风疹、湿疹较重，或麻疹透发不畅，常配伍当归、生地黄、薄荷、蝉衣、牛蒡子，如《外科正宗》消风散（当归、生地黄、防风、蝉衣、知母、苦参、胡麻、荆芥、苍术、牛蒡子、石膏、甘草、木通）。

4. 疗疮。《素问·生气通天论》："营气不从，逆于肉理，乃生痈肿。"荆芥入肝，有通利血脉之功；《素问·五常政大论》又曰："汗之则疮已。"荆芥又有祛风发汗作用，所以疮疡初起，正气未伤之时，可用开腠理、解郁、发汗药物，给邪以出路，荆芥具有这两重功能（通血脉，开腠理），正是治疗痈疡初起的不二之选。临床常配防风、金银花、连翘、牛蒡子等同用。年轻人的痤疮亦可用此法治之。

此外，荆芥还有清利咽喉的功能。《本草纲目》称其能"散风热、清头目、利咽喉、消疮肿"，临床常与牛蒡子、蝉衣、桑叶、菊花等同用。《沈氏尊生书》有荆芥汤（荆芥、桔梗、甘草研末，加姜煎汤服）治疗咽喉肿痛，语声不出，咽之痛甚。

5. 疗眼疾。《秘传眼科龙木论》是我国现存最早的眼科专著，作者不详，是宋代医家在唐代《龙树菩萨眼论》的基础上，补充编辑而成，成书于明万历年间，由黄毅所刊行，该书系统地记述了眼科常见病72种。特别是对白内障的分类、检查、手术及手术前后辨证论治等内容，都有较详尽的论述，是一部承前启后的重要中医眼科著作。该书有一条论述："一切眼疾、血劳、风气头痛、头晕目眩，用荆芥穗打成粉，以酒送服三钱即愈。"荆芥穗体质轻扬，上行头目，有凉血散风止痒之功效。临床对眼睛红肿，有血丝，干涩瘙痒，甚而头晕目眩的眼科疾患，常用此法治疗，效果颇佳。现在年轻人熬夜，或长时间玩手机，患此疾病者甚多，均可用此法治疗。

6. 止血。荆芥炭、芥穗炭有止血作用。荆芥或芥穗炒黑之后，性味已由辛、微温而变为涩、平。又因其归肝经，故有入血分而止血的作用。可用于吐血、衄血、便血、崩漏等多种出血证。李时珍曰：荆芥"散风热，清头目，利咽喉，消疮肿，治项强，目中黑花，及生疮阴癫，吐血衄血，下血血痢，崩中痔漏。"又曰："荆芥入足厥阴经气分，其功长于祛风邪，散瘀血，破结气，消疮毒。盖厥阴乃风木也，主血，而相火寄之，故风病血病疮病为要药。其治风也，贾丞相称为再生丹，许学士谓有神圣功，戴院使许为产后要药，萧存敬呼为一捻金，陈无择隐为举卿古拜散。夫岂无故而得此隆誉哉？"这段话也可作为对荆芥功用的总结。

宋代医家陈言（无择）将一味荆芥炭研面，隐名为"举卿古拜散"

（唐韵：荆字举卿切，芥字古拜切。二字之反切，隐名"荆芥"）。举卿古拜散实即荆芥散。治疗各种出血证。到清代徐大椿（灵胎）《医略六书》中，以黑荆芥为主药，加味而成"加味举卿古拜散"，方由荆芥炒黑一两、牡丹皮一两、茜草二两、枳壳六钱、甘草六钱研末。每服三钱，茅根汤送下。治鼻衄等出血证。若兼表证者最宜。

我们临床常以荆芥炭或芥穗炭，配地榆、槐花炭治疗便血；配藕节、黑山栀、白茅根治疗衄血；配当归、益母草、棕榈炭、川续断炭治疗月经过多、崩漏、产后失血等证。

荆芥不仅是一味常用中药，它茎叶鲜嫩，香气浓郁，还是一道非常可口的蔬菜。生熟食之均可，而以凉拌为多。端午节过后，摘荆芥叶，拍两条黄瓜，捣些蒜汁，用调料一拌，就是一盘爽口清暑、美味的下酒菜。

北宋时期，京城汴梁（现开封）有道凉拌菜"大盘荆芥"。当时用荆芥凉拌的菜肴，尚不多见。"大盘荆芥"也就成了京城汴梁的特色菜。只有到过京城的人，才有机会品尝到它的美味；而吃过"大盘荆芥"就证明到过京城，也就有了向人夸耀显摆的资本了！

荆芥的禁忌和用量：表虚自汗、阴虚头痛者忌服。《本草纲目》曰：反驴肉、无鳞鱼。用量：3~10克，不宜久煎。用于止血，须炒炭用。

附：紫荆

紫荆，豆科紫荆属，落叶灌木或小乔木。最早载于宋朝《开宝本草》。原产于我国四川、云南、广东、河南、河北、甘肃等地。别名有满条红、紫花树、紫珠、乌桑、肉红、内消等。李时珍曰："其木似黄荆而色紫，故名。其皮色红而消肿，故疡科呼为'肉红'，又名'内消'。"其树皮、花、果、根皆可入药，性味功用相同，而以皮入药者多。

紫荆苦平，无毒。李时珍："其皮入药，以川中厚而紫色味苦如胆者为胜。"归心包、肝、小肠经。有清热解毒、活血消肿之功效。

临床多用于治疗：①痈疽发背、肿毒流注：如元·杨清叟《仙传外科集验方》冲和膏［川紫荆皮五两、炒独活三两、炒赤芍二两、炒白芷一两、木蜡（石菖蒲）一两，上五味，并为细末，用葱调热敷］。血得热则行，葱能散气；疮不甚热者，酒调之；痛甚者，加乳香；筋不伸者，亦加乳香。②鹤膝风：紫荆皮三钱，老酒煎服，日二次（南宋·杨士瀛《仁斋直指方》）。③痔疮肿痛：紫荆皮五钱，水煎水，饭前服（《仁斋直指方》）。④产后诸淋：紫荆皮五钱，米酒半水煎，温服（明·熊宗立《熊氏妇人良方补遗》）。

用量用法：内服，煎汤 5 ~ 15 克；外用适量。

禁忌：孕妇忌服。

紫荆常被比作兄弟情谊，家业兴旺的象征。南朝梁·吴均的神话志怪小说集《续齐谐记·紫荆树》记载了这样一个故事："京兆（指当时的首都西安）田真兄弟三人，共议分财（分家，分财产），生赀（财物）皆平均。唯堂前一株紫荆树，共议欲破三片（三段）。明日，就截之。其树即枯死，状如火燃。真往见之，大惊，谓诸弟曰："树本同株，闻将分斫，所以憔悴。是人不如木也。"因悲不自胜，不复解树。树应声荣茂。兄弟相感，合财宝。遂为孝门。真仕至太中大夫。后人有云："树木尚惜同根义，怎奈人间却寡情！"

另有一种洋紫荆，属苏木科常绿中等乔木。又名香港紫荆花或红花羊蹄甲紫荆花。因最早（1880 年左右）在香港发现，故名香港紫荆花。又因其叶片类似羊的蹄甲，故又名红花羊蹄甲。该花树冠雅致，花大而艳丽，深秋开放，花期长达半年，花香浓郁，是热带亚热带观赏树种中之佳品。1965 年被定为香港区花。

苏木科紫荆，树皮和花朵也可入药。有消痈解毒、活血通经功效。可用于风寒湿痹、跌打损伤、妇女经闭及蛇虫咬伤等病症。

紫苏

紫苏为唇形科一年生草本植物皱紫苏的叶。紫苏，其叶紫，其味辛，辛能散，气薄能通，为透发邪气之要药。紫者指其色，苏者言其功，故名"紫苏"。临床又称"苏叶"。其梗称"苏梗"，其籽即"苏子"。均为常用药。

紫苏的别名很多，主要有桂荏和白苏。紫苏和白苏科属相同，功用亦无大异。叶片单面或双面呈现紫色者为紫苏，古称"桂荏"；叶片呈绿色者则为白苏，古称"荏"。李时珍曰："苏（繁体字为蘇）从酥，音酥，舒畅也。苏性舒畅，行气和血，故谓之苏。"曰紫苏者，以别白苏也。苏乃荏类，而味更辛如桂，故《尔雅》谓之"桂荏"。

此外，别名还有赤苏、红苏、黑苏、青苏等，均与叶片颜色有关，别无他意。

"荏"字的本意，即"柔弱"（成语"色厉而内荏"即用其怯懦、柔弱之意），说明紫苏是一种柔弱的植物。

紫苏夏季开紫红色或白色花，美丽而芳香，《本草正义》言其"芳香而气烈"。但花期较短，故有用"荏苒"一词来形容其花期短暂，光阴易逝。

由"荏苒"一词联想到潘安怀念妻子的"悼亡诗"，诗共三首，开头四句是："荏苒冬春谢，寒暑忽流易。之子归穷泉，重壤永幽隔……"

潘安，原名潘岳，字安仁。西晋著名文学家。南朝梁代钟嵘《诗品》中有"陆（陆机）才如海，潘才如江"之评价。而后"陆海潘江"这个成语即用来比喻文采渊博。潘安之名，始于杜甫《花底》诗"恐是潘安县，堪留卫玠车"。此句诗的意思是：（牡丹花）多的犹如潘安当河阳县令时全县种植的桃花，足以让美男子卫玠停车欣赏。

潘安还是鼎鼎大名的古代美男子（古代四大美男子：潘安、兰陵王、宋玉、卫玠），形容男子漂亮就用"貌若潘安"来赞誉。潘安之美，当时誉满天下。根据《世说新语》描述："潘安妙有姿容，好神情。少时挟弹出洛阳道，妇人遇者，莫不连手共萦之（拉起手来环绕着他）。"明代何以良《语林》亦述此事："安仁至美，每行，老妪以果掷之满车。"这便是"掷果盈车"的典故。

潘安不仅容貌美，而且对妻子一往情深，忠贞不渝。妻子早逝，便不再娶。前面提到的《悼亡诗》便是他对亡妻深深怀念之情的寄托。

紫苏，我国南北皆产，而以江苏、浙江、安徽等省为主要产地。

【临床应用】

紫苏味辛、性温，归肺、脾二经。其功用大致如下。

1. 解肌发表，散风寒邪气。紫苏辛温而入肺，故可治感冒风寒、发热无汗、鼻塞头痛之症。自古便有"风寒外感灵药"之美誉。如近代医家张山雷《本草正义》言其"外开皮毛，泄肺气而通腠理，上则通鼻塞、清头目，为风寒外感灵药"。但其发汗解肌之力逊于麻桂。故临床凡风寒感冒轻症用紫苏，重症用麻黄。若轻症用麻黄，再遇气虚之人，必汗出不止，甚至亡阴或亡阳；重症若用紫苏，病重药轻，不仅延误治疗，还可能加重病情。

紫苏更适用于虚人外感风寒，代表方剂《局方》中的参苏饮（人参、紫苏、干葛、半夏、前胡、茯苓、枳壳、桔梗、木香、陈皮、甘草）益气解表，理气化痰。

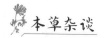

紫苏除可解表散寒，尚有清肃肺气、止咳化痰之功。常用方剂如《温病条辨》中的杏苏散（紫苏、杏仁、陈皮、生姜、桔梗、茯苓、半夏、甘草、前胡、枳壳、大枣），可治外感凉燥，痰湿内阻之证。若燥偏盛者，临床常加桑叶、沙参、蝉衣，以助润燥、疏风、解痉止咳之功。

若风寒感冒而兼气滞者，可用《局方》中的香苏散，方由紫苏、香附、陈皮、炙甘草四药组成，有芳香辟秽、理气解表之功效。人体气机的升降出入，与肺的宣降、肝的疏泄、脾胃的升降有关。紫苏（或苏梗）宣畅肺气，陈皮健运脾气，香附条达肝气，三药合用，理气解郁，和胃畅中，燮理全身气机。临床也常用《医学心悟》中的加味香苏散（紫苏叶、陈皮、香附、甘草、荆芥、秦艽、防风、蔓荆子、川芎、生姜）治疗四时感冒。

2. 行气宽中，散脾胃滞气。 紫苏行气宽中，和胃止呕，用于胸闷呕恶等症，不论有无表证，均可应用。临床偏寒者常与藿香配伍，如《局方》中的藿香正气散；偏热者，常与黄连同用，如薛生白《温热论》的苏连饮。苏叶与黄连为伍，辛开苦降，寒热平调，理气畅中。书中言其主治"湿热呕恶无休止，昼夜不瘥如欲死"，临床用以治疗胸闷不适，脘部胀满疼痛，恶心呕吐，嗳气吞酸等属胃热气滞者。

3. 顺气安胎，治胎气不安。 妊娠恶阻，胃脘痞闷，呕吐频频，不思饮食。紫苏叶（或梗）有行气宽中、止呕安胎之效，临床常与陈皮、砂仁等配伍。另《济生方》有紫苏饮（紫苏、当归、川芎、白芍、人参、陈皮、大腹皮、甘草、生姜）治胎气不和，凌上胸腹，腹满头痛等症。此方在许叔微的《普济本事方》中无川芎，防范其辛香走窜，有碍胎元，其余药味剂量亦轻。中医大师陈门雪认为：治气分之病，药宜轻而不宜重，重则过病所矣。况治妊娠子悬，剂量过重，有碍胎元。故其苏梗仅用一钱（3克），余药五至七分，甘草二分。经验之谈，临床最为紧要。

明代倪朱谟《本草汇言》总结紫苏可以"散寒气，清肺气，宽中气，安胎气，下结气，化痰气，乃治气之神药也"。

4. 辛温祛寒，解鱼蟹毒。食鱼蟹中毒，引起吐泻腹痛等病痛，可单味紫苏煎服，或配生姜同服，散寒解毒。

吃生鱼片时，应连同生鱼片下面衬托的紫苏叶一起吃，就是为了解生鱼片之毒。

生鱼片，现在是日本的一道名菜，其实它起源于我国。早在西周时，我国就有吃生鱼片的习俗。据宋代出土的西周青铜器《兮甲盘》记载：周宣王五年（公元前823年），周师于彭衙（今陕西白水县）迎击猃狁（音险允，又名犬戎，是匈奴旧称），凯旋后，大将兮甲设私宴，宴请友人。主菜即是烧甲鱼和生鲤鱼片。《诗经》就证述了此事："饮御诸友，炰鳖脍鲤。"（炰：音袍，烹煮；脍：音快，生食的鱼片）生鱼片，古称鱼脍或鲙。汉·枚乘《七发》中吴客向楚太子描述饮食之美味，即讲到"鲜鲤之鲙，秋黄之苏"，意即秋天的紫苏叶配上新鲜的鲤鱼片，是很美的一道菜。成语"脍炙人口"也是指切细的生鱼片和烤熟的肉，人人爱吃。现在这句成语用来比喻好的诗文，被人们赞扬和传颂。

"食不厌精，脍不厌细"出自《论语·乡党》，是孔子祭祀祖先对食物的要求。秦汉以前，切细的鱼和切细的肉都叫作"脍"。自秦汉始，家畜和野兽很少切细生吃，脍便专指鱼脍。

唐朝是食脍最盛行的时期。《砍脍书》是一部讲授做鱼脍的专书。最上乘的生鱼片的材料，认为是鲸鱼。韩愈诗"巨缗东钓倘可期，与子共饱鲸鱼脍"。很多诗歌都反映了当时宫廷和民间食脍的情景。王维的《洛阳女儿行》："洛阳女儿对门居，才可颜容十五余。良人玉勒乘骢马，痴女金盘脍鲤鱼……"白居易："朝盘脍红鲤，夜烛舞青娥。""鱼鲙芥酱调，水葵盐豉絮。"说明吃生鱼片是要蘸芥末的。

唐朝，在中国历史上，经济、军事、文化都处于鼎盛时期。来唐朝学习的遣唐使络绎不绝，其中对日本的影响尤其深远，日本平安时代（晚唐及宋前中期）遣唐使全面学习了唐朝的文化礼仪，"学唐话，穿唐衣"，自然也将生鱼片的吃法带回日本。

日本生鱼片又叫"刺身"，是因去皮切片后的鱼片不易辨识鱼的种类，为了辨明种类，就在鱼片上刺以竹签和鱼皮。这种方式，就被称作"刺身"，并且沿用下来。

日本的"刺身"，除薄如纸片的鱼片外，尚需衬托一片紫苏叶，以解生鱼片的寒毒，再蘸以芥末调味。而紫苏和芥末都原产于中国。所以，日本最具特色的美食"刺身"，其主要食材均来自中国。

5. 气味芳香，古代饮料佳品。 炎炎夏日，喝一杯清凉解暑的饮料，未尝不是一件快事。早在唐宋时代，就已有夏日喝饮料的习惯。当时的饮料称为"熟水"。南宋理宗时，有一名叫方回的诗人，有两句诗"未妨无暑药，熟水紫苏香"，即指用紫苏做成的饮料。据传北宋仁宗时，曾命翰林院专门组织御厨和御医对各种熟水进行评比，结果评出紫苏熟水第一，沉香熟水第二，砂仁熟水第三。可见当时的饮料均为中药制成。宋代女诗人李清照自制"白豆蔻熟水"，夏季当水喝，调治其脾虚湿盛的体质。她有一首《摊破浣溪沙》是这样写的："病起萧萧两鬓华，卧看残月上窗纱。豆蔻连梢煎熟水，莫分茶。枕上诗书闲处好，门前风景雨来佳。终日向人多蕴藉，木犀花。"渐渐地，熟水由单味中药演变成复方中药。宋代王衮的《博济方》中载有紫苏、贝母、款冬花、汉防己为原料制成的熟水，有润肺止咳之功效。到了明清时代，中药熟水更成为一种备受推崇的中药保健饮料。清宫医案中就有慈禧、光绪经常服用的熟水配方：甘菊 10～15克、霜桑叶 5～10克、鲜芦根 5～10克、橘红 10克、炒枳壳 5～10克，具有明目消食、化痰清暑的作用。

凡能制成饮料的中药，必须具有芳香挥发的作用，紫苏之所以能成为熟水之首选，也正是因为它的茎叶中含有多种挥发油，具有特异的香气。正所谓"此物未沾唇，香气已袭人"，故而受人喜爱。

暑日贪凉饮冷，阳气易被阴邪遏制。故夏日用药不宜一概寒凉，而宜温散。紫苏辛温发散，散寒而护阳，既符合夏季用药的要求，又符合《黄帝内经》春夏养阳的旨义。也正如李时珍所说："暑日乘凉饮冷，致阳气为阴邪所遏，遂病头痛、发热恶寒、烦躁口渴、或吐或泻、或霍乱者，宜用此药，以发越阳气，散水和脾。"

6. 营养丰富，可烹制多种菜肴。研究证实，紫苏含有多种氨基酸、微量元素和大量的膳食纤维。紫苏中挥发油是辛香气味的主要来源，紫苏所具有的各种功能都和它有着密切的关系。

历来人们用紫苏烹制各种菜肴，如紫苏干烧鱼、紫苏鸡、紫苏炒田螺、紫苏虾、紫苏百合炒羊肉等。韩国人吃烤肉习惯佐以新鲜的紫苏叶或辣椒叶；越南人炖菜时习惯加入紫苏叶。在我国南方，泡菜坛子里放些紫苏叶或杆，可以防止泡菜坛中产生白色病菌。

禁忌：气虚、阴虚及温病患者慎服。明代李中梓《本草通玄》："久服泄人真气。气虚、阴虚及温病患者慎服。"常用量：3～10克，不宜久煎。

苏梗

苏梗为紫苏或白苏的茎，色绿或紫，呈四棱形。苏梗味辛、甘，性微温，归肺、脾、胃经，功可宽胸利膈，理气安胎。

苏梗与苏叶，性味基本相同。但苏梗发表之力弱，而理气功能较强，用于脾胃气滞，胸闷呕恶，不论有无表证，皆可随证应用。临床常配藿香、香附、陈皮等药；行气安胎，治疗妊娠恶阻，常配砂仁、陈皮等药；胎动不安，先兆流产，可配菟丝子、桑寄生、川续断、阿胶、炒杜仲、砂仁等药。明·贾所学《药品化义》："苏梗能使郁滞上下宣通，凡顺气诸品惟此纯良。"常用量：5～10克，不宜久煎。

苏子

苏子为紫苏的果实，呈卵圆形或圆球形，灰褐色或黄棕色，如小米粒大小。苏子味辛性温，归肺、大肠经，功可下气、清痰、润肺、宽肠。

《药品化义》："苏子主降，味辛气香主散，降而且散，故专治郁痰。咳逆则气升，喘急则肺胀，以此下气定喘；隔热则痰壅，痰结则闷痛，以此豁痰散结。"张璐《本经逢原》："诸香皆燥，惟苏子独润，为虚劳咳嗽之专药。性能下气，故胸膈不利者宜之，与橘红同为除喘定嗽、消痰顺气之良剂。"

【临床应用】

1. 痰壅气逆，咳嗽痰喘。苏子降气清痰，润肺止咳平喘，常与白芥子、莱菔子同用。如明代韩懋《韩氏医通》的三子养亲汤（苏子、白芥子、莱菔子），该方有祛痰降气消食之功。治痰盛气滞，症见咳嗽气逆、痰多胸闷、食少难消者宜；配半夏、前胡、厚朴等药，降气平喘，止咳祛痰，如《局方》的苏子降气汤（苏子、厚朴、陈皮、半夏、前胡、肉桂、当归、炙甘草、生姜、大枣、薄荷），用于上实下虚、痰涎壅盛、喘咳上气、胸膈满闷者。

2. 肠燥便秘。苏子含油脂，能润燥滑肠；又能降肺气，以助大肠传导之功。常配杏仁、火麻仁、瓜蒌仁等药。如《济生方》的紫苏麻仁粥（苏子、麻子仁，此二味，不拘多少，研烂，水滤取汁，煮粥食之），顺气滑肠，治大便秘结。

最后，以元代文学家仇远的《村舍即事》作结：依篱叠堑作人家，西日还将苇箔遮。窗户莫嫌秋色淡，紫苏红苋老生花。

桑

莫道桑榆晚，
为霞尚满天

汉字精深奥妙，不仅一字多音，一词多义，而且两个（或多个）不同的字（或单音词）组在一起，其词义往往和组成它的字（或单音词）的词义截然不同。以"桑"字为例，"桑"的本义：《说文》解释为"蚕所食叶，木"，是说蚕所吃的那种树木的"叶"，就是"桑"。但当它与其他词、字组合成另外的词，其意义就与原来的本义大不相同了。譬如桑榆，就不是指桑树和榆树。太阳快落山时，日光会照射在桑树和榆树的树梢上，所以"桑榆"就借指日暮了。范晔《后汉书·冯异传》："玺书劳异曰：赤眉破平，士吏劳苦，始虽垂翅回溪，终能奋翼黾（miǎn，义同渑）池。可谓'失之东隅，收之桑榆'，方论功赏，以答大勋。"这是东汉光武帝刘秀对大将冯异的嘉奖令。冯异攻打赤眉军，起初在回溪败了，最后在黾池消灭了赤眉军。就好像一件东西在早晨丢失了（失之东隅），在日暮时又找了回来（收之桑榆）。

而在王勃的《滕王阁序》中，桑榆又指暮年，"北海虽赊（shē，长远之意），扶摇可接；东隅已逝，桑榆非晚"。唐代刘禹锡在回复好友白居易的诗《酬乐天咏老见示》中，也将桑榆指暮年，"人谁不顾老，老去有谁怜。身瘦带频减，发稀冠自偏。废书缘惜眼，多炙为随年。经事还谙事，阅人如阅川。细思皆幸矣，下此便翛然（翛音消，自然超脱的样子）。莫道桑榆晚，为霞尚满天。"

23

成语"桑榆晚景"也是指老年人的生活状况。

古人在庭院中多植桑树和梓树，后来桑梓便借指故乡。唐代柳宗元《闻黄鹂》诗中有："乡禽（指黄鹂）何事亦来此，令我生心忆桑梓。"毛泽东1910年秋离开家乡韶山，临行前写给父亲一首诗："孩儿立志出乡关，学不成名誓不还。埋骨何须桑梓地，人生无处不青山。"诗中充满了豪情壮志，也以桑梓借指家乡。

桑麻是指农事。唐代孟浩然有一首《过故人庄》描写淳朴的田园风光，很美："故人具鸡黍（黄米饭），邀我至田家。绿树村边合，青山郭外斜。开轩（窗户）面场圃，把酒话桑麻。待到重阳日，还来就菊花。"此外，有一副寿联，也把桑麻指农事："坐看溪云忘岁月，笑扶鸠杖话桑麻。"明清以前，有为老人赠杖的遗俗，这种习俗，远在《周礼》即有记载。手杖的顶端饰以鸠鸟，名曰鸠杖，是因鸠鸟吃食不噎，预祝老人长寿之意。

桑田指农田。宋代范成大《四时田园杂兴》："昼出耘田夜绩麻，村庄儿女各当家。童孙未解供耕织，也傍桑田学种瓜。"他是在描写惬意的田园生活。而在"沧海桑田"一词中，"桑田"又指宇宙之易变了。可见，同一个词，又有广义狭义之不同。

此外，"桑濮"是"桑间濮上"一词之简称。"桑间濮上"之音指亡国之音，后亦指男女幽会之所。而"桑中"指男女约期幽会。蒲松龄《聊斋志异·窦氏》中讲了一个很悽怆的故事，其中就有"桑中之约，不可长也"一句，建议一读。

又，桑与"丧"同音，有些人忌讳，庭院前后不种桑树。其实，桑树浑身是药，就连它的寄生物都是常用的中药材。下面便一一论述。

桑叶

中药桑叶为桑科落叶小乔木桑树的叶，全国大部分地区均有分布，以南方养蚕区产量大，尤以浙江湖州、嘉兴，江苏苏州、无锡、镇江、丹阳等地为主要产区。

桑叶别名也较多：绿萝、家桑、荆桑、桑椹树、黄桑叶、桑枣树、铁扇子、神仙叶等。

桑叶多在霜降节采摘，故处方多写"霜桑叶"或"冬桑叶""晚桑叶""蜜炙桑叶"等。

【临床应用】

桑叶苦、甘，性寒，归肺、肝经。功可疏风清热，清肝明目。常用量：5～10克，煎服或入丸散。外用煎水洗。

1. 外感风热。 桑叶轻清凉散，能清疏肺经风热，治疗发热、头昏头痛、咳嗽、咽喉肿痛等症，常与菊花、连翘、桔梗等配伍，如《温病条辨》的桑菊饮（桑叶、菊花、杏仁、桔梗、连翘、薄荷、芦根、甘草），方中桑叶宜用生桑叶。

燥热伤肺，咳嗽痰稠，鼻、咽干燥，可用蜜炙桑叶，兼有清肺热和润肺燥功效。常与杏仁、贝母、麦冬、沙参等配伍，如《温病条辨》的桑杏汤（桑叶、杏仁、象贝母、沙参、香豉、栀皮、梨皮）。重者可配伍生石膏、麦冬、阿胶等药，如《医门法律》的清燥救肺汤（杏仁、麦冬、桑叶、石膏、人参、胡麻仁、真阿胶、枇杷叶），主治温燥伤肺，症见头痛、身热、干咳无痰、气逆而喘、咽喉干燥、鼻燥、心烦口渴、舌干无苔等。

2. 肝经实热、肝经风热或肝阳上亢。 桑叶既能疏散风热，又性苦味寒而入肝经，肝开窍于目，故桑叶清泄肝热而明目，常用其治疗风热上攻，肝火上炎之目赤、涩痛、多泪等症。晚清赵学敏《养素园传信方》载以铁扇子（桑叶）两张，用滚水冲半盏，盖好，候汤温，其色黄绿如浓茶样，为出味。然后洗眼，拭干，隔一两时，再以药汁碗隔水炖热再洗，每日三五次。为治红眼赤眼之特效药。

另外，常配伍菊花、蝉蜕、夏枯草、决明子、车前子等疏散风热、清肝明目之品服用。

若属肝阴不足，目失濡养，目暗昏花，可与黑芝麻配伍，作蜜丸服用，即《医级》（又名《医级宝鉴》）桑麻丸（嫩桑叶一斤，黑芝麻四两，白蜜一斤）。此方《寿世保元》称扶桑至宝丹，黑芝麻又名巨胜子，该方主治肝阴不足，眼目昏花，咳久不愈，肌肤甲错，麻痹不仁及大便干结。方中黑芝麻，黑色入肾，诸子皆降，又富含油脂，故有滋补肝肾、明目润肠、润泽毛发之功效。

另：桑叶苦寒，又入肝经，故有平肝降火之功效，可用于肝阳上亢、头痛眩晕、烦躁易怒等症，常与菊花、石决明、白芍、怀牛膝等平抑肝阳之药同用。

3. 凉血止血。桑叶甘苦而寒，有凉血止血功效，清代吴仪洛《本草从新》曰：桑叶"滋燥、凉血、止血"。《圣济总录》载有独圣散：晚桑叶，微焙，不拘多少，捣罗为细散，每服三钱匕，冷腊茶调如膏，入麝香少许，夜卧唅化咽津，只一服止，后用补肺药，主治吐血。若与其他凉血止血药同用（如大小蓟、苎麻根、紫珠草、白茅根等）可治血热妄行之咳血、吐血、衄血等出血病证。

桑叶，又被历代不少妇科医家视为治疗崩漏之常用药物。崩漏之病因病机，大多因热邪内盛，灼伤冲任所致。故张景岳说："血本阴精，不宜动也，而动则为病……盖动者多由于火，火盛则迫血妄行。"桑叶甘苦寒，有清热凉血、平肝祛风止血之功效，故与崩漏机理颇为契合。

《傅青主女科》载有两张治崩漏的处方，都配有桑叶，其一名"加减当归补血汤"，在老年血崩篇中，药仅4味：当归30克，黄芪30克（生用），三七根末9克，桑叶14片。方中当归黄芪气血两补，三七止血，桑叶为佐，以其甘苦寒之性，一以滋阴养血，以制归芪之甘温，二助三七凉血止血。为温热方剂用桑叶之典范。第二张方名"清海丸"，载于"血海太热血崩篇"中，用药14味：大熟地黄1斤，山萸肉10两，山药10两，牡丹皮10两，北五味2两，麦冬10两，白术1斤，白芍1斤，龙骨2两，地骨皮10两，干桑叶1斤，玄参1斤，沙参10两，石斛10两。上药各为细末，合一处，炼蜜丸桐子大，早晚各服5钱，白开水送下。此方滋阴降火，清血海而和子宫，桑叶甘苦寒，凉血止血，配伍其中，适得其所。

4. 发汗和止汗。 桑叶首见于《本经》，谓其"除寒热，出汗"，遵此经旨，历代医家亦多认为桑叶具有疏散风热、轻微发汗的作用。

直至南宋，洪迈《夷坚志》载桑叶止汗一文，桑叶的止汗作用才被更多医者关注。其文曰："严州山寺，有旦过僧（夕来投宿一夜，翌晨即离去之行脚僧），形体羸瘦，饮食甚少，夜卧遍身出汗，迨旦，衾衣皆湿透，如此二十年，无复可疗，惟待毙耳。监寺僧曰：'吾有药绝验，为汝治之。'三日，宿疾顿愈，遂并以方授之。乃桑叶一味，乘露采摘，烘焙干为末，二钱，空腹温水饮调。或值桑落，用干者，但力不及新耳……"此文后被南宋张杲《医说》及明代江瓘《名医类案》转载，故流传很广。现代名医魏龙骧以此法治盗汗，屡试不爽。秦伯未先生亦喜用桑叶治头面汗出。

金元以至明清，诸多医家亦习用桑叶止汗，如《丹溪治法心要》有以当归六黄汤加知母、人参、白术、甘草、地骨皮、浮小麦、桑叶治盗汗的记载。《傅青主男科》有以人参、黄芪、桑叶、麦冬、炒枣仁止汗的方剂。清代陈士铎更善于在方剂中加桑叶止汗，而不限于盗汗，他创制的敛汗汤（桑叶、麦冬、五味子、黄芪）治疗虚劳盗汗，为今日临床所常用。

桑叶味甘寒，"甘所以益血，寒所以凉血，甘寒相合，故下气而益阴，是以能主阴虚寒热及因内热出汗"，明代缪希雍对桑叶止汗机理的这段话，说的也较中肯。

桑叶是发汗还是止汗？看似相悖，然观其药性，其味甘苦，其性寒，又入肝经。故清散凉血，是其根本功能。若遇外感风热，用其清散浮热，则营卫调和，和则汗出病解，如桑菊饮之发汗；若汗出过多如盗汗如流，乃阳加于阴，内有热而逼迫津液外泄，桑叶散热益阴，则汗止。故桑叶既可发汗，又可止汗，这正是中药调和气血，燮理阴阳的双向作用。

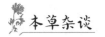

桑枝

说到桑枝，有一个词，叫"争桑"，有一个成语，叫"桑枝不竞（竞，争夺之意），讲的都是同一个典故。《史记·吴太伯世家》记载：春秋时，楚国与吴国相邻，两国边城的女子由于争夺桑树，互不相让，进而群殴，最后引发了两国的战争。"争桑"一词，后来便用作边境不宁的代名词，经常被引用。南北朝时，北周大臣杜杲出使南朝陈国，促成两国联盟，共同对抗北齐。当时杜杲就有一句名言："陈国息争桑之心，我朝弘灌瓜之义。"

提到灌瓜，又是一个典故，据汉代贾谊《新书·退让》载：春秋时，梁国大夫宋就做边县令时，边县与楚国邻界。梁楚边界都种瓜。梁人勤灌溉，其瓜肥美，楚人疏浇灌，其瓜苦涩。楚人嫉恨梁人之瓜甜，于夜间常行破坏偷窃。梁人发觉后要行报复，宋就不允，反让梁人夜间去浇灌楚地之瓜，于是楚瓜也长肥美。事情被发觉后，楚王大悦，梁楚两国因而修好，边境安宁。后来，便以"瓜润"比喻以德报怨，交相和好。"桑枝不竞，瓜润空惭"，这句成语便常用来形容边境安宁。

别名及处方名：桑枝、桑条、嫩桑枝、童桑枝、炙桑枝、酒桑枝、老桑枝等。

桑枝微苦，性平，归肝经。能祛风湿、通经络、行水气。常用量：煎服 10～30 克，外用适量。

桑枝祛风通络，利关节，用于风湿痹证，不论痹证新久寒热均可适用。尤宜于风湿热痹、上肢痹痛、关节酸痛麻木者，如《普济本事方》单用桑枝治风热臂痛；《景岳全书》桑枝膏，即单用本品熬膏，治筋骨酸痛，四肢麻木。

但本品单用力弱，随寒热新久之不同，常配其他药物。偏寒者，配桂枝、威灵仙、细辛等；偏热者、配络石藤、忍冬藤、秦艽、防己等；偏气血虚者，配黄芪、当归、鸡血藤、首乌藤等。

桑枝与羌活，均可祛风除湿止痛而治疗风湿痹痛，又均善于走上而治上肢痹证。但桑枝性平，可用于各种寒热痹证，而羌活气味辛温燥烈，易伤阴耗血，故阴血不足者宜忌。

此外，桑枝尚能利水，治水肿；祛风止痒，治白癜风、皮肤瘙痒；生津液，治消渴。

桑白皮

桑白皮产于全国各省，安徽亳州、阜阳所产称亳桑皮；产于浙江者称严桑皮；产于江苏者称北桑皮；其余各地所产统称桑白皮。

新疆火焰山南麓，吐鲁番盆地的东沿，有一个名叫鲁克沁镇的地方。它是中国历史名镇，是吐鲁番十二木卡姆（维吾尔族一种大型传统古典音乐歌舞，联合国教科文组织第三批"人类口头和非物质遗产代表作"）艺术的发源地，是古代丝绸之路的重要驿站。这里盛产甜美无比的哈密瓜，又有星罗棋布的葡萄园，还有一棵传奇的老桑树。相传在350多年前，清朝康熙年间，喀什噶尔（现在的喀什东南郊）的赛义德（首领）阿帕克和卓一行从北京朝贡返回，路经这里。当时正值炎夏，便驻足于此。阿帕克和卓到阴凉处歇息，将拐杖插在河边，把头上的缠巾挂在拐杖上，便昏昏睡去。等他醒来，已是黄昏，他惊奇地发现，他的拐杖已变成一棵参天大桑树，树冠恰似一领缠巾。从那时起，人们便把这棵大桑树叫作"戴斯塔居介木"（维吾尔语：缠巾桑树）。

处方名：桑白皮、桑皮、蜜炙桑白皮。平肝清肺宜生用，润肺止咳、肺虚咳嗽宜蜜炙用。

【临床应用】

桑白皮味甘性寒，为太阴经之药，泻肺火而平喘，清肺气而利水。常用量：10~15克。

1. 肺热喘咳、痰多等症。桑白皮性寒入肺，清肺消痰，降气平喘。治肺热咳喘，常配地骨皮、甘草，如《小儿药证直诀》的泻白散（桑白皮、地骨皮、甘草、粳米）。方中桑白皮清泄肺热，止咳平喘；地骨皮入阴分而泻肺中伏火。二药相合，热清气降，蒸热咳喘自除。用桑白皮、地骨皮平和之药，而不用芩连之苦寒，乃因小儿稚阴稚阳之体，防其苦寒伤正。又用炙甘草、粳米养胃和中，培土生金。四药合用，清中有润，泻中有补，共奏清泻肺中伏火以消郁热之功效。

水饮停肺，胀满喘急，常配麻黄、桂枝、杏仁等药，如《本草汇言》所载验方（桑白皮、麻黄、桂枝、杏仁、细辛、干姜）。若肺痈喘急，坐卧不得，常配甜葶苈，如《圣济总录》的泻肺汤（桑根白皮、甜葶苈各一两）。若肺虚有热，喘咳气短，潮热盗汗，可与人参、熟地黄、五味子等药配伍，如《永类钤方》补肺汤（人参、北黄芪、熟地黄、五味子、桑白皮、紫菀）。

2. 浮肿、小便不利之实证水肿。桑白皮清降肺气、通调水道而利水，治全身水肿、面目浮肿、胀满喘息、小便不利，常配茯苓皮、大腹皮等，如《华氏中藏经》的五皮饮（茯苓皮、桑白皮、大腹皮、生姜皮、陈橘皮）。

3. 衄血、咯血、倒经及肝阳上亢之高血压病。桑白皮功能泻肺火，其性主降，肺气降则逆气平；桑白皮又可凉血止血，故可用以治疗衄血、咯血、倒经及肝阳上亢之高血压病。近代名医孔伯华曾治一鼻衄患者，患者曾服药百余日未愈，孔老先生用单味桑白皮20克，气降血止。故称桑白皮为治肺热气逆鼻衄之特效药。

桑白皮配伍地骨皮，前者泻肺火，降肺气；后者滋肾水清肝热，二者为伍，郁热清，逆气降，倒经可愈，正如陈士铎《石室秘录》所言："从肾经以润之，从肺经以清之，气即下行。"

桑椹

中药桑椹为桑科落叶乔木桑树的成熟果实。

种桑养蚕，在我国历史悠久，早在夏朝，就有关于这方面的记载。《礼记·月令》即有季春三月"后妃斋戒，亲东乡躬桑……"到商朝，桑与五谷已成农业主要作物，西周大面积种植桑树。

春秋时期成书的《诗经》三百多篇诗歌中，关于桑蚕的诗歌就有27篇。在《魏风·十亩之间》里就描绘出一幅清新恬静的田园风光，抒写了采桑女轻松愉快的劳动心情。歌词很短："十亩之间兮，桑者闲闲（从容自得的样子）兮，行与子还兮；十亩之外兮，桑者泄泄（yì，泄泄，闲散和乐的样子）兮，行与子逝（逝，作跑讲）兮。"

战国时，孟子（孟轲）提出"仁政"的主张，即统治者应减轻徭役，发展农林牧渔生产，而使民"不饥不寒"，进而兴办教育，取得人民拥戴，才能称王于天下。《孟子·梁惠王上》有一段话："五亩之宅，树之以桑，五十者可以衣帛矣。鸡豚狗彘之畜，无失其时，七十者可以食肉矣……"孟子讲让人民在五亩的宅地上种植桑树，就可以使人民有锦衣穿、有肉食吃，孟子将种桑和他的仁政联系在一起，说明孟子深知种桑是何等重要。

汉朝，丝绸之路开通，这条路被认为是古代连接亚欧大陆的东西方文明交汇之路，我国便以输出丝绸为主，可以说没有桑蚕就没有古丝绸之路。

在古代，桑椹还被称为"神仙上药"，有"长生不老"之效。清代汪灏的《广群芳谱》引南北朝梁元帝萧绎《金楼子》语："始皇闻鬼谷子先生言，故遣徐福入海求金菜玉蔬并一寸椹。"秦时的一寸较现在的一寸略短，一寸桑椹亦属现在的尚好佳品，历来均作为贡品进贡给皇宫。同时，每逢荒年，桑椹又是救荒珍品。

全国大多地区均有桑椹出产，南方养蚕地区产量较大，如江苏、浙江、广东、湖南等地。新疆南疆和吐鲁番也盛产桑椹，吐鲁番的桑椹以颗粒大、品种多著称，一颗桑椹重3克多，种类有大白桑、小白桑、大黑桑、小黑桑、药桑等。当地人用桑椹熬果酱、酿酒、做饮料，熟透的桑椹掉落地下，当地群众扫来喂羊，还是一种增膘的饲料。

全国的桑树园林众多，而蔚为大观并成旅游胜地的大概有：位于北京大兴区的"北京御林古桑园"；位于山东夏津县的"黄河故道森林公园之颐寿园"。这些地方都是葱茏繁茂，古桑参天，是旅游避暑的好去处。

桑椹初长成时为青绿色，之后渐渐变为橙红，而后朱红，最后紫黑，紫黑者口味最佳。

元朝郭居敬的《全相二十四孝诗选》记载了这样一个故事，"拾葚异器"。说的是西汉末年王莽之乱，又遇灾年，柴米昂贵。汝南人蔡顺，年少丧父，事母至孝，拾桑椹母子充饥，一天，遇见赤眉军，见他将黑、红两种桑椹，放在不同的容器中，便问为何？蔡顺说："黑者奉母，赤者自食。"赤眉军怜悯他的孝心，送给他两斗白米，一只牛蹄子，让他供养他的母亲，以表示对他的敬意。

别名：桑实、乌椹、文武实、黑椹、桑枣、桑椹子、桑粒、桑果等。

【临床应用】

桑椹味甘性寒，归心、肝、肾经。滋阴补血，生津润燥。常用量：10 ~ 15 克。桑椹膏：15 ~ 30 克。

1. 阴亏血虚之眩晕、耳鸣、失眠、须发早白等症。桑椹味甘而凉，有滋阴补血之功效。清·王孟英《随息居饮食谱》："桑椹，味甘平，滋肝肾，充血液，利关节，解酒毒，祛风湿，聪耳明目，安魂镇魄。"鲜品不易保存，可制成桑椹膏，其制法也较简单，熟桑椹，无拘多少，布滤取汁，文火熬制，加冰糖蜂蜜收膏。桑椹忌铁器，因桑椹会分解酸性物质，与铁产生化学反应而会中毒，重者死亡。

桑椹也可与何首乌、女贞子、菟丝子等药同用，如《世补斋医书》的首乌延寿丹（何首乌、女贞子、旱莲草、豨莶草、菟丝子、杜仲、牛膝、桑叶、银花、生地黄、桑椹、金樱子、黑芝麻）。该方主治阴虚血虚、腰膝酸软、眩晕目暗、耳鸣、失眠、须发早白等症。

2. 津伤口渴或消渴。桑椹滋阴、生津止渴，多与天花粉、山药、生地黄、麦冬等同用。也可于《医学衷中参西录》玉液汤（生山药、生黄芪、知母、葛根、五味子、天花粉、生鸡内金）中加桑椹同用，益气生津，固肾滋阴止渴，治疗消渴证属于气阴两虚者。

3. 阴亏血虚之肠燥便秘。桑椹滋阴养血润肠通便，且其性寒，故所治便秘，必须硬结，而非黏腻不爽者。近代名医陈存仁在《津津有味谭》中介绍可单服鲜桑椹，或干桑椹15克煎汤，每晚睡前服。此外，临床常配伍生首乌、黑芝麻、郁李仁等治疗肠燥便秘。

4. 瘰疬。据刘完素《素问病机气宜保命集》记载：用文武实（桑椹）15千克（黑熟者），以布袋取汁，银石器中熬成薄膏，白开水送服一匙，日三服，治瘰疬，方名"文武膏"。

禁忌：①脾胃虚寒腹泻者忌服；②桑椹含糖量高，糖尿病患者不宜多食；③过量食用易发生溶血性肠炎；④忌铁器；⑤《诗经·氓》中告诫曰："于嗟鸠兮，无食桑葚；于嗟女兮，无与士耽！"大意是说，斑鸠鸟啊，不要贪吃桑椹呀！年轻的姑娘啊，不要沉溺在爱情里啊！

桑寄生

中药桑寄生为寄生于桑、杨、柳、榆、槲、榛等老树上的寄生科常绿小灌木，统称为桑寄生，入药部分为其茎叶。

产区分布全国，产于华北者通称北寄生；产于华南者称广寄生；产于华东者称杜寄生。

寄生类植物，不含或少含叶绿素，故不能自制养分，而从活的有机体（寄主）摄取所需的养分和水分，是植物界的寄生虫。有人统计植物界约有4200多种寄生植物，约占全部植物种类的十分之一。中药里，除桑寄生外，诸如菟丝子、列当（关木通、草苁蓉）、蛇菰（gū）、肉苁蓉、锁阳、无根藤等均为寄生类植物。

古人很早就认识了寄生类植物。《诗经·小雅》中有一篇名为《颀（kuǐ）弁》的小诗，诗中就有"茑与女萝，施于松柏"的句子。茑

（niǎo）就是桑寄生；女萝即菟丝子。二者都依附寄生于松柏之上。

寄生类中药，在西汉初期已用于临床。《本经》中便有"桑上寄生"性味、功效、主治的记述。隋末唐初，药王孙思邈在《备急千金要方》中，以桑寄生为主药，创制了"独活寄生汤"。到清代，赵学敏在《本草纲目拾遗》中记载了更多的寄生类药物。

别名：茑、寓木、宛童、桑上寄生、寄屑、寄生树、寄生草、茑木、冰粉树、蠹心宝等。

处方用名：桑寄生、寄生指生桑寄生；炒桑寄生、炒寄生为桑寄生片用文火炒至微黄色入药；酒炒桑寄生、酒寄生为桑寄生片用黄酒淋洒，待酒吸尽，文火微炒入药。

【临床应用】

桑寄生味苦，性平，归肝、肾经。祛风湿、补肝肾、强筋骨、安胎。常用量：10～20克。

1. 风湿痹痛、腰膝酸痛、筋骨无力。桑寄生既能祛风湿，又能补肝肾，强筋骨，故对肝肾不足，腰膝酸软之风湿痹痛最为适宜，常与独活、牛膝、杜仲、当归等同用，如《备急千金要方》的独活寄生汤（独活、桑寄生、干地黄、杜仲、牛膝、细辛、秦艽、茯苓、肉桂心、防风、川芎、人参、甘草、当归、芍药），该方主治痹证日久，肝肾两亏，气血不足。症见腰膝冷痛，肢节屈伸不利，酸软气弱，或麻木不仁，畏寒喜温等。

笔者自制腰痛方：炒杜仲、补骨脂、川续断、骨碎补、狗脊、当归、桑寄生、生薏苡仁、土鳖虫、独活、赤芍、元胡、生甘草。诸药共研细末，打水丸。每服6～9克，日服三次。治肾虚腰疼，腰肌劳损及轻度腰扭伤，均有良效。

2. 胎漏下血，胎动不安。桑寄生补肝肾，养血安胎，治冲任不固，胎漏或崩漏下血，常与菟丝子、续断、阿胶等配伍，如《医学衷中参西录》的寿胎丸（菟丝子、桑寄生、川续断、真阿胶），该方主治肾虚滑胎及妊娠下血、胎动不安、胎萎不长，方中菟丝子补肾益精，肾旺自能荫胎；桑寄生、续断补肝肾，固冲任，使胎气强壮；阿胶滋养阴血，使冲任血旺，则胎气自固。四药相配，共奏补肾安胎之功。

治经血妄行，血漏胎动，亦可用《证治准绳》的桑寄生散（桑寄生、当归、川芎、续断、阿胶、香附、茯苓、白术、人参、甘草）。

3. 肝肾不足，肝阳上亢。 眩晕、头痛，属肝肾阴虚，肝风上扰之高血压病，常与天麻、钩藤等平肝息风药同用，如《杂病证治新义》的天麻钩藤饮（天麻、钩藤、生石决明、山栀、黄芩、川牛膝、杜仲、益母草、桑寄生、夜交藤、朱茯神）。或用六味地黄丸加桑寄生、怀牛膝。天麻钩藤饮以平肝息风、清热活血为主；六味地黄丸加味以补肝肾为主。

白僵蚕

中药白僵蚕为蚕蛾科昆虫家蚕的幼虫，在未吐丝前，因感染白僵菌而发病致死的僵化虫体。

全国养蚕地区均有出产，以浙江、江苏、四川为主要产区。

我国植桑养蚕，历史悠久。而养蚕缫丝，编绢、制衣之术，则始于嫘祖。嫘祖，黄帝之妻。据《史记·五帝本纪》记载："黄帝居轩辕之丘，而娶于西陵之女，是为嫘祖。嫘祖为黄帝正妃，生两子，其后皆有天下。"嫘祖是养蚕缫丝、编绢制衣的创造者，后世被祀为"先蚕"（蚕神）。唐代著名的纵横家，《长短经》作者，李白的老师赵蕤所题唐《嫘祖圣地》碑文称："生前首创种桑养蚕之法，抽丝编绢之术，谏净黄帝，旨定农桑，法制衣裳，兴嫁娶，尚礼仪，架宫室，奠国基，统一中原，弼政之功，殁世不忘。是以尊为先蚕。"所以，嫘祖是我们先祖女性中的至伟尊者，是中华民族的伟大母亲，与炎帝、黄帝同为华夏文明的奠基人。

白僵蚕的别名：僵蚕、天虫、僵虫、姜蚕、白姜蚕等。常用量：3～10克，散剂每服1～1.5克，散风热宜生用，一般多炒制用。

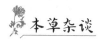

【临床应用】

白僵蚕味咸、辛，性平，归肝、肺经。功可息风止痉，清热化痰，解毒散结。

1. 肝风内动与痰热壅盛所致的抽搐惊痫。白僵蚕息风止痉，兼有化痰之功。其作用类似天麻，而天麻长于平肝，僵蚕尚有清热祛痰之效，故肝风内动而兼有痰热者较为适宜。治小儿急惊风，高热、神昏、抽搐，常与清热解毒、息风止痉药配伍，如明代龚廷贤《寿世保元》的千金散（全蝎三分，僵蚕三分，朱砂四分，天麻四分，冰片二分，牛黄六厘，黄连四分，胆星三分，甘草三分，上为细末，每服五七厘，薄荷、灯心草、金银花煎汤，不拘时调下）。

若脾虚久泻，四肢抽搐而成慢惊风者，当与补气健脾之药配伍，如明代徐春甫《古今医统大全》的醒脾散（天麻、僵蚕、全蝎、白附子、人参、白术、茯苓、木香、生姜、大枣、甘草）。

若破伤风，痉挛抽搐，角弓反张，治宜祛风止痉，化痰安神，常与全蝎、蜈蚣、钩藤等药配伍，如王肯堂《证治准绳》的摄风散（全蝎、蜈蚣、钩藤、僵蚕、麝香、竹沥、朱砂）亦治小儿撮口、手足抽搐。

中风中经络，口眼歪斜，面部肌肉抽动。僵蚕味辛能散，祛外风止痉挛，常与全蝎、白附子配伍，即宋代杨倓《杨氏家藏方》的牵正散。

用治小儿惊风夜啼，常与天竺黄、郁金、蝉衣配伍应用，如《证治准绳》的天竺黄散（僵蚕、天竺黄、郁金、山栀、蝉衣、甘草）。其中白僵蚕辛开，息风止痉力强；天竺黄寒凉，清热化痰力胜。二药配伍，用治风热痰喘，惊痫抽搐之小儿急惊风，为最佳配伍。

2. 风热、肝热引起的头痛目赤、咽喉肿痛、风虫牙痛等症。僵蚕祛风止痛，治肝经风热之头痛、目赤肿痛、迎风流泪等症，常配荆芥、桑叶、木贼等疏风清热之品，如《证治准绳》的白僵蚕散（白僵蚕、荆芥、桑叶、木贼、甘草、细辛、旋覆花）；治风热上攻、咽喉肿痛、声音嘶哑，可与桔梗、防风、甘草等同用，如清代张宋良、吴氏（阙名）《咽喉秘集》

的六味汤（桔梗、僵蚕、荆芥穗、防风、薄荷、生甘草）。

僵蚕祛风开痹，通经活络，又入肝经，有疏肝解郁之功，故临床常用其治疗由情绪紧张引起的血管拘挛性头痛。临床常于活血、祛风、化痰、解痉等药物中加僵蚕治疗，药如川芎、白芷、白芍、远志、香附、升麻、牛膝、僵蚕等。

温病、瘟疫、邪热充斥三焦内外，阻滞气机，清阳不升，浊阴不降，致头面肿大、咽喉肿痛、胸膈满闷、呕吐腹痛、发斑出血、谵语狂乱、不省人事等，治宜升清降浊，散风清热，方用清代杨栗山的《伤寒温疫条辨》所载升降散（又名赔赈散）：白僵蚕（酒炒）6 克、全蝉蜕（去土）3 克、姜黄（去皮）9 克、川大黄（生）12 克。四药共研细末，和匀。据病之轻重，分 2~4 次服，用黄酒、蜂蜜调匀冷服，中病即止。方中僵蚕为君，辛咸性平，气味俱薄，轻浮而升，善能升清散火，祛风除湿，清热解郁。蝉蜕为臣，甘咸性寒，升浮宣透，清热解表，宣毒透达。二药配伍，使郁伏于里之热邪透表而解，正合"火郁发之"之旨意。姜黄气辛味苦性寒，善能行气活血解郁。大黄苦寒降泄，清热泻火，通腑逐瘀，推陈出新，使里热下趋而解。四药合用，清升浊降，郁热得除，诸证可愈。

3. 瘰疬痰核，疔肿丹毒。僵蚕有解毒散结、化痰软坚之效。《备急千金要方》以单味白僵蚕研末、水服 2.5 克，日三服以治瘰疬，临床常配浙贝母、夏枯草、远志、连翘、牡蛎等药。

4. 风疹瘙痒（荨麻疹）。风疹多为风热客于营分，治应祛风泄热，凉血活血。僵蚕善于散风泄热，清热解毒，对于风热所致风疹，临床常与蝉衣、薄荷、姜黄、乌梢蛇等药配伍治疗。

《圣惠方》有单用僵蚕研粉，以酒送服，治疗遍身瘾疹瘙痒的记载。

附：蚕沙

中药蚕沙为蚕蛾科昆虫家蚕蛾幼虫的粪便，育蚕地区皆产，以江苏、浙江产量最多。

别名：蚕沙、蚕矢、晚蚕沙、原蚕沙等。蚕沙味甘、辛，性温，归肝、脾、胃经。祛风除湿，和胃导浊。常用量：5~10克，外用适量。

【临床应用】

1. 湿热痹痛，肢体不遂，湿疹瘙痒。蚕沙善祛风除湿，与木瓜同功，均能祛风湿、和肠胃。唯蚕沙作用较缓，又有祛风之功效，故凡风湿痹痛，无论风重、湿重均可应用。常与防己、连翘等药同用，如《温病条辨》的宣痹汤（防己、薏苡仁、滑石、杏仁、连翘、山栀、半夏、晚蚕沙、赤小豆皮）。此方主治湿热痹证，症见寒战热炽、骨节烦疼、面目萎黄、小便短赤等。《本草纲目》载：用蚕沙二袋，蒸热更互熨患处，治半身不遂。《圣惠方》载：治风瘙瘾疹，遍身皆痒，搔之成疮。以蚕沙一升，水二斗，煮取一斗二升，去滓，温热适宜时洗之，避风。

2. 湿浊内阻而致的吐泻转筋。蚕沙和胃祛湿，降浊升清，常与生薏苡仁、制半夏、黄连等配伍，如清代王士雄《霍乱论》的蚕矢汤（蚕沙、薏苡仁、黄连、炒吴茱萸、黄芩、大豆黄卷、陈木瓜、制半夏、通草、焦山栀）。该方主治湿热内蕴所致霍乱吐泻、腹痛转筋、口渴烦躁等症。

3. 湿温久羁，神昏腹满，大便不下。蚕沙除湿醒脾，和胃导浊，常配皂荚、茯苓等药，治湿温久羁，脾胃不和，升降失职，大便不下等症。如《温病条辨》的宣清导浊汤（猪苓、茯苓、寒水石、晚蚕沙、皂荚子），该方有宣泄湿浊、通利二便之功效。主治湿温邪气弥漫三焦，郁结于下，肠道闭塞，以致少腹坚硬胀满，大便不通；浊气上蒸，蒙闭清窍，故见神志昏瞀。治宜宣清导浊、通降腑气为主。晚蚕沙化浊邪升清气；皂荚子辛温走窜，燥湿开郁，宣畅气机。二药相伍，使湿浊由大肠而下，是临床治疗湿滞大肠，大便不通的常用"对药"。方中茯苓健脾利湿，猪苓淡渗利湿，寒水石清中下二焦之热。五药合用，分利湿热，祛湿泄浊，故以宣清导浊名方。

另：民间用蚕沙作枕芯的填充物，有清肝明目之效。

桑螵蛸

中药桑螵蛸为螳螂科昆虫大刀螂、小刀螂、薄翅螳螂、巨斧螳螂的卵鞘。

桑螵蛸始载于《本经》，且列为上品。宋代苏颂等《本草图经》："今在处有之，螳螂逢木便产，一枚出子百数，多在小木荆棘间。桑上者兼得桑皮之津气，故为佳。"

螳螂交尾后，雌螳螂会转过头来，一口咬掉雄螳螂的头，然后一口一口吃掉雄螳螂，最后只剩两片薄薄的膜翅，这便是"螳螂杀夫"的悲剧。实际是：雄螳螂在交配中把自己变成母螳螂的能量，以保证雌螳螂的生殖，螳螂是通过牺牲自己而繁衍后代的。雌螳螂产卵时，就躲到深秋的树杈上，先将头朝下，腹部排出泡沫状的分泌物，然后在上面顺次产卵，分泌物很快凝固成坚硬的卵鞘，产于桑枝上的，便是中药"桑螵蛸"。雌螳螂排卵后，很快干瘪枯死。螳螂为繁衍后代，双双奉献了自己的一切。

全国大部分地区均有出产，而以江苏苏州、徐州，浙江宁波、兰溪、金华，山东烟台等地为主产区。桑螵蛸均为野生。

别名：蜱蛸、桑蛸、冒焦、螵蛸、致神、螳螂子、桑上螳螂窠、赖尿郎、刀螂子、螳螂蛋、尿唧唧、流尿狗、猴儿包、螳螂壳。

【临床应用】

桑螵蛸味甘、咸，性平，补肾助阳，固精缩尿。常用量：3～10克。虚火旺，膀胱有热而小便频数者忌服。

1. 补肾固涩。尤治遗尿尿频，如长沙马王堆三号汉墓出土的十五种古代医书之一的《产书方》，单用桑螵蛸捣为散，米汤送服，治妊娠尿频不禁。临床治少年尿床、老人尿频，常以陈自明《妇人良方》的缩泉丸（乌药、益智仁、山药）加桑螵蛸、炒杜仲、芡实、锁阳、熟地黄、甘草，效果甚好。

治遗精白浊，盗汗虚劳，《外台秘要》以桑螵蛸配龙骨等份为细末，每服两钱治之。

《本草衍义》的桑螵蛸散（桑螵蛸、远志、菖蒲、龙骨、茯神、人参、龟板、当归）治心神恍惚、健忘、遗精滑精、小便频数、遗尿白浊等症。

产后阳气虚弱，小便频数，或遗尿者，可用《千金翼方》的桑螵蛸散（桑螵蛸、鹿茸、黄芪、牡蛎、人参、赤石脂、厚朴）。

产后脾肾两虚、中气不足、脬胞受损、小便失禁，可用《杂病源流犀烛》的沈氏固胞汤（桑螵蛸、酒黄芪、沙苑子、山萸肉、酒当归、茯神、茺蔚子、生白芍、升麻）。

桑螵蛸补肝肾、益精气，固精缩尿，故治眩晕、健忘、阳痿、遗精、小便失禁，以及女子腰酸带下诸症。临床常配龙骨、牡蛎治遗精；配石菖蒲、人参、远志、龙骨、龟板、覆盆子治小便过多；配补骨脂、枸杞子、海狗肾治阳痿，总以强壮、收敛为其主要效用。

2. 男妇疝瘕作痛。《本草汇言》以桑螵蛸一两，小茴香一两二钱，共为末，每服两钱，花椒汤调服治之。

3. 中耳炎。《经验方》载：桑螵蛸一个，慢火炙至八分熟，存性，研细，入麝香一字，为末，掺在耳内。如有脓，先用棉包子捻去，后掺药末，入耳内。

4. 咽喉骨鲠。《经验良方》：桑螵蛸，醋煎呷之（小口，慢慢地咽下）。

海螵蛸与桑螵蛸同以螵蛸命名，同归肝肾二经。海螵蛸为乌贼科动物无针乌贼或金乌贼的内贝壳，《本经》原名乌贼鱼骨，均可固经缩尿止带，治疗遗精滑精、遗尿尿频、白带过多等症，此二者之同。

桑螵蛸，甘咸，性平，且能补肾助阳，用于肾阳虚衰之病证，如阳痿滑精等，尤常用于遗尿尿频。

海螵蛸，咸涩而微温，固涩之力较强，多用于遗精带下。又能收敛止血，制酸止痛，收湿敛疮，故可用于崩漏下血、吐血、便血、外伤出血、胃痛吐酸；外用治湿疮、湿疹、溃疡多脓，久不愈合者。

桑螵蛸治疗遗精滑泄，小便失禁，作用在于"补"；海螵蛸亦能治疗遗精滑精，遗尿尿频，其功在于"涩"，此二者之异。

葛根

葛根，历来有不少传说。其中之一，是关于葛洪的。葛洪，字稚川，自号抱朴子。东晋时，丹阳郡句容人（今江苏句容）。句容东南就是著名的道教圣地茅山，峻拔奇峭，洞天幽岩，素有道家"第一福地、第八洞天"之称。据传葛洪当年曾在茅山采药炼丹，发现山中长一青藤根，不仅能食，还祛燥消疹，解毒通便。有一年瘟疫流行，葛洪用这种既充饥又解毒的青藤根，解救了无数百姓性命。人们为感谢葛洪救命之恩，便将这种青藤称之为"葛"，其根称为"葛根"，葛洪也被尊称为"葛仙翁"。这便是传说中葛根名字的由来。

其实，葛根的名字与葛洪毫无关系。因为早在春秋时期我国第一部诗集《诗经》里就记载着有关"葛"的诗句。如《王风·采葛》："彼采葛兮，一日不见，如三月兮；彼采萧兮，一日不见，如三秋兮；彼采艾兮，一日不见，如三岁兮！"再如《本经》成书于东汉（东汉末至东晋初，也有200年），在《本经》中就已详细记载了葛根的性味和功用。作为东晋时期著名的医学家、炼丹家、养生家、道家的葛洪，不可能不知道葛根这味常用中药。他在疫病流行的时候，用葛根救人是可信的，但却与葛根名字的由来毫无关系。

葛根分布于我国南北各地，尤以江苏茅山资源丰富，品质优良。这恐怕与葛洪在其故里茅山修道采药不无关系。

传说归传说，葛洪确实是一位了不起的医学家。他著有《肘后备急方》，简称《肘后方》，书中收载了大量急救的方药，且大多是物美价廉的药物。葛洪重视对急病（急性传染病）的研究，并破除当时迷信的说法，提出急病（古时称'天刑'）不是鬼神作祟，而是由疠气所致。《肘后方》记述了'尸注'病，这种病相互传染。从他对这种病的描述，就是现在的结核病，他是我国最早观察和记载结核病的科学家。《肘后方》还记载了"犬咬人"的病症，即"狂犬病"。他提出取疯狗的脑子，敷在狂犬患者的伤口上，果然有些患者没有发病，这种方法含有免疫学的思维，可谓免疫学的先驱。比法国巴斯德用病儿脑髓制成针剂的免疫法早1000多年。《肘后方》还记载了天花和恙虫病两种传染病。对天花的记载，也比阿拉伯的雷撒斯要早500年。葛洪把"恙虫病"叫"沙虱毒"，在罗浮山，葛洪不但发现了沙虱，还知道它是恙虫病的传染媒介，这比美国医生帕姆的发现要早1500多年。

葛洪是道教理论家、炼丹家。晚年他在广东罗浮山炼丹，并著有《抱朴子》一书。通过炼丹提炼出的药物，如密陀僧（氧化铝）、三仙丹（氧化汞）等，都是外用药的原料。

葛洪对医学和化学上的贡献还很多，以上仅举其要而已。

葛根除了是一中药名之外，在藏传佛教的音译里，还作"佛"讲。如在内蒙古的乌兰浩特，有"葛根庙"，即是供奉佛的庙宇。辽宁阜新的瑞应寺，又名"葛根苏木"，即是藏语"佛寺"或"有活佛的寺庙"的音译。

葛是豆科多年生落叶藤本植物。葛根是其根。

1972年，江苏吴县草鞋山发掘出三片制造精湛的葛布残片。据考证这三片葛布制作于新石器时代。说明早在尧、舜、禹时代，国人就开始用葛藤制麻织布。

《说文》："葛、绨、绤，草也。从艸，曷声，古达切。"而"绨：音吃"。精细葛布。"绤：音细。"指粗葛布。

用葛织成的衣服穿着凉爽，古人用作夏衣。所以，葛也专指夏衣，有葛巾、葛衣、葛屦之称。

前面提到《诗经》里的《采葛》："彼采葛兮，一日不见，如三月兮……"说明在春秋时期，采葛已成为妇女的一项日常活动。

南宋辛弃疾的一首《水调歌头》中，也提到了葛："万事几时足，日月自西东。无穷宇宙，人是一栗太仓中。一葛一裘经岁，一钵一瓶终日，老子旧家风。更著一杯酒，梦觉大槐宫。"（大槐宫：见唐·李公佐《南柯太守传》。即南柯梦，比喻富贵权势之虚幻无常。）

葛的藤蔓，可以织布制衣，而葛的块根，却是一味美容佳品和常用良药。

泰国美女，丰腴多姿。尤其是北部山区的孟族（缅甸与泰国的一古老名族）妇女，丰乳肥臀，肤色白皙，婀娜多姿，原因则是这里的人们普遍有食用野葛根的习惯。

两乳为足阳明胃经循行所经之处。葛根入脾胃经，又有升清功能，能将脾胃之精微源源不断输入两乳，故有丰胸丰乳之效。有人统计，孟族妇女平均胸围要比泰国其他地区妇女大出 8 厘米之多。

现代研究证明，经常食用葛根能够调节人体机能，增强免疫力，有提神、护肤、美容养颜、抗衰延年之功效，故有"亚洲人参"之美称。葛粉又称"长寿粉"，在日本奉为"皇家特供食品"。

葛根作为一种常用中药，也有悠久历史。早在《本经》对其功效就有明确记载，后经历代医家临床验证，对其功效应用已臻完备。

葛根的别名也很多，如鸡齐（出自《本经》）、鹿藿（出自《别录》）、黄斤（出自《别录》），其他还有一尺藤、野葛等。

常用处方名：葛根、粉葛根、粉葛、干葛、甘葛等。

【临床应用】

葛根味甘、辛，性凉，入脾胃经。外可解阳明经热，有解肌发散之功；内能清阳明腑热，有生津止渴止痢之效。葛根亦具升举清阳之功，故又止脾虚泄泻，唯须炒用。

1. 发表解肌。 用于外感发热、头痛、无汗、项背强痛等症，不论风寒风热，都有解表退热功效。对风寒表证，发热无汗，属表实证者，常与麻黄、桂枝等药同用，如《伤寒论》的葛根汤（葛根、麻黄、桂枝、芍药、甘草、生姜、大枣）；若属外感风寒之有汗表虚证，则用桂枝加葛根汤（即桂枝汤再加葛根）。

无论是葛根汤，抑或桂枝加葛根汤，其主证均有项背强几几（shū）。所以项背强痛、俯仰不舒、不能自如是使用葛根的一个主要指征。也正因此，葛根汤现在有用来治疗颈椎病的案例。

对风热表证，两三天之后，表邪开始入里化热，从皮毛传变到肌肉，这是使用葛根的最佳时期，宜配黄芩、石膏、柴胡等药，以解肌清热。如明·陶华（节庵）《伤寒六书》的柴葛解肌汤（柴胡、葛根、黄芩、石膏、芍药、甘草、羌活、白芷、桔梗、生姜、大枣）。

2. 透发麻疹。 用于麻疹初起、发热、恶寒、疹出不畅之证，常与牛蒡子、升麻等疏风、解热、透疹之药同用，如宋代钱乙《小儿药证直诀》的升麻葛根汤（升麻、葛根、芍药、甘草）。

3. 湿热泻痢。 临床常配黄芩、黄连，如《伤寒论》的葛根芩连汤（葛根、黄芩、黄连、炙甘草）。该方治外感表证未解，邪热入里。症见身热下痢，胸脘烦热，口干作渴等。葛根在方中既解未尽之表证，又升脾胃之清阳，故为君药。

4. 脾虚腹泻。 临床常配党参、白术等药，如宋代钱乙《小儿药证直诀》的七味白术散（人参、白茯苓、白术、木香、葛根、藿香叶、甘草）。泻痢日久，未有不脾虚湿盛，津气下陷者，所谓"清气在下，则生飧泄"。方中人参、白术、茯苓健脾胜湿，葛根升清举陷，故为治疗脾虚久泻的常用方剂。明·万全评价曰："七味白术散乃治泻作渴之神方。"《本经》也曾曰："葛谷（谷）主下痢，十岁已上。"即葛根能治十年以上的腹泻下痢。原因是它能鼓舞胃气上行，升举脾胃下陷之津气。所以葛根可以说是

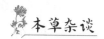

治疗脾虚久泻之圣药。

5. 热病烦渴。用于热病烦渴及消渴证口渴多饮，口渴是胃之津液不足或津微不能上承，润养口腔所致。其原因或由热邪伤津，津液不足，治当清热生津；或因本身津液不足，阴虚所致，治宜养阴生津；或因脾气输布失职，津液失于上承，治应健脾升津。以上三种情况，均与升发相关，故均适用葛根。所以葛根是一味应用广泛的生津止渴药。临床上也常用其治疗糖尿病的口渴多饮，如配人参、黄芪、茯苓等的《沈氏尊生书》玉泉丸（麦冬、天花粉、葛根、人参、茯苓、乌梅、甘草、生黄芪、蜜黄芪）；配麦冬、花粉、生地黄的明代涂绅《百代医宗》玉泉散（葛根、天花粉、五味子、生地黄、麦冬、甘草、糯米）。两方均治消渴证之口渴多饮。唯前者以补气升津为主旨；后者以养阴生津为治法。

现代临床多用葛根治疗高血压脑病、冠心病、心律失常等病症。愈风宁心片即一味葛根制剂，有解痉止痛、增强脑及冠状动脉血流量的作用。

温病大家叶天士在《三时伏气外感篇》和《幼科要略》中均提"柴胡劫肝阴，葛根竭胃汁"的告诫。叶氏此语，是针对小儿暑疟的治疗。暑疟容易伤阴，他不用柴胡而用青蒿，确实是他高明之处。现已证明，青蒿中含有青蒿素，是治疟良药。而且柴胡是气分药，有舒肝解郁、和解退热之功效。凡邪在气分而未入营，或阴液未伤者，皆可使用。若现舌质红绛无苔，说明阴液已伤，即非柴胡所宜。柴胡虽可退热，但对阴津亏损或暑热伤津者，实不宜用。

葛根具发表解肌、升阳生津之功效，能使胃津上承，故治消渴口渴。若口舌干渴，属气虚之气不化津，再予升发，表汗过多，更致胃液受损。此时绝非葛根所宜。故心、胃虚弱者，服用葛根，以慎重为当。

任何药物都有其适应证和禁忌证，柴胡、葛根亦不例外。故叶氏之说，理当根据临床辨证，参照施行。

葛根不仅是药食两用的常用佳品，又因其易栽培、生长快、适应性强，还是进军荒漠的"先锋"，改造土壤的"大地医生"，维护生态环境的

"保健卫士"。

美国最早在 1876 年从日本引种葛根，1948 年又从中国天水引种野葛。1935 年至 1950 年为保护土壤，减少水土流失，而大量种植葛根。之后因其生长太快，获得一个绰号"通吃南部的藤蔓"。如今葛根遍布美国各州。有一首七绝《葛根》是这样写的：流失水土美国忧，引进葛根能解愁。不料繁殖生长快，通吃南部北方流。

附：葛花

葛花是葛未开放的花蕾。性甘，味平。功可解酒毒，醒脾和胃。主要用于饮酒过度、头痛、头昏、烦渴、呕吐、胸膈饱胀、呕吐酸水等伤及胃气之证。常配人参、白蔻仁、橘皮等药，如《脾胃论》的葛花解醒汤（葛花、人参、白蔻仁、橘皮、青皮、木香、猪苓、白茯苓、神曲、泽泻、干生姜、白术、砂仁）。

菊花

飒飒秋风至，又到赏菊时。提到菊花，很自然地想到东晋的陶渊明，以及他的名句"采菊东篱下，悠然见南山"。陶渊明爱菊是爱菊花孤傲隐逸的性格；是爱菊花清雅高洁的品质。世人爱菊者甚多，诗人咏菊者也不仅陶渊明一人。明代贤臣，"西湖三杰"之一于谦的《过菊江亭》，即以对照互衬的写法，使菊花在陶渊明的衬托下相映生辉。这首诗是这样写的："杖履逍遥五柳旁，一辞独擅晋文章。黄花本是无情物，也供先生晚节香。"唐代元稹有一首《菊花》诗："秋丛绕舍似陶家，遍绕篱边日渐斜。不是花中偏爱菊，此花开尽更无花。"为此，他的好友白居易还写了一首《禁中九日对菊花酒忆元九》的诗，表达了对元稹的思念之情："赐酒盈杯谁共持？宫花满把独相思；相思只傍花边立，尽日吟君咏菊诗。"两人交谊之笃，传为诗坛佳话。

菊花多在九月重阳节前后开放，那时百花多已凋零。它和梅、兰、竹并称"花中四君子"，其傲霜斗雪的品格，多为历代文人称颂。唯独唐末农民起义领袖黄巢，怜其卧雪眠霜之苦，要它与桃花一起在春天盛开。故有诗曰："飒飒西风满院栽，蕊寒香冷蝶难来。他年我若为青帝，报与桃花一处开。"不仅诗词中诵菊者多，就连散文小说亦多有借菊咏怀的。蒲松龄的《聊斋志异》里有《黄英》一则，是写菊花的故事。虽然离奇，然亦颇具哲理，其中有句话"自食其力不为贪，贩花为业不为俗；人固不可苟求富，然亦不必务求贫也"，说得很有道理。

其实，菊花是没有性格的，更不会标榜自己的"隐逸"和"高雅"。其之所以成为菊，完全是大自然的造化而已。圆明园每年举办菊花展，数万盆菊花千姿百态，异彩纷呈。似乎盆盆都在争奇斗艳，哪里还有丝毫"隐逸者"的风范？

菊花，在我国已有3000多年的栽培历史，是世界菊花的起源地。早在秦汉时期的儒家著作《礼记》即有"季秋之月（九月），鞠（养育）有黄花"的记载。古代菊花的品种比较单一，多为黄色，故菊花也被称为"黄花"。汉代已将菊花作为药用植物栽培，《本经》即将其列为上品，以后才逐渐发展为观赏花卉，宋朝是菊花发展的鼎盛时期。刘蒙著《菊谱》，收载菊花35种（另有闻名而未见者四种，野生者两种），是我国最早的菊花专书。世界上许多国家的菊花都是由我国传入，现在菊花遍布全球，已成为全世界人民喜爱的名花。其中，日本将菊花图案定为皇室家徽，作为皇室成员专用的佩花，所以菊花在日本尤显尊贵。

现在菊花品种繁多，约有万种，仅我国便有数千之众，李时珍的《本草纲目》即记有900种之多。现在全国各地均有栽培，著名的有：滁菊，主产于安徽滁州；亳菊，主产于安徽亳县、涡阳、太和；徽菊，又称黄山贡菊、徽州贡菊，主产于安徽歙县、金竹岭、大洲；杭菊，又称黄菊，主产于浙江桐乡、海宁；怀菊，主产于河南沁阳（怀庆）、博爱、武陟；川菊，主产于四川中江；济菊，主产于山东济宁。其中又以贡菊、杭菊、滁菊、亳菊为我国四大名菊。

徽菊也称黄山贡菊或贡菊，原产于歙县金竹岭一带。相传，黄山贡菊是宋朝徽商从浙江德清县引进作为观赏菊（德菊）的。后来发现将此菊花泡水饮用，能清心清火，清肝明目，医治心烦头痛、目赤羞明等病。清朝光绪年间，京城流行红眼病，皇上下旨，遍访名医良药。徽州知府献上黄山菊花干，京城人士泡服后，眼疾即愈。于是徽菊名气大振，被尊称"贡菊"。黄山贡菊色白、蒂绿、花心小，均匀不散朵，质柔软，气芳香，味甘微苦，被《中国药典》誉为"菊中之冠""民族瑰宝"，既有观赏价值，又有药用功能，名列四大名菊之首。

杭菊有黄白两种，是菊花茶的主要原料。有疏散风热、清热解毒、平肝明目之功效。杭白菊花瓣洁白如玉，花蕊黄若纯金，还有一个美丽的名字"千叶玉玲珑"。杭菊是浙江桐乡的特产，它与杭州本无关系，其所以名曰"杭菊"，还有一段商业佳话：20世纪20年代，安徽茶商汪裕泰将色、香、味、形四绝的桐乡白菊花，故意打上"杭州西湖金伦茶菊庄"的标记，销往南洋。南洋商人梁老板收到货后，撮几朵白菊，放入茶杯，沏上开水，只见朵朵菊花在水中竞相开放，花色晶莹如玉，花香清馨扑鼻，不禁拍手叫绝！如此好货，焉愁没有销路？他见发货地址标明杭州西子湖畔，便漂洋过海来到杭州，寻遍杭州，哪有菊花踪影，无奈之下，只得悻悻而归。原来，徽商汪裕泰谙熟商界竞争之险恶，巧施"张冠李戴"之计，将桐乡白菊写成杭州西子湖畔，骗过梁老板，使其过河拆桥的打算落空。但桐乡白菊花，从此便以"杭菊"之名，远播海内外。

相传，清朝乾隆皇帝有一次沿运河下江南，游历至离杭州不远的塘栖武林码头，皇后突然感受风热，发热头痛，咳嗽咽痛，阻延行程，船上一时间又无治疗风热药物，乾隆十分着急。这时一名船工对乾隆说："我有良药，能治娘娘的病。"说罢跳上岸去，从田野里采摘了几把菊花回来，用沸水一冲，让皇后代茶喝下。第二天，皇后竟然痊愈。乾隆十分高兴，挥毫写下"武林神菊"四个大字。从此，这里的菊花也便成了贡品。

滁菊主要产于安徽滁州，光绪年间列为贡品，称"滁贡菊"，俗称"甘菊"。其花瓣紧密，素有"金心玉瓣，翠蒂天香"之美誉。滁菊是重要的中药材，味甘，性微寒，有平肝明目之功效，既可作药枕，又可用来泡茶，具有很好的保健作用。赵学敏《本草纲目拾遗》即称其可"作枕明目"。

北宋仁宗时，欧阳修因支持范仲淹改革，被贬为滁州太守，其间精简冗沉，发展生产，百姓安乐。欧阳修也陶醉于滁州的青山绿水之间，写下了著名的《醉翁亭记》。一次，欧阳修在山上"野炊"，对山肴野蔌未加仔细辨认，当晚突然腹部绞痛、面色苍白、眼圈发黑。后经"滁州药铺"一位宋老中医诊断，是误食了被有毒的飞蚂蚁叮咬过的白浆竹笋所致。老中医把一掬滁菊放入壶中烧开，稍放置，倒出汤，让欧阳修喝下，过不久，欧阳修肠中咕咕作响，心中闷气也渐渐消散，腹痛消除，竟然痊愈。自此，欧阳修每日以菊花入食，并颁布告示，令居民宅前屋后种植菊花，还以滁菊充抵捐税。

亳菊主产于安徽亳州，多为类白色或黄白色，花朵较松散，是其主要特征。其功效以疏风散热、解暑明目见长。亳菊栽培历史悠久，淮河以北的药用菊花，均与亳菊有亲缘关系。如山东的济菊，河北安国的祁菊（安国古称祁州），河南怀庆的怀菊，均都引种自亳菊。亳菊和滁菊、贡菊、杭菊被公认为菊花中的地道药材。《中华大辞典》云："白菊主产安徽亳县，称亳菊，品质最佳。"《中华本草》也认为亳菊和滁菊作为药材，品质最优。

菊花有一共性，即花瓣很少脱落。南宋爱国诗人郑思肖就此还写过一首咏怀诗《画菊》："花开不并百花丛，独立疏篱趣未穷。宁可枝头抱香死，何曾吹落北风中。"咏物言志，以菊花宁愿抱死枝头，也不随风飘落的景象，借以抒发自己宁死不降元朝的决心。

但任何事情均有例外，菊花也是如此。北宋时，苏轼去拜访当朝宰相王安石，正巧王安石会客，管家徐伦把苏轼引入书房稍候。在书案上，苏轼发现两句未写完的诗："西风昨夜过园林，吹落黄花满地金。"满腹经纶的苏轼看到此处，好生感叹："此公当年诗风丰神远韵，语言犀利。不意如今大谬不然，纵有别的花瓣脱落，谁见菊花落瓣，岂不成为笑柄？"于是提笔在原诗后续写了两句："秋花不比春花落，说与诗人仔细吟。"后来，苏轼因"乌台诗案"入狱，由于王安石求情，才免于一死，被贬黄州团练副使。苏轼到了黄州，还真看到一种菊花，盛开时节，落英满地，原来天下真有落瓣的菊花！这种菊花，就叫"落瓣菊"，黄州独有。这时，苏轼才感到自己阅历不深，少见多怪，但悔之已晚！

中药菊花为菊科多年生草本植物菊的头状花序，花期采收，阴干备用。

菊花的别名很多，仅《本草纲目》即记有：节华（出自《本经》），女节、女华、女茎、日精、更生、付延年、阴成、周盈（以上均为《别录》所载），治蔷（出自《尔雅》），金蕊（出自《本草纲目》）。此外，《金匮玉函方》名"金精"，《抱朴子》名"甘菊""真菊"，《群芳谱》名"家菊"，《医林纂要》名"馒头菊""簪头菊"，《随息居饮食谱》名"甜菊花"，《河北药材》名"药菊"，以及"菊华""秋菊""九华""黄花""帝女花""寿容""金英""陶菊"，等等。

菊花常用的处方用名有：菊花、滁菊花、杭菊花、怀菊花、亳菊、贡菊、白菊花、甘菊花、药菊等。

【临床应用】

菊花味辛、甘、苦，性微寒，归肝、肺经。疏风清热、解毒明目。用法用量：10～15克煎服或入丸散。脾虚胃寒及低血压者慎用。

1. 外感风热及温病初起。菊花疏风清热，尤清头目，常与桑叶、薄荷、荆芥配伍，如《温病条辨》的桑菊饮（桑叶、菊花、杏仁、桔梗、连翘、薄荷、芦根、甘草），该方主治风温初起，邪在卫分。症见发热头昏头痛、咳嗽、咽喉肿痛等，选用辛凉质轻之品，疏散风热，宣透肺络，所谓"治上焦如羽，非轻不举"，且方中药量较轻，解表之力较弱，故称辛凉轻剂。其中，菊花与桑叶相须为用，二药均甘苦，性寒凉，归肺、肝经，都能疏散风热，平肝明目。二药不同在于：桑叶疏散力强，且清肺热，润肺止咳，兼能凉血止血；菊花平肝明目力胜，又善于清热解毒。

临床所用菊花，以颜色分为黄白两种，治外感风热，多用黄菊花；清肝明目多用白菊花。当茶饮用，亦以白菊花为宜。

2. 肝经风热或肝火上炎。张山雷《本草正义》讲："凡花皆主宣扬疏泄。独菊花则摄纳下降，能平肝火，熄内风，抑木气之横逆……肝肾阴亏，浮阳上亢为虐，惟菊花收摄虚阳而纳归于下，故为目科要药。"菊花清肝明目，治目赤肿痛，常与桑叶、蝉蜕、夏枯草、决明子等药配伍。亦可用《丹溪心法附余》（明代方广类）菊花茶调散（菊花、川芎、荆芥穗、羌活、甘草、白芷、细辛、蝉蜕、僵蚕、薄荷、防风）清头明目，解表退热。治风寒侵袭、上犯巅顶，见发热、恶寒、头晕、目眩、鼻塞流涕、咳嗽、肢体酸楚、舌苔薄白、脉象浮紧等。

菊花常配枸杞子、熟地黄、山茱萸等补益肝肾药，治疗肝肾阴虚所致的眼花视歧或眼睛干涩疼痛等症。如清代董西园《医级》的杞菊地黄丸（枸杞子、菊花、熟地黄、山茱萸、山药、泽泻、牡丹皮、茯苓）；另《局方》菊睛丸，甘菊花四两、巴戟天（去心，一两）、苁蓉（酒浸去皮、炒、切、焙，二两），枸杞子三两，上为细末，蜜丸，如梧桐子大。每服30丸至50丸，温酒或盐汤下，空心食前服，治肝肾不足，眼目昏暗。以上两方，皆用菊花宣散肝经风热，清肝明目。然而李时珍说："菊春生夏茂，秋花冬实，备受四气，饱经露霜。叶枯不落，花槁不零，味兼甘苦，性禀平和。昔人谓其能除风热，益肝补阴，盖不知其得金水之精英尤多，能益金水二脏也。补水所以制火，益金所以平木，木平则风息，火降则热除，用治诸风头目，其旨深微。"若依此说，菊花应是通过补肝肾而清肝祛火，此说有待商榷。

另：《救急方》载：白菊花、蝉蜕各等份，为散，每服2～3钱，入蜜少许，水煎服，治病后生翳。

3. 肝风头痛及肝阳上亢。菊花能平肝息风，治肝肾阴虚，肝阳上亢的眩晕头痛，可与生地黄、白芍、羚羊角、钩藤等滋阴平肝潜阳药同用。如清代俞根初《通俗伤寒论》的羚羊钩藤汤（羚羊角、霜桑叶、双钩藤、滁菊花、鲜生地黄、京贝母、生白芍、生甘草、淡竹茹、茯神木）。治肝火上攻之眩晕头痛，可配夏枯草、蔓荆子、石决明等清肝疏风药同用。治风热头痛，也可用明代杨起《简便单方俗论》所载验方：菊花、生石膏、川芎各三钱，为末，每服一钱半，茶调下。

以下推荐几个用菊花养生保健的方法。

（1）菊花茶：菊花茶有清头醒脑、平肝明目作用，以白菊花最佳。可单用，每次3克左右，泡水当茶饮用；或加金银花、甘草同煎代茶饮用。菊花茶中加泡枸杞，尤其适宜肝肾不足，眼睛干涩患者。

（2）菊花酒：重阳节有赏菊和饮菊花酒的习俗，早在汉魏时期就已盛行。据汉代刘歆著、东晋葛洪辑抄的《西京杂记》载："菊花舒时，并采茎叶，杂黍为酿之，至来年九月九日始熟，就饮焉，故谓之菊花酒。"说明古时菊花酒，是头年重阳节时，采下初开的菊花和一些青翠的枝叶，掺入酿酒的粮食中，一起酿造，一直放置至来年九月九日饮用。传说喝了此酒，可延年益寿。菊花酒在汉代很盛行。《西京杂记》记载，汉高祖刘邦时，宫中每年九月九都要"佩茱萸，食蓬饵，饮菊花酒"。

汉武帝时，以上百种本草加入酒中酿造而成的药酒，名曰"兰生"，又名"百味旨酒"。此酒芳香异常，为汉武帝所钟爱。至唐太宗时，魏征善于酿酒，取名"醽（líng）渌（lù）、翠涛"，味道醇美，天下少有，而且放置十年不腐。唐太宗赋诗夸赞，将其与"兰生"作比："醽渌胜兰生，翠涛过玉薤。千日醉不醒，十年味不败。"

（3）菊花枕：将菊花瓣采下阴干，收入枕中，对失眠头晕、目眩目赤有较好疗效。《本草纲目》即有菊花"作枕明目"之记载。养肝明目宜用白菊花，疏风散热可用黄菊花。菊花决明枕：霜降前采白菊晒干，以干品500克，决明子500克，同装入枕芯。清代刘灏《广群芳谱》云："决明子作枕，治头风，明目，胜黑豆。"此枕对肝阳上亢之头晕目眩、目赤羞明、视物昏花有良效。菊花荷叶枕：菊花、干荷叶各200克，绿豆衣、薄荷、青蒿各40克，揉碎，装枕芯。有清热祛暑、除烦明目之功效，适用于老年人风热头痛、头晕目眩者。菊花薄荷枕：干菊花500克，桑叶、薄荷、蔓荆子、黑豆皮各90克，揉碎，拌匀，装入枕芯。有清肝明目、祛风止痛之功效。适用于高血压、偏头痛患者。

（4）菊花延龄膏：据《慈禧光绪医方选议》记载，取鲜菊花瓣，熬取浓汁，去渣，加入适量蜂蜜，即成。每服 3～4 钱，开水送下。有益寿延年功效，并治眼睛干涩等症。

附：野菊花

中药野菊花为菊科多年生草本植物野菊的头状花序。与菊花相似，野生于山坡草地、田边、路旁。以色黄无梗，花未全开者入药为佳。

别名：苦薏、山菊花、千层菊、黄菊花。野菊花味苦、辛，性微寒，归肺、肝经。功可清热解毒，主要用于痈肿、疔毒、咽喉肿痛、风火赤眼等症。用量：10～18 克，煎服或入丸散，外用适量。脾胃虚寒者及孕妇慎用。

治疮毒可单用，内服或鲜品捣敷患处，或与蒲公英、紫花地丁等配伍。如《医宗金鉴》的五味消毒饮（蒲公英、野菊花、紫花地丁、紫背天葵子、金银花）。治目赤肿痛，可与金银花、密蒙花、夏枯草、桑叶等同用。治皮肤瘙痒，可单味野菊花内服并煎汤外洗。或与苦参、白鲜皮、黄柏、蛇床子等量，煎汁外洗。

柴胡

和解少阳寒热，升举下陷中气

中药柴胡为伞形科多年生草本植物柴胡（北柴胡）和狭叶柴胡（南柴胡）的根或全草。

南柴胡，根茎细，表面红棕色或黑棕色，有败油气味，叶片形如竹叶，又称"竹叶柴胡"。主产于我国南方，如湖北、江苏、四川等地。

北柴胡，呈圆柱或长圆锥形，根头膨大，质硬而韧，不易折断。皮部浅棕色，木部黄白色。气微香，味微苦。因其根硬韧，又名硬柴胡。主产于我国北方，如辽宁、甘肃、河北、河南等地。尤其河北邯郸涉县，自古就是北柴胡的主要产地，现已通过国家农业农村部农产品地理标志产品认证。千亩以上种植园区就有10多个，年产量在4000吨左右。

邯郸：《后汉书·光武纪》注："邯，山名；郸，尽也，邯山至此而尽。城郭字皆从邑（右阝），因以名焉。"意即邯山至此而终，故名"邯郸"。

邯郸是战国时期赵国的国都，据早于《史记》的史书《竹书记年》记载，早在商朝末年就在此建成离宫，即取名"邯郸"，至今已有3000多年的历史，历经沧桑，从未更名。邯郸是我国历史文化名城，又是中国成语典故之都。据统计，与邯郸有关的成语典故共有1500多条。耳熟能详的也有数十条，如负荆请罪、完璧归赵、价值连城、刎颈之交、围魏救赵、梅开二度、退避三舍、毛遂自荐、纸上谈兵、邯郸学步、胡服骑射、黄粱美梦、南辕北辙、河伯娶妻、窃符救赵、三寸之舌、惊弓之鸟、旷日持久、罗敷采桑等，不胜枚举。

邯郸，自古出美女。历史上著名的美女，如蔡文姬、赵姬、卓文君、貂蝉、甄宓、罗敷、陈阿娇等，不一而足。

柴胡始见于《本经》。名茈胡。茈字有四个读音：①读 zǐ，通"紫"，即紫草。②cí，凫（音扶）茈，古指荸荠。③读 cǐ，茈虒（音思），犹"差池"参差不齐。④读 chái 柴，即"茈胡"。《说文》："茈，草也。"

直至宋仁宗时，苏颂编著《图经本草》，始易其名曰"柴胡"，一直沿用至今。

此外，柴胡的别名，还有地熏（出自《本经》）、芸蒿（出自《名医别录》）、山菜（出自《吴普本草》）、茹草（出自《吴普本草》）等。

对这些别名，陶弘景和李时珍是这样解释的。

陶弘景《名医别录》："茈胡，叶名芸蒿，辛香可食。"

李时珍曰："茈胡生山中，嫩则可茹，老则采而为柴。故苗有芸（香草）蒿、山菜、茹草之名，而根则柴胡也。"

处方用名：柴胡、硬柴胡（北柴胡）、软柴胡（南柴胡）、酒柴胡、醋柴胡、鳖血拌柴胡。

【临床应用】

柴胡味苦、辛，性微寒，归心包络、肝、胆、三焦四经。可和解退热、疏肝解郁、升阳举陷。柴胡在升提清阳之气的补中益气汤剂中，用量宜小，3～5 克便好。所以小剂量柴胡升提气机；中剂量柴胡疏肝解郁；大剂量柴胡解表退热，以 12～15 克为宜。柴胡性能升发，故真阴亏损、肝阳上升之证忌用。

1. 伤寒邪在少阳。用于寒热往来，胸胁苦满，口苦、咽干、目眩等症。柴胡长于疏解半表半里之邪，是治疗少阳病的要药，常配黄芩等药。代表方剂如《伤寒论》的小柴胡汤（柴胡、黄芩、半夏、生姜、人参、大

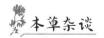

枣、甘草）。

柴胡对表证发热有很好的透表泄热功效，自古及今，运用柴胡治疗表证发热，往往不分寒热，皆可使用，如《普济本事方》柴胡散，只柴胡、甘草两味药，即不分寒热，统治外感发热。再如《伤寒六书》的柴葛解肌汤（柴胡、葛根、白芷、桔梗、羌活、石膏、黄芩、白芍、甘草、大枣、生姜）中，柴胡与葛根、黄芩、石膏等药配伍，即为治疗外感风寒，郁而化热的辛凉解表剂。

2. 肝气郁结。用于胁肋胀痛，或头痛、月经不调、痛经等症。柴胡能条达肝气而疏解肝郁，常与白芍、当归等同用，如《局方》的逍遥散（柴胡、芍药、当归、白术、茯苓、生姜、炙甘草、薄荷），可治肝郁血虚所致的两胁作痛、头痛目眩、口燥咽干、神疲食少，或见寒热往来，或月经不调、乳房作胀等。或如《妇科撮要》的加味逍遥散（牡丹皮、栀子、柴胡、白芍、当归、茯苓、白术、甘草、生姜、薄荷），可治肝气郁结、胁肋胀痛，或头痛、月经不调、痛经等症。柴胡在此二方，起着疏肝解郁的主要作用，方中薄荷虽也有疏肝功效，但仅作为柴胡的佐使药。

逍遥散去生姜、薄荷，加生地黄（或熟地黄）为清代高鼓峰（著）杨乘六（辑）的《医宗己任篇》黑逍遥散，是治疗血虚肝郁的方剂。

提到黑逍遥散，就想到《红楼梦》第83回，王太医为林黛玉诊病的故事：林黛玉本就体弱多病，多愁善感，又寄人篱下，情怀抑郁。一次白日里，受了些刺激，夜里便做了一个噩梦，梦见父亲又当了官，还娶了一位继母。继母要将自己许配给她的远房亲戚，并让人赶紧将黛玉送去。黛玉急出一身冷汗，央求贾母将她留下，贾母不允。宝玉过来见状，急得拿出一把小刀往他胸口一划，鲜血直流，并喊"不怕，我拿我的心给你瞧！"黛玉拼命大声哭喊，却发现原来是一场噩梦。自此，黛玉病情加重，咳嗽，痰中带血。于是请来太医王大夫，诊治过后，王大夫脉案是这样写的："六脉弦迟，素有积郁。寸口无力，心气已衰。关脉独洪，肝邪偏旺。

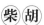

木气不能条达，势必上侵脾土，饮食无味。甚至胜所不胜，肺金定受其殃。气不流精，凝而为痰；血随气涌，自然咳吐。理宜疏肝保肺，涵养心脾。虽有补剂，未可骤施。姑拟黑逍遥，以开其先，复用归肺固金以继其后。不揣固陋，俟高明裁服。"

陪同的贾琏看了处方，问道："血势上冲，柴胡使的吗?"王大夫笑道："二爷但知柴胡是升提之品，为吐衄所忌。岂知用鳖血拌炒，且能培养肝阴，制遏邪火。所以《内经》说："通因通用，塞因塞用。"柴胡用鳖血拌炒，正是'假周勃以安刘'的法子"（注：周勃，汉高祖刘邦时的太尉。借用周勃的力量安定刘氏天下。比喻借用一种药性使另一种药性发生变化。柴胡用鳖血拌炒，正是"假周勃以安刘"的法子）。贾琏点头道："原来是这么的，这就是了。"

王大夫的脉案和这段话都很专业。既讲了黑逍遥散的功效，又讲了鳖血拌柴胡的用法。可见曹雪芹不仅是一位伟大的文学家，而且对中医药也有深厚的功底和造诣。

有人统计，《红楼梦》一书中，涉及中药 127 种，方剂 45 首。如我们熟知的人参养荣丸、独参汤、八珍益母丸、左归丸、右归丸、天王补心丹、黑逍遥散等等。还有我们不熟悉的冷香丸，其选材之讲究，炮制之严格，确实罕见。也许是清廷之御用药方，亦未可知。

肝气郁结，胸胁脘腹胀痛，可配香附、川芎、枳壳等理气活血药，如《景岳全书》的柴胡疏肝散（柴胡、芍药、陈皮、香附、川芎、枳壳、炙甘草）。该方也是利用柴胡来行疏肝解郁之功效。

柴胡入肝、胆经，肝经经脉布胸胁，上巅顶，胆经循侧身绕耳。肝胆经脉不通，会导致耳鸣耳聋。王清任《医林改错》的通气散（柴胡、香附、川芎）治肝郁气滞，耳聋不闻雷声，即用柴胡等三药，疏肝理气，开通气机，打开耳窍，治疗耳鸣耳聋。

柴胡用于疏肝解郁，宜用醋柴胡。醋既入肝经，尚有解郁止痛之效。剂量以中等量（8~10 克）为宜。

3. 气虚下陷。 如脱肛、子宫脱垂，以及短气倦乏等症。柴胡能升清阳之气而举陷。常配伍升麻，辅助黄芪、人参、白术等补气健脾药，如李东垣《脾胃论》的补中益气汤（黄芪、人参、白术、当归、橘皮、炙甘草、升麻、柴胡），主治脾胃气虚、中气下陷诸证。柴胡在补中益气汤中，其功用仍在疏肝。肝不克土，则土气才得以升腾。故陈士铎曰："补中益气汤之妙，全在用柴胡。盖气虚下陷，未有不气郁者也。"气郁得舒，黄芪、人参等补气健脾药，才能发挥升阳举陷之作用。

附：银柴胡

中药银柴胡为石竹科多年草本植物银柴胡的根，产于我国西北地区及内蒙古、华北等地。主要来源野生，近年来宁夏等地，已有栽种。

性微寒，味甘。归肝、胃经。退虚热，清疳热。常用于阴虚发热，劳热骨蒸、盗汗等证。银柴胡退热而不伤胃；味苦而不伤津，是退虚热之上品。治肺肾阴虚，常与青蒿、鳖甲、地骨皮等药配伍，如《证治准绳》的清骨散（银柴胡、地骨皮、青蒿、胡黄连、知母、秦艽、鳖甲、甘草），可治虚劳骨蒸，或低热久久不退。治疗骨蒸潮热，肌肤甲错，银柴胡配鳖甲，方名银甲散，出自清代周魁（杓元）《温症指归》，方中用银柴胡二钱、鳖甲三钱。二药配伍，妙在鳖甲能助银柴胡清虚热之力深入骨髓，银柴胡又能助鳖甲透虚热而外出，二者可谓绝配。

也可用于小儿疳积发热，小儿由于饮食积滞或肠中虫积日久，损伤脾胃，而致肌肤甲错，身体瘦弱，纳呆便溏，腹部膨大，毛发干枯，或作腹痛之证。常与白术、党参、使君子、胡黄连、栀子等药配伍治疗。

银柴胡始见于清代赵学敏《本草纲目拾遗》。在此之前，未见关于银柴胡的记述。宋代时，有的医家曾把陕西银州的银柴胡误认为是柴胡，所以才有了这样一个名称。

其实银柴胡和柴胡是完全不同的两种药。现简单将二者比较于下：柴胡有升散之性，为透表散热之品。偏治外感发热或邪在少阳之半表半里

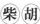

证，并有疏肝解郁，升阳举陷之功用，用于治疗肝气郁结及阳气下陷之证。

　　银柴胡无升散之性，是一味退虚热的常用药，既能退有汗骨蒸，又能清泄肺热，主治骨蒸潮热，小儿疳热等证。

知母

中药知母为百合科多年生草本植物知母的根茎。

知母的名字很多，仅《本经》就有蚳（chí）母、连母、野蓼（liǎo）、地参、水参、水浚（jùn）、货母、蝭（chí）母之多。之外，《尔雅》曰荨（tán）、莐藩（chén fán）；《别录》曰苦心、儿草。其他还有水须、穿山龙、蒜瓣子草、羊胡子草等名称。

处方用名：知母、肥知母、知母肉、炒知母、盐知母等。

除去须根而带皮的干燥根茎，称毛知母；除去外皮者名光知母或知母肉。

此物为何取名知母？李时珍解释曰："宿根之旁，初生子根，状如蚳蝱。故谓之蚳母。讹为知母、蝭母也。"蚳是天娥科昆虫的幼虫。知母的子根，生于宿根之旁，形状很像蚳之依附于其母体。又因为蚳、知之读音相近，便讹传为"知母"。

知母的产地，以河北、山西及广东等地为主。其中河北易县、涞源是知母的传统地道药材产地。易县知母又被誉为"西陵知母"，因为易县城西的永宁山下，是清西陵所在地，自雍正起四位清朝皇帝的陵寝均在此地。易县是因易水流经县城而得名。说到易水，自然想到荆轲刺秦王，"风萧萧兮易水寒，壮士一去兮不复还"的悲壮战国故事。唐初四杰之一的骆宾王曾有诗感叹曰："此地别燕丹，壮士发冲冠。昔日人已没，今日水犹寒。"

易水，除了曾经发生过许许多多的历史故事以外，还与中医学术的发展有着很深的渊源。我国金元时期，北方战乱频仍，人民饥寒交迫，惊惧苦熬，内伤病很多。易县张元素（字洁古）在研究和总结《内经》《难经》《中藏经》及《千金方》《小儿药证直诀》等脏腑辨证理论和脏腑用药的基础上，结合自己实践经验创立了以寒热虚实为纲的脏腑辨证体系，成为"易水学派"的奠基人，著有《医学启源》《脏腑标本寒热虚实用药式》《洁古珍珠囊》等书。他还针对当时很多医生执泥于古方治病的习俗，提出"运气不齐、古今异轨，古方今病不相能也"的创新主张，从临床实际出发，师古而不泥古。他的弟子和私淑者众多，最主要的医家有李杲，字明之，晚号东垣老人，金代河北真定人，从学于张元素，在张元素脏腑辩论理论的启发下，探讨脾胃内伤病机，总结出"脾胃内伤，百病由生"的理论。提出益气升阳，甘温除热的治疗大法，制定出"补中益气汤""升阳益胃汤"等名方，著有《脾胃论》《内外伤辨惑论》《兰室秘藏》等著作。被后世称为"补土学派"的代表，"易水学派"的中坚，为金元医学四大家（刘完素、张从正、李东垣、朱丹溪）之一。他的弟子王好古、罗天益等，医学造诣都很高。张元素、李杲、王好古、罗天益等师承授受，形成了完整的"易水学派"，对后世影响非常深远。

知母性寒，味苦、甘，归肺、胃、肾经。清热泻火、滋阴润燥。李时珍曰："知母之辛苦寒凉，下则润肾燥而滋阴，上则清肺金而泻火，乃二经气分药也。"李杲："知母泻无根之肾火，疗有汗之骨蒸，止虚劳之热，滋化源之阴。"常用量：6～12克，性寒质滑，能滑肠，故脾虚便溏者不宜服用。

【临床应用】

1. 温热病。可用于邪热亢盛，壮热、烦渴、脉洪大的阳明经热症，或温病邪在气分。知母苦寒，有清热泻火除烦的作用，既能清肺热，又能清胃火，常配石膏，二药有协同效果，能增强石膏的清热泻火作用，如《伤寒论》的白虎汤（石膏、知母、粳米、甘草）。

石膏与知母均清胃热，但石膏清胃，走而不守，偏于发散，入肺经，有清宣肺热之效；知母清胃，守而不走，偏于润燥，且入肾经，有滋阴降火之功。

2. 肺热咳嗽或阴虚燥咳。知母清泻肺火，滋阴润肺，常与贝母同用，清肺化痰止咳，如明代吴昆《医方考》的二母散（知母、贝母），可治肺热咳嗽，或阴虚燥咳痰稠者。亦可用明代龚信纂辑的《古今医鉴》二母宁嗽丸（川贝母、知母、石膏、栀子、桑白皮、茯苓、瓜蒌仁、陈皮、枳实、炙甘草、五味子），本方清肺润燥，化痰止咳，用于燥热蕴肺所致的咳嗽，痰黄而黏，不易咳出，胸闷气短，久咳不止，声哑喉痛等症。

3. 阴虚火旺，肺肾阴亏。知母滋肾阴，润肾燥而退骨蒸，可治骨蒸潮热、盗汗、心烦等症，有滋阴降火功效，常与黄柏配伍，相须为用，大有金水相生之妙，降金生水，所以滋阴；益水养阴，所以息火，常配入养阴药中以加强滋阴降火之效，如明代秦景明《症因脉治》知柏地黄丸（知母、黄柏、熟地黄、山萸肉、山药、牡丹皮、茯苓）。

4. 阴虚消渴。知母有滋阴润燥、生津止渴功效，可治阴虚消渴之口渴、饮多、尿多等症，常与葛根、天花粉、五味子等配伍，如张锡纯《医学衷中参西录》的玉液汤（生黄芪、葛根、知母、天花粉、生山药、生鸡内金、五味子）。

5. 肠燥便秘。知母滋阴润燥，入肺经与大肠为表里，故可用于肠燥便秘，常与生首乌、当归、麻仁等养血润肠药同用。

芩、萍、蒿

　　芩，唇形科多年生草本植物。因其色黄，而称"黄芩"。《康熙字典》里"荂"字和"芩"字放在一起，两个字的读音和意义都相同，可以说是异体字。芩是一种古老的植物。人们很早就知道，它和"苹""蒿"一样，既可食用也可药用。《诗经·小雅·鹿鸣》里就讲："呦呦鹿鸣，食野之苹。我有嘉宾，鼓瑟吹笙。吹笙鼓簧，承筐是将。人之好我，示我周行。呦呦鹿鸣，食野之蒿。我有嘉宾，德音孔昭。视民不恌，君子是则是效。我有旨酒，嘉宾式燕以敖。呦呦鹿鸣，食野之芩。我有嘉宾，鼓瑟鼓琴。鼓瑟鼓琴，和乐且湛。我有旨酒，以燕乐嘉宾之心。"这是一首宴饮诗，是西周君王宴请群臣宾客时所唱的歌，歌声中充溢着欢快的气氛。

　　诗中，"苹"也是一种多年生草本植物。李时珍认为苹有水、旱两种，旱地生长的苹，有毒不可食。水边生长的苹，可作饮料及药用。"苹""萍"这两个字又是通假字。唐朝王勃《滕王阁序》中"萍水相逢，尽是他乡之客"中的萍，就是指这种苹。中药里，我们称其为"浮萍"，是一味辛凉解表药，有发汗解表、消肿止痒、祛风透疹、利水等功效。作为辛凉解表药，常用于外感风热，发热无汗之证，可配伍荆芥、薄荷、连翘等疏散风热之品。亦可用于温疫证烦躁无汗或烦热不得卧等证。如清代刘奎《松峰说疫》的浮萍黄芩汤（浮萍、黄芩、杏仁、甘草、生姜、大枣），可治温疫身痛、脉紧、烦躁、无汗等症。或清代黄元御《四圣悬枢》的浮萍葛根汤（浮萍、葛根、石膏、玄参、甘草、生姜）可治温疫阳明经证，目痛鼻干、烦热不卧者。

借其发散之性，也常用于麻疹透发不畅，常与西河柳、牛蒡子、紫草、羚羊角等配伍。如小儿羚羊散（紫草、连翘、牛蒡子、浮萍、赤芍、西河柳、牛黄、黄连、天竺黄、羚羊角、金银花、葛根、川贝、水牛角、朱砂、甘草、冰片），该方用于麻疹隐伏，肺炎高热、嗜睡、咳嗽喘促、咽喉肿痛。还可与牛蒡子、薄荷、蝉蜕等配伍治疗风热瘾疹、皮肤瘙痒，内服或煎汤外洗均可。浮萍发汗利水，有助于消散水肿，故可用于水肿而兼表证者。

青蒿

《小雅·鹿鸣》中"呦呦鹿鸣，食野之蒿"中的这个蒿，就是"青蒿"。青蒿是一年生菊科植物。2015年诺贝尔生理学和医学奖颁发给了中国女药学家屠呦呦，以奖励她和她的科研团队在抗疟药青蒿素研究中作出的伟大贡献。

屠呦呦的父亲给她取名"呦呦"，就是取自《诗经·小雅·鹿鸣》。"呦呦，声之和也"（朱熹语），有和协、和顺之意。希望女儿呦呦会和诗中"食野之蒿"的"蒿"联系，而作出如此大的成就吧！这难道仅仅是一种巧合？抑或是冥冥中的天意呢！

青蒿素是从中药青蒿中研发出来的。青蒿治疟，我国古代医书早有记载。如公元前340年，东晋人葛洪的《肘后备急方》中，就有青蒿退疟疾寒热的描述。明朝李时珍《本草纲目》也明确指出青蒿能治"疟疾寒热"。

青蒿除可"截疟"之外，临床上也是一味清虚热的中药。性寒，味苦、辛，归肝、胆、肾经。有退虚热、凉血、解暑、截疟之功效。

【临床应用】

1. 疟疾寒热。《肘后方》治疟疾寒热，单用大剂量新鲜青蒿，加水捣汁服而不加热煎煮。屠呦呦在低沸点实验中，成功提取有100%抗疟效果的青蒿素，也是否受此启发？无独有偶，元代医书《仁存孙氏治病活法秘方》载有"止疟方"，即以青蒿配桂心，作散剂服用，也不煎煮。

青蒿截疟解热，又能清暑，故疟疾而兼感受暑湿者，尤为常用。如清代名医俞根初《重订通俗伤寒论》的蒿芩清胆汤（青蒿脑（将青蒿经蒸馏、升华、冷凝等步骤得到的晶体状物质）、淡竹茹、仙半夏、赤茯苓、青子芩、生枳壳、陈广皮、碧玉散），即是治疗肝胆湿热痰浊证的方剂。其症可见寒热如疟、寒轻热重、口苦膈闷、吐酸苦水，或呕吐黄涎而黏，甚则干呕呃逆，胸胁胀痛等。

2. 温热病后期。温热邪气入于阴分，现夜热早凉，热退无汗；或温热病后低热不退。青蒿清热凉血，常与鳖甲、牡丹皮等药同用。如《温病条辨》青蒿鳖甲汤（青蒿、鳖甲、生地黄、牡丹皮、知母）。

3. 阴虚发热。症见骨蒸劳瘵、日晡潮热、五心烦热、夜间盗汗等。青蒿擅退虚热，常与秦艽、鳖甲、知母等同用。如元代罗天益《卫生宝鉴》的秦艽鳖甲散（秦艽、青蒿、鳖甲、知母、地骨皮、柴胡、当归、乌梅），或用明代王肯堂《证治准绳》清骨散（银柴胡、胡黄连、秦艽、鳖甲、地骨皮、青蒿、知母、甘草）两方同中有异，同为治疗阴虚发热、骨蒸劳瘵的主要方剂，而秦艽鳖甲散重用柴胡，尚有和解祛风之功效。

4. 暑热外感。青蒿有清热解暑功效，常与绿豆、西瓜翠衣、荷叶等配伍，方如近代沈麟《温热经解》的清暑饮（青蒿露、六一散、荷叶、西瓜翠衣、绿豆皮、银花露、丝瓜皮、淡竹叶、扁豆衣），治夏令外感风热，身热汗出者。此外，小儿暑热，见发热，小便不利者，可用青蒿配伍车前子（或草），有清暑热利暑湿之功效，二药若有新鲜者更好。

黄芩

李时珍对黄芩的评价很高。《本草纲目》黄芩篇中有这样一段记述：

"予年二十时（李时珍23岁始从父学医）因感冒咳嗽既久，且犯戒。遂病骨蒸发热，肤如火燎，每日吐痰碗许，暑月烦渴，寝食几废。六脉浮洪。遍服柴胡、麦门冬、荆沥诸药，月余益剧，皆以为必死矣。先君（李时珍父李言闻，当时名医）偶思李东垣治肺热如火，遂按方用片芩一两，水二钟，煎一钟，顿服。次日身热尽退，而痰嗽皆愈。药中肯綮（綮音气，肯綮：要害、关键之处）如鼓应桴，医中之妙，有如此哉。"所以只要药病相投，便能效如桴鼓。

中药黄芩，唇形科多年生草本植物黄芩的根。河北是野生黄芩的主要产地，分布于燕山、太行山和坝上地区。尤其是承德市燕山一带的丘陵山地生产的黄芩，以质量优良闻名于世，被称为"热河黄芩"。此外，山西省、内蒙古自治区、东北省也都是野生黄芩的主要产地，人工栽培的黄芩，主要有山东、山西、陕西、甘肃四大产区。

黄芩的别名很多，就其主要的，介绍于下：按照黄芩的生长年限分枯芩和子芩两种。枯芩是指生长时间长，一般在三年以上者，其根之内部腐烂变黑，故称枯芩，也称宿芩，片芩；子芩生长年限较短，一般在三年以内的新根，或是枯芩的支根，内部坚实，也称条芩。枯芩因根之内部腐烂变黑，《神农本草经》便称其为"腐肠"。《名医别录》又称其为"空肠""内虚"。妒妇心黑，故《吴普本草》名之曰"妒妇"。子芩的别名也很多，如《唐本草》称其为"独（即豚的异体字，小猪）尾芩""鼠尾芩"等等。

此外，民间还有元芩、土金茶根、山茶根等别称。

处方用名：黄芩、淡黄芩、子芩、条芩、枯芩、炒黄芩、酒芩、黄芩炭。黄芩毕竟为苦寒之品，有残害生气之弊，脾胃虚寒、食少、便溏者忌用。常用量：3~10克，煎服或入丸散。

【临床应用】

1. 湿热病证。黄芩苦寒，燥湿泄热，并能解毒。治疗湿热病证，是其最主要的功用。明代缪希雍《本草经疏》即言："黄芩，其性清肃，所以除邪；味苦所以燥湿；阴寒所以胜热，故主诸热。诸热者，邪热与湿热也。黄疸、肠癖、泄痢，皆湿热胜之病也。折其本，则诸病自瘳。"黄芩也有天然"抗生素"之称。

治疗湿热病，黄芩常与清热利湿药配伍。如《温病条辨》的丹露消毒丹（滑石、黄芩、茵陈、石菖蒲、川贝母、木通、藿香、射干、连翘、薄荷、白蔻仁），可治湿热时疫，邪在气分，湿热并重之证。方中即以黄芩为主药，既清热燥湿，又泻火解毒。

治湿温病，邪在中焦，发热、身痛、胸闷，汗出热解，继而复热；渴不多饮，或不渴等症，常配伍滑石、通草、白蔻仁等渗利化湿药。如《温病条辨》的黄芩滑石汤（黄芩、滑石、通草、白蔻仁、茯苓皮、猪苓、大腹皮）。

黄芩有清利肝胆之功效，故可用作治疗湿热黄疸之辅药，常配茵陈、栀子等药，清利湿热以退黄。

肠胃湿热所致泻泄，除需清热燥湿、泻火解毒之外，尤需芳香化湿，理气通降之药为辅。故常配伍黄连、白头翁、苍术、厚朴、藿香、佩兰之属。

另外，治痢之功，刘河间曰："调气则后重自除，行血则便脓自愈。"故治痢常用木香、白芍等药。张元素也主张"下痢脓血稠黏，腹痛后重，身热久不可者，黄芩与芍药、甘草同用。"所以黄芩是一味治痢要药。黄芩与芍药配伍，一清一敛，相互制约，共奏清热止痢、和中止痛之功。

治痢亦有禁忌：忌过早补涩；忌峻下攻伐；忌分利小便。

治下焦湿热，小便涩痛：黄芩常配生地黄、木通。如宋代许叔微《普济本事方》的火府丹（黄芩、生地黄、木通），该方治心经蕴热，移热小肠、小便赤少，五淋涩痛。《本草纲目》记载："昔有人素来多酒饮，病小腹绞痛不可忍，小便如淋，诸药不效，偶用黄芩，木通，甘草三味煎汤，遂止。"

另：《千金翼方》以四两黄芩，细切，以水五升，煮取二升，分三服，治淋及下血。

黄芩治痈肿疮毒，常配连翘、白芷、栀子等药。如清代景东旸（shì）《嵩崖尊生》的加味清凉饮（连翘、赤芍、羌活、当归、防风、栀子、荆芥、白芷、黄芩、甘草）。

黄芩清气分实热，而且有退热功用。常与栀子、黄连、石膏等清热解毒药为伍。如《伤寒论》的石膏黄连黄芩甘草汤（石膏、黄连、黄芩、甘草）和小柴胡加黄连牡丹皮汤（柴胡、黄芩、人参、栝楼根、黄连、牡丹皮、甘草、生姜、大枣）。前者治冬温，后者治春温。

黄芩入肝胆，清少阳之邪。配柴胡，如《伤寒论》小柴胡汤（柴胡、黄芩、半夏、人参、甘草、生姜、大枣）和解少阳，治寒热往来。

2. 肺热咳嗽。黄芩入肺经，清肺热。朱丹溪的"清金丸"即以一味黄芩，为末蜜丸，"泻肺火，降膈上热痰"。张洁古的"小黄丸"以黄芩配半夏、天南星，治热痰咳嗽。《医方考》的清气化痰汤（陈皮、杏仁、枳实、黄芩、瓜蒌仁、茯苓、胆南星、制半夏）治痰热咳嗽，症见咳嗽气喘，咯痰黄稠，胸膈痞闷，舌红苔黄腻，脉滑数等症。方中黄芩，以其苦寒清泻肺火之力，助胆南星降痰之功。正所谓"治痰必降其火"。此外，中成药"清气化痰丸""清肺抑火丸""复方鲜竹沥液"等，均治肺热咳嗽，咯痰黄稠之证，亦多配伍黄芩。

3. 内热亢盛、迫血妄行所致的各种出血。黄芩清热而止血。单用黄芩炭即有止血之效。宋代《太平圣惠方》的黄芩散，即一味黄芩为末调服"治吐血衄血"。许叔微也单用一味黄芩为细末，治崩中下血。清代名医张璐《本草逢原》中也记载"古方有一味子芩丸，治女人血热，经水暴下不止者，效"。

另：明代薛己《校注妇人良方》的防风黄芩丸，以防风、黄芩各等份，酒糊为丸。治妇女妊娠肝经风热、崩漏、便血、尿血。方中黄芩清热于里，防风疏风于外，二药相合，使风热两解，经肪清和，出血得愈，胎孕得安。

南宋严用和《重订严氏济生方》的茜根散（茜草根、黄芩、阿胶、侧柏叶、生地黄、甘草）方中亦以黄芩清热止血，配茜草、生地黄、阿胶等，共奏滋阴凉血，止血养血功效，是治疗衄血的名方。

《局方》的槐角丸（槐花、地榆、黄芩、枳壳、当归、防风）以黄芩配槐角、地榆、枳壳等药，是治疗大肠风热湿毒，肠风下血的常用方剂。

4. 胎热不安。黄芩有清热安胎功效，常与白术配伍。朱丹溪曰："黄芩、白术乃安胎圣药。俗以黄芩为寒而不用。盖不知，胎孕宜清热凉血。血不妄行，乃能养胎。黄芩乃上、中二焦药，能降火下行。白术能补脾也。"

气血虚弱而致胎动不安，或屡有堕胎、滑胎者，常配白术、砂仁、糯米等清热养胃，补脾安胎。如明代徐春甫《古今医统大全》的泰山盘石散（人参、黄芪、白术、炙甘草、当归、川芎、白芍、熟地黄、续断、糯米、黄芩、砂仁）。

若虚热扰胎，胎元不固，妊娠小便不利，宜用《金匮要略》的当归散（白术、当归、芍药、川芎、黄芩）。方中黄芩清热凉血，血宁则胎自安。

历代医家运用黄芩，多有心得。如金代张洁古用黄芩配白芷治眉眶作痛；李时珍说黄芩"得酒，上行。得猪胆汁，除肝胆火。得柴胡，退寒热。得芍药，治下痢，得桑白皮，泻肺火。得白术，安胎"。《丹溪纂要》的三补丸用黄芩、黄连、黄柏三味苦寒药，"治上焦积热，泻五脏之火"，祛邪即所以扶正，故曰"三补丸"。这些全是可贵的经验之谈。

此外，枯芩体轻上浮，多用于肺热及上焦湿热。酒炒，亦助其上行之势；子芩体重主降，多用于清除中、下焦实热或湿热，清肠胃火邪，亦治泻痢、血痢等证。清热多生用，安胎多炒制，止血多炒或炒炭用。

黄连

中药黄连为毛茛科多年生草本植物黄连、三角叶黄连或云连的根茎、根须及叶。

植物黄连的干燥根茎，中药称为"味连"；植物三角叶黄连的干燥根茎，中药称为"雅连"；植物云连的干燥根茎，中药称为"云连"。

味连多分枝，聚集成蔟，形如鸡爪，表面粗糙，故又称"鸡爪连""鹰爪连""尾连"。味连主产于四川，尤以石柱县，是著名的味连原产地。所产味连根条肥壮，肉色红黄，质地坚实，过去多为朝廷贡品。石柱县黄水镇，有个"药用植物园"，是以"药"为主题的植物园，也是以黄连苦文化和土家族风情为一体的多功能生态旅游景点。

雅连多单枝，略呈圆柱形，粗壮无须根，形如蚕状者为佳品。主产于四川洪雅县及峨嵋一带，故名"雅连"或"峨嵋连"。

洪雅县地处西南边陲，多民族聚居之地。境内以山地丘陵为主，"七山二水一分田"是对洪雅县地貌的描述。中草药种类达 2000 余种，常用中草药有 280 多种，其中以杜仲、黄连、厚朴、山药等种植规模较大。野生动物约 400 余种，是国家一类保护动物大熊猫、扭角羚、金钱豹等的生息之地。森林覆盖率达 70％ 左右，有"绿海明珠"之称，是国家中医药养生及抗衰老产业示范基地，谚语有"要想身体好，常往洪雅跑"。洪雅还有所谓"十雅"，历史悠久，闻名遐迩。这十雅分别是：雅女，洪雅姑娘，身姿若柳，秀发如瀑，皓齿明眸，一颦一笑，含羞带娇，清纯秀雅；雅鱼，又称嘉鱼，巨口细鳞，肉质肥嫩鲜美，席上嘉珍，曾为贡品，西晋左思《蜀都赋》中有"嘉鱼出丙穴"之语，丙穴就位于洪雅县西南七十七公里处；雅连，洪雅所产雅连，尤以瓦屋山高庙所产最为正宗，质量上乘，享誉中外，素有"雅连之乡"的称谓；雅笋，洪雅有楠竹、苦竹、冷竹、麻竹等20多个品种的竹子，大量鲜笋被加工成"芽儿笋""摇尖笋"，成为席上山珍；雅茶，洪雅有1200多年产茶历史，其中"道泉"有机茶远销中外；雅杉，洪雅林木品种繁多，而以雅杉最佳，树身笔直端正，木质坚硬，树心红润，芳香浓郁，耐腐防蛀，明嘉靖三十六年修皇宫三大殿采用雅杉，雅杉之名遂播扬京城；雅石，洪雅石材用于桥梁建筑，其形、质、色、纹俱佳。且抗风化，保存恒久，县内多处汉唐石刻石碑至今保存完好；雅纸，洪雅青衣江畔之"龙须草"为雅纸主要原料，启功、刘海粟、李可染、黄苗子、黄胄等书画名家，均曾高度评价雅纸，为国画纸品中之上品；雅牛，洪雅水牛，以其体壮腰圆，耐力强，役期长而闻名于世；雅猪，又名雅河猪，皮薄肉瘦，易饲养，洪雅是中国瘦肉型猪商品基地之一。

味连和雅连，均主产于四川，故均称"川连"。

云连是云南黄连的干燥根茎，色质黄，多为单枝，形弯曲呈钩状，粗壮坚实，断面红黄者佳。主产于德钦、福贡、碧江、腾冲等地。明代兰茂《滇南本草》曰："滇连，一名云连……功效胜川黄连百倍。"云连因此而得名，历代医家喜用之云南名药。

野生黄连生长在一千至两千米的山地密林或山谷阴凉处，采撷相当不易。《峨嵋县志·物产》记载："黄连产于山岩人所罕见之处，采者必以藤系腰，悬于岩上，自为升降，以采觅之，然亦不能多得。"因其采撷不易，故早在600多年前，民间就开始人工栽培。但旧的栽培方式需搭棚遮荫，栽一亩黄连需十几立方米木材，需砍伐三亩森林，对森林的破坏、水土的流失，损失极其严重。中国医学科学研究院药物研究所徐锦堂教授经过十几年的努力，于1958年创造出一套"栽培黄连的玉米叶造林遮荫技术"，既提高了产量，又节约了木材，保护了森林。这种技术的原创地在四川利川县，2003年该地药农自发为徐锦堂塑像，以资纪念，并奉为"黄连之圣"。

此外，徐锦堂还在天麻、猪苓的栽培上做出了重大贡献。陕西勉县张家河群众也自发集资，为徐锦堂雕塑了五米多高的汉白玉雕像，并命名为"天麻之父"。

除以上提到的川连、味连、雅连、云连、鸡爪连、鹰爪连之外，《本经》称"王连"，《药性》（清·汪绂（fú）辑著）称为"支连"。此外，依炮制方法不同，还有姜黄连、吴茱萸黄连、酒连等。

黄连味苦，尽人皆知，恐怕是数千种中药里最苦的一味，而黄连的苦也是最纯正的。唯其苦，才能燥湿解毒，称其为良药。《孔子家语》就将其与"忠言"类比，有"良药苦口而利于病，忠言逆耳而利于心"之格言。

南北朝时著名的文学家江淹，似乎也喜欢黄连。在他的《草本颂十五首》中，就有一首"黄连颂"，"黄连上草，丹砂之次，御孽辟妖，长灵久视。骖龙行天，驯马匝地。鸿飞以仪，顺道则利。"说到江淹，就自然想到关于他的一个成语"江郎才尽"。江淹少时孤贫，六岁能诗，十三岁丧父，曾采薪养母。二十岁步入仕途，亦不得志，而其词赋文章，确如妙笔生花，早年即成为一代骈文大家，《恨赋》《别赋》是其代表作。中年之后，官至光禄卿，仕途比较顺遂得意，文章却再无佳句。据《诗品》（南朝·梁·钟嵘）记载：江淹到宣城（安徽东南部城市）游玩时，宿于冶亭。梦一美丈夫，自称郭璞（东晋文学家）谓淹曰："我有笔在卿处多年矣，可以见还！"淹探怀中，得五色笔以授之。尔后为诗，不复成语。《南史·江淹传》也有相似的记载，后即以"江郎才尽"比喻才情文思衰退。还有一句成语"文通残锦"也是关于江淹的，江淹字文通，据《南史·江淹传》载：江淹晚年梦见西晋文学家张协对他说，"前以一匹锦相寄，今可见还！"江淹把几尺残锦奉还，张大怒曰："那得割截都尽。"江淹的文才从此大不如前。这个故事，也称为"索锦"。

富贵安逸的生活，使江淹才思减退，芜词拙笔，再也写不出以前贫困时的好词赋来。其实这不单是江淹一人如此，纵观历代旷世之作，哪一篇不是作者在贫困潦倒的境遇中写就。正如司马迁在《报任安书》中所写："文王拘而演《周易》（周文王姬昌被纣王关押在羑里）；仲尼（孔子）厄而作《春秋》；屈原放逐，乃赋《离骚》；左丘失明，厥有《国语》；孙子（孙膑）膑脚（受了膑刑，挖了膝盖骨），《兵法》修列；不韦（吕不韦）迁蜀（被秦王政免职，并迁徙到蜀地），世传《吕览》（《吕氏春秋》）；韩非囚秦，《说难》《孤愤》"。就连司马迁自己，也是因李陵案牵连，而被宫刑，悲愤之余，才写就了不朽的史书《史记》。不仅如此，再如曹雪芹家道中落，才写出《红楼梦》；蒲松龄屡试不第，仕途无望，才有《聊斋志异》。历代医家，亦大有人泮无门而成良医者，李时珍便是其中一人。李时珍，字东璧，号濒湖，明晚期湖北蕲春人，14岁中秀才，之后三次赴武昌应试举子，均不第。不为良相，便为良医，从父学医，终成伟大的医学家、药物学家。

【临床应用】

黄连苦寒辛燥。归心、肝、胃、大肠经。苦味入心，燥可祛湿，寒可泻火。故黄连功能清热燥湿、泻火解毒。黄连大苦大寒，过量或服用较久，易伤脾胃。凡胃寒呕吐、脾虚泄泻者，均忌。常用量为2～10克。

1. 热病，热盛火炽，壮热烦躁，甚而神昏谵语等症。黄连以泻心经实火见长，多与黄芩、栀子等配伍，如《外台秘要》引崔氏方黄连解毒汤（黄连、黄芩、黄柏、栀子），该方泻火解毒，主治三焦火毒，大热烦躁、口燥咽干，错语不眠；或热病吐血衄血；或热盛发斑；或身热下利；或湿热黄疸；或外科痈疡疔毒，小便黄赤，舌红苔黄，脉数有力等症。方中黄连为君，黄芩为臣，黄柏为佐，栀子为使。四药合用，苦寒直折，火邪去而热毒解，诸证可愈。

黄连泻心火，解热毒。还适用于心火亢盛，烦躁不眠及迫血妄行所致的吐血、衄血等症，常与黄芩、阿胶等同用，如《伤寒论》的黄连阿胶汤（黄连、黄芩、白芍、阿胶、鸡子黄），该方有育阴清热、滋阴降火、安神功效。

2. 肠胃湿热。

（1）腹泻：黄连味苦而寒，苦能燥湿，寒可祛热。又入胃及大肠，故可治湿热泄泻，如《局方》的戊己丸（黄连、吴茱萸、白芍），三药共为细末，面糊为丸，如梧桐子大。治脾受湿气，泄利不止，米谷迟化，脐腹刺痛，亦治小儿疳积。所谓戊己者，天干第五位戊为胃土，第六位己土。本方善于泄肝，使木不克土，戊己自安，故以命名。

清代医家，温病四大家之一的王孟英所著《霍乱论》，载有连朴饮（黄连、厚朴、豆豉、栀子、石菖蒲、半夏、芦根），此方清热化湿，理气和中，治疗湿热霍乱，上吐下泻，胸脘痞闷，心烦躁扰，小便短赤，舌苔黄腻，脉滑数等。方中黄连清热燥湿，厚朴行气化湿，辛开苦降，去中焦湿热，共为君药。石菖蒲芳香化湿，半夏降逆燥湿，栀子、豆豉清宣胸脘之郁热，芦根清热和胃，除烦止呕。诸药合用，清热化湿，理气和中，清升浊降，湿热去，脾胃和，吐泻止。现在常用此方治疗急性肠胃炎之上吐下泻。

宋王衮（yǎn）的《博济方》神圣香黄散，以宣连（四川宣汉县所产黄连，形如鸡爪，又名鸡爪连）一两，生姜四两，同以文火炒至姜脆，各自栋出为末。水泻，用姜末；脾泻，用连末。每服二钱，空心白汤下。

古人亦有单用黄连治疗腹泻者，如明代吴球《活人心统》以川连二两为末，大蒜捣和为丸，如梧桐子大，每服五十丸，白汤下。治食积腹泻，亦可治痢。

（2）痢疾：金元时期名医刘完素曾说："古方以黄连为治痢之最。盖治痢惟宜辛苦寒药，辛能发散开通郁结，苦能燥湿，寒能胜热，使气宣平而已。诸苦寒药多泄。唯黄连、黄柏性冷而燥，能降火去湿，而止泻痢，故治痢以之为君。"明代缪希雍《先醒斋医学广笔记》的滞下如金丸（滞下即痢疾）即用真川连不拘斤两，真姜汁浸，隔土如法炒九次，为细末，姜汁和水打丸，如梧桐子大。每剂4钱（约12克），主治痢疾腹痛，里急后重，便下赤白。

湿热痢疾，黄连常配木香，黄连清热燥湿，解毒止痢；木香调中宣滞，行气止痛，增强黄连清热燥湿，行气化滞的功效，而除里急后重，如唐代李绛（深之）《兵部手集方》（因李绛曾任兵部尚书，故名）即载有一治痢名方"香连丸"：黄连（与吴茱萸同炒，去吴茱萸），木香。二者比例4:1，蜜丸。

痢疾以湿热致病者多，但亦有因寒湿为病者，香连丸即非所宜。宜胃苓汤、理中汤之类方剂加减治疗。清朝袁枚（子才），一年秋天患痢疾，服香连丸而愈。翌年秋又患痢，仍服香连丸，不愈反剧，泻痢更甚。询医方知前年所患者湿热痢，今秋所患寒湿痢，病状虽同，而病因不一，治当有异，这便是"同病异治"的道理。为此，他还写了一首"服药有悟"的诗："前秋抱腹疾，香连一服佳。今秋腹疾同，香连乃为灾。方知内患殊，不可一例该。天机本活泼，刻舟求剑乖。"

若痢久不愈，必伤阴血，症见洞痢滑肠，下痢赤白如鱼脑，日夜无度，腹痛不可忍。治当滋阴止痢并举，可用《千金方》的驻车丸（黄连、炮姜、当归、阿胶），方中仍以黄连清热燥湿止痢，阿胶滋阴养血，当归养血活血，干姜温中散寒，四药合用，共奏燥湿止痢，滋阴养血之功效。

（3）呕吐：《素问·病机十九条》云："诸逆冲上，皆属于火。"由肝火胃火所致之呕吐，配伍吴茱萸，即《丹溪心法》的左金丸（姜汁炒黄连，盐水泡吴茱萸，6:1合成），该方主治肝火犯胃、脘胁疼痛、口苦嘈杂，呕吐酸水，不喜热饮。方用黄连泻心火、火不刑金，肺金旺则能平肝，肝火平则不犯胃，胃气得降，呕吐止而诸证得愈。故吴鹤皋《医方考》曰："左金者，黄连泻去心火，则肺金无畏，得以行金令于左以平肝，故曰左金。"左金丸，又名"回令丸"，有得胜回营交令之意。

国医大师张志远在左金丸中加入占黄连六分之一的绿茶粉末，治疗肠炎热泻、结肠炎及下痢脓血，疗效更佳。

清代薛生白《湿热病篇》载："湿热证，呕恶不止，昼夜不瘥欲死者，肺胃不和，胃热移肺，肺不受邪也，宜用川连三四分，苏叶二三分，两味煎汤，下即止。"薛氏只列药物，未出方名，后世名曰"苏连饮"。方中苏叶入肺宣表而畅气机；黄连清热泻火而降逆气。苏叶味辛，黄连味苦，有辛开苦降之意，用量小，又符合"治上焦如羽，非轻不举"之旨。苏叶有安胎之功，黄连小剂量，尚有健胃之效，故临床用此方治妊娠恶阻，有止呕开胃之功用。服法宜煎汤温服，慢慢呷啜。

3. 目疾。李时珍曰："黄连治目及痢为要药。"黄连苦寒，又入肝经，肝开窍于目，故黄连被誉为治目之仙药，专治火热上炎之目赤肿痛，内服外洗均宜。唯其太过寒凉，若配麻黄，既能缓解黄连之寒，又可载药上行，使药力速达双目。李时珍称麻黄能"散目赤肿痛"，有人称黄连配麻黄为治目之妙对。

又，宋代苏颂《本草图经》曰："又治目疾，用黄连多矣。而羊肝丸尤奇异。"其所载羊肝丸，即黄连末一大两，羊肝一具，去膜，同于砂盆内研极细，捻为丸，如梧桐子大，每服十四五丸，治诸目疾及障翳青盲（夜盲证）。该书还记载：有一名叫崔承元的官员，拯救了一名死囚，数年后，崔承元患内障失明，一次夜半独坐，听得房间有悉索之声，崔问："谁？"答曰："昔日承蒙您相救的囚犯，今特报恩至此。"于是把这张羊肝丸的方子献了出来。崔承元照方配制，不数月，双目复明，这张方子也就流传于世。

《本草图经》还有一张洗眼方：当归、芍药、黄连等份，切细。用雪水或甜水煎浓汁，乘热洗眼，冷后再加热擦洗。凡风毒赤目，或花翳等眼病皆可用之。又说："凡眼目之病，皆以血脉凝滞使然，故以行血药合黄连治之，血得热则行，故乘热洗之，用者无不神效。"

4. 痈肿疮毒疔毒内陷及耳目肿痛诸证。《素问·病机十九条》曰："诸痛痒疮，皆属于心。"黄连苦寒入心经，泻火解毒，为治外科痈肿疔疮之常用药，常配黄芩、栀子、连翘等药，如明代陈实功《外科正宗》的黄连解毒汤（黄连、黄芩、黄柏、栀子、连翘、牛蒡子、甘草、灯心草）。本方以苦寒药为主，主治疔毒攻心，症见内热口干，烦闷恍惚，脉实者。此方与《外台秘要》黄连解毒汤同名，是在《外台》方基础上又加连翘、牛蒡、灯心草、甘草组成。其中连翘清热解毒，为治疮圣药；牛蒡子疏散风热、解毒散肿；灯心草清心利水；甘草缓急止痛，调和诸药。治外科疮疡，又优于《外台》方。此方，研末或浸汁外用涂患处，亦可用于耳目肿痛。

对于胃中实火上炎，牙龈肿痛出血，口舌生疮等，可用《医宗金鉴》的清胃散（石膏、黄连、生地黄、牡丹皮、黄芩、升麻）。

付青山曾说，口舌生疮，大多心火郁热，宜用菖连饮（黄连二钱、菖蒲一钱）水煎服，往往一剂而愈。菖蒲为引心经之药，而开心窍，黄连善清心经之火，而祛热毒，所以奏功如响。

5. 胃火炽盛，消谷善饥，烦渴多饮之消渴证。关于消渴，最早提出其病因及好发人群的，是《素问·奇病论》，"此人必数食甘美而多肥也，肥者令人内热，甘者令人中满，故其气上浮，转为消渴"。到张仲景《金匮要略》时，已列专篇《消渴小便不利淋病脉证治第十三》论述消渴。

历代医家，主张"火"邪为消渴致病之主因，亦不乏其人。其中以张子和《儒门事亲》说得最为肯定，认为消渴当从火断："火在上者，善渴；火在中者，消谷善饥，火在上中者，善渴多饮而数溲；火在中下者，不渴而溲白液；火偏上中下者，饮多而溲数。"

而认为黄连善治消渴，除张子和外，还有不少医家，如陶弘景的《名医别录》，"黄连止消渴"；《本草经集注》曰："俗方多用黄连消痢及渴"；苏颂《新修本草》曰："黄连蜀道者粗大，味极浓苦，疗渴为最。"李时珍也说："治消渴者，用酒蒸黄连。"

黄连治消渴多与清热养阴生津之品配伍，如《太平圣惠方》的麦门冬散（黄连、麦冬、天花粉、赤茯苓、甘草为末，入黄丹研匀服），《圣济总录》的黄连牛乳丸（黄连、麦冬、地黄汁、葛根汁、牛乳为丸服），《丹溪心法》的消渴方［黄连、天花粉、生地黄、藕汁、人乳（或牛乳）、生姜汁、蜂蜜搅拌成膏状服］。

清代喻震的《古今医案按》"便浊"篇有一医案，"南安太守张汝弼（金，辽阳人）曾患渴疾白浊，久服补肾丸不效。遇一道人，俾服酒蒸黄连丸，以川连一斤，煮酒浸一宿，甑上累蒸至黑，晒干为末，蜜丸桐子大，日午临卧，酒吞三十丸，遂全瘳"。

6. 心肾不交，怔忡失眠。心为阳脏，属火，居于上焦；肾为阴脏，属水，位于下焦。然心火宜下降，肾水宜上承，水火既济，心肾相交。从而维持阴阳水火、升降关系处于平衡、协调、相济的状态，人体生命活动才能正常。反之，水火不能相交，则心无水则孤火上逆；肾无火则寒水下凝，人体的生命活动便不能维持正常。治当泻心火，温肾阳，使心肾相交，归于平衡。正如《格致余论》所说"人之有生，心为火居上，肾为水居下，水能升而火有降，一升一降，无有穷已，故生意存焉"。

治疗这种水火不济、心肾不交的病证。就需降心火温肾阳的交泰丸（肉桂一钱，黄连六钱），该方因何而得名，又为何如此配伍？这是根据"易学"的五行理论而来。该理论认为 5 是万物形成的基数，一切事物的基本结构都可以用 5 来表示，而 1、2、3、4 被称为先天生数，代表事物的特异性。基数 5 和生数 1、2、3、4 分别相加，即成 6、7、8、9，这就叫后天成数。然后一个先天生数和一个后天成数相配，就生成了五行水火木金土，即："天一生水，地六成之；地二生火，天七成之；天三生木，地八成之；地四生金，天九成之；天五生土，地十成之"。这里 5 和 10 的关系和其他几组不同，10 是 5 的倍数，均为基数，土为万物之母，所以基数 5 和 10 配土。

就五行而言，水被认为是万物之起始，故配生数 1，它的成数就是

1+5=6，6就成了水的成数。交泰丸中，肉桂用1钱，就取其与"天一"之数相应；黄连用6钱，以应"地六"之数。《易经·泰卦》，水在下，火在上。在上之火必需下降，在下之水必需上承。水火相交，阴阳平衡，才能成泰，故名泰卦，交泰丸即取其义。

交泰丸，出自明代韩懋的《韩氏医通》，治心火偏亢，心肾不交之怔忡、失眠及一切因心肾不交、水火不济、上热下寒引起的诸多病证。明代周之干《慎斋遗书》曰："欲补心者须实肾，使肾得升；欲补肾者须宁心，使心得降……此交心肾之法也。"

由黄连组成的对药，除篇中介绍过的：香连丸（配木香）；交泰丸（配肉桂）；戊己丸（配吴茱萸、白芍）；左金丸（配吴茱萸）；神圣香连散（配生姜）；苏连饮（配苏叶）；连朴饮（配厚朴）；菖连饮（配菖蒲）；滞下如金丸（配生姜）以及羊肝丸、黄连配麻黄等等之外，临床上比较常用的还有：

姜黄散（《普济本事方》）：黄连干姜各半两，以棉布包之，沸汤泡。闭目乘热频洗患眼，治暴赤眼。

变通丸（《百一选方》）：黄连、吴茱萸各二两，同炒，各自为丸，如梧桐子大。赤痢，甘草汤下黄连丸30粒；白痢，干姜汤下吴茱萸丸30粒；赤白痢，各服15粒。

黄连配生姜，代表方剂如生姜泻心汤（生姜、甘草、人参、干姜、黄芩、黄连、大枣），方中黄连生姜配伍，治胃中不和，心下痞硬，腹中雷鸣下利者。

黄连配半夏：辛开苦降，黄连苦寒清热泻火；半夏辛温燥湿降逆。代表方如黄连温胆汤（黄连、竹茹、枳实、半夏、陈皮、甘草、生姜、茯苓）、小陷胸汤（黄连、半夏、瓜蒌）、半夏泻心汤（半夏、黄连、黄芩、干姜、甘草、大枣、人参）。

黄连配大黄：二药均为苦寒，相须为用，清泻肠胃实热。如大黄黄连泻心汤（大黄、黄连），治心下痞，按之濡，其脉关上浮者，或烦躁吐衄。

黄连配附子：附子辛温燥烈，回阳救逆，温经散寒；黄连苦寒泻火解毒，尤长于泻心胃实热。二药合用，一热一寒，寒热并用，补泻兼施，辛开苦降，阴阳相济，方如《伤寒论》的附子泻心汤（大黄、黄连、黄芩、附子），主治心下痞而复恶寒汗出者。

这些对药大多是寒热相配，辛开苦降。正如李时珍所说："皆是一冷一热，一阴一阳，寒因热用，热因寒用，君臣相佐，阴阳相济，最得制方之妙，所以有成功而无偏胜之弊也。"

关于黄连的炮制、用法，李时珍说得较为详细，现抄录于下，以资参考："黄连入手少阴心经，为治火之主药。治本脏之火，则生用之；治肝胆之实火，则以猪胆汁浸炒；治肝胆之虚火，则以醋浸炒；治上焦之火，则以酒炒；治中焦之火，则以姜汁炒；治下焦之火，则以盐水或朴硝研细调水和炒；治气分湿热之火，则以茱萸汤浸炒；治血分块中伏火，则以干漆末调水炒；治食积之火，则以黄土研细调水和炒。诸法不独为之引导，盖辛热能制其苦寒，咸寒能制其燥性，在用者详酌之。"药物的炮制，影响药物的功效，而现在已很少这样讲究了。

附：胡黄连

中药胡黄连为玄参科多年生草本植物胡黄连的根茎，原产于古波斯国（今伊朗），现在我国西藏、云南、四川，尼泊尔、巴基斯坦均为胡黄连的主要产地。因其性味功用类似黄连，又产于胡地（胡、番，古代均指外国及外族）故名。胡黄连始载于《新修本草》。

胡黄连味苦性寒。归心、肝、胃、大肠四经。退虚热、除疳热、清湿热。常用量：3～10克

【临床应用】

1. 阴虚骨蒸，潮热盗汗之症。本品善清虚热，常与银柴胡、地骨皮等配伍，如《证治准绳》的清骨散（银柴胡、地骨皮、青蒿、胡黄连、知母、秦艽、鳖甲、甘草），治虚劳骨蒸或低热日久不退，症见唇红颧赤、

形瘦盗汗等。

2. 小儿疳积、消化不良、腹胀体瘦、下痢、发热等症。疳积是疳证和积滞两种病的总称。疳证是由小儿喂养不当，脾胃受损而影响生长发育的病证。临床常见小儿消瘦、干瘪、腹大、气血津液不足等症状；积滞是由乳食内积、脾胃受损而引起的肠胃疾病。临床以腹泻、腹胀或便秘、呕吐为主要症状。临床有"无积不成疳""积为疳之母"的说法，常将两种病证合称为"疳积"。

胡黄连清热消疳，常与党参、白术、使君子、山楂等同用，如《万病回春》的肥儿丸（肉豆蔻、木香、炒六神曲、炒麦芽、胡黄连、槟榔、使君子仁），此方以健脾消积驱虫为主，治小儿消化不良、虫积腹痛、面黄肌瘦、食少腹胀腹泻等症。若以脾胃虚弱为主证，可用《医宗金鉴》的肥儿丸（人参、白术、茯苓、黄连、胡黄连、使君子肉、神曲、麦芽、山楂肉、炙甘草、芦荟）。

3. 胃肠湿热泻痢及痔疮肿痛。胡黄连苦而大寒，有类似黄连的除湿热和解毒功效，一切实热、湿热、阴分伏热所生诸病均可消除，单用即可。唯阴血亏虚者，当配生地黄、白芍之类；脾胃气弱者，须佐白术、人参之属，方可减轻苦寒伤人之弊。

胡黄连尚善治痔疮肿痛，常配刺猬皮、麝香为丸，如《外科正宗》的胡连追毒丸：胡黄连一两，切片，再炒黄。研细末，软饭为丸，如麻子大。可追脓毒、消肿解毒、清热化痔。主治痔漏，有漏通肠，污从孔出者。每服一钱，食前酒服。服药后，脓水反多，是药力到也，勿惧。

胡黄连和黄连均为大苦大寒，纯阴之品，故有清热泻火燥湿凉血之效，均能治疗湿热泻痢、湿热黄疸等证，其禁忌亦同。

不同点在于黄连清湿热作用优于胡黄连，是治疗湿热泻痢之要药，又能清心胃之邪热。而胡黄连长于入血分、阴分，清利虚热、除疳热，治疗阴虚骨蒸发热，以及小儿疳热，为黄连所不具。

黄柏

青灯黄卷书生苦，
饮水茹檗穷人寒

　　中药黄柏是芸香科落叶乔木黄檗和黄皮树除去栓皮（树皮的表皮）的树皮。黄檗的树皮，中药称为"关黄柏"，主要产于辽宁、吉林、河北等地，又称"东黄柏"；黄皮树的树皮，中药称"川黄柏"，主要产于四川、贵州、湖北、云南、江西、浙江等地。

　　檗、蘗、柏同音同义，应为异体字。《本经》名檗木，又名檀根；《伤寒论》名檗皮；《名医别录》名黄檗，现今均写作黄柏。李时珍认为是"省写之谬也。"

　　黄柏除入药之外，还可作染料用。古代书籍原本是抄写或刻印在白色宣纸上，但为防虫蛀，常以黄柏汁浸染，这种用黄柏汁染纸的工艺称为"入黄"或"入潢""染黄"。宋代曾慥（zào）《类说·雌黄》曰："古人书写，皆用黄纸，以檗染之，所以辟蠹。"这种染黄的方法，北魏贾思勰《齐民要术》里讲得最为详尽。入黄后纸张颜色变黄，称为"黄纸"。以黄纸订制成的书，称为"黄卷"。成语"青灯黄卷"即指在青荧昏暗的油灯下苦读纸张泛黄的书卷，形容清贫奋勉攻读的生活状态。这个成语出自宋代陆游《剑南诗篇·客愁》："骑马出门无所诣，端居正尔客愁侵。苍颜白发人衰境，黄卷青灯空苦心。天下极知须隽（同俊）杰，书生何恨死山林。消磨未尽胸中事，梁甫（梁甫吟；乐府诗，疑为诸葛亮作）时时尚一吟。"

"饮冰茹檗"也是一个与黄柏有关的成语，喝冷水吃苦味，形容生活清苦或心情抑郁。出自唐代白居易《三年为刺史》诗："三年为刺史，饮冰复食檗。唯向天竺山，取得两片石。此抵有千金，无乃伤清白。"

黄柏味苦性寒。归肾、膀胱、大肠经。有清热燥湿、泻火解毒、退虚热之功效。常用量：煎服 3～10 克，外用适量。苦寒药易损胃气，脾胃虚弱者忌用。

【临床应用】

1. 多种湿热病症。

（1）湿热泻痢：黄柏清热燥湿解毒的作用与黄连类似。治痢疾，常配黄连、白头翁，如《伤寒论》的白头翁汤（白头翁、黄连、黄柏、秦皮）。

（2）黄疸：常与栀子、甘草同用，如《伤寒论》的栀子柏皮汤（栀子、黄柏、甘草），可治肝胆湿热郁结所致的黄疸、发热、小便短赤等症。

（3）妇女湿热带下：多与白果、车前子配伍，如《傅青主女科》的易黄汤（黄柏、芡实、山药、车前子、白果），可治带下黏稠量多，色白兼黄，其气腥臭，头眩且重，乏力等。

（4）湿热下注之足膝肿痛：常配苍术、牛膝，如明代虞抟所著《医学正传》的三妙丸（苍术、黄柏、牛膝）。治湿热下注之痿证，常与苍术配伍，李东垣称"黄柏、苍术为治痿要药"，方如清代徐大椿《医略六书》的加味二妙散（苍术、黄柏、龟板、萆薢、知母）。

（5）湿热淋病：症见小便频数短赤、灼热刺痛、溺色黄赤、少腹拘急胀痛、苔黄腻、脉滑数等，治当用《局方》的八正散（木通、车前子、栀子、滑石、瞿麦、萹蓄、大黄、炙甘草）。

（6）湿热癃闭：闭者小便不通，癃者小便不利。黄柏苦寒，又入肾与膀胱，故能清下焦湿热，而治湿热下注所致小便癃闭，常配知母、肉桂，即李东垣《兰室秘藏》的滋肾通关丸。书名《兰室秘藏》是取《素问·灵兰秘典》中"藏灵兰之室"之意，以示书中所载方论皆为兰室密藏之宝

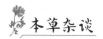

典秘籍。

滋肾通关丸，由黄柏、知母各一两，肉桂五分组成，为清热泻火、滋阴化气、通关利尿之代表方剂。该方主治热闭下焦、气化不利、不渴而小便癃闭之证。方中黄柏味苦性寒，入肾与膀胱，其性沉降，为泻肾家之火，清下焦湿热之良品；知母甘苦而寒，滋阴降火，清热润燥，又入肺肾二经，上能清金泻火，下能润肾滋阴，与黄柏相配，相须为用，有金水相生之妙。可用"水母目虾"的成语，比喻黄柏与知母的相依关系。

"水母目虾"出自《文选》郭璞的《江赋》，"璅蛣腹蟹，水母目虾"。璅蛣（音琐睫）又名"琐蛣""海镜"，水中动物，长寸余，其腹中常有蟹子，二者合体共生；水母亦为水中软体动物，生来无耳目，不知避人，常有虾依随之，虾见人则惊，此物亦随之而没。

方中佐以少量肉桂，温养命门，蒸水化气，寒因热用，有反佐之意，则郁热从小便而出，关开尿利。

李东垣曾用本方治长安富商王善夫小便不通，渐成中满，腹坚如石，脚腿裂破出水，双睛突出，饮食不下，痛苦不可名状。服此方不久，前阴如刀刺火烧，溺如瀑泉涌出，床下成流，顾盼之间，肿胀消散。

《丁甘仁医案·癃闭》中的滋肾通关饮，药方剂量与原方有变：以肥知母三钱、川黄柏三钱、肉桂三分为方。治湿热阻滞，膀胱气化不利之小溲不利，少腹胀痛。

传说，明代江南四大才子之一的唐伯虎到祝允明府上饮酒。酒酣耳热时，忽闻后院小儿啼哭之声不绝于耳。唐寅问祝允明："支山，谁家小儿如此啼哭？""犬子小溲不通，腹胀如鼓，已三天矣！延医施治，亦毫无效验，故而啼哭。"唐伯虎凝思片刻曰："请拿纸笔来，待我开一处方，冀可解令郎之厄难。"祝允明接过唐伯虎开的处方一看，却是一首七言绝句："尖顶宝塔五六层，和尚出门慢慢行。一把圆扇遮半面，听见人来就关门。"祝允明何等聪明，略一思索，便知这是一首谜语诗。谜底应是"田螺"。便急切地问："田螺能治小儿病？"唐伯虎说："田螺利大小便，医书早有记载。速命家人买大田螺三只，连壳一起捣烂，敷于令郎脐部，不日定当显效。"果然，不出半炷香时间，小孩小便通利，腹胀全消，破涕为笑。

无独有偶，南宋时，杭州名医熊彦诚患大小便闭结，腹胀如鼓，众医束手无策。其好友西湖妙果寺高僧慧月惊悉此事，急奔熊府，在钓桥边恰逢一他乡异客，问道："方外高士，何事如此急急奔走？"慧月叹道："我一好友二便闭结，命在旦夕，急往探视！"异客笑曰："此乃易事，待我送一药，定可药到病除。"说罢，脱靴下水，在西湖边摸得一大田螺，说："你将此物带去，以盐半勺连壳捣研极细，拌和后敷于病人脐下一寸三分处，系布带扎紧，不出半日，二便当通。"慧月大师谨遵此法施行，果然敷螺不久，熊彦诚腹中便"咕咕"作响，接着暴下，病即痊可。此事《本草纲目》亦有记述。

2. 疮疡肿毒、湿疹。黄柏苦寒，可泻火毒，去湿热，为疮家妙药。治疮疡肿毒，常与黄连、栀子等同用，如《外科正宗》的黄连解毒汤（黄连、黄芩、黄柏、栀子）。外用亦可用黄柏研细末，调猪胆汁外涂；治湿疹，临床常以黄柏配苦参、苍术、荆芥、百部、地肤子、白鲜皮等水煎内服，或加明矾（皮肤糜烂者用枯矾）水煎熏洗患处。

黄柏亦用于治疗口疮，《外台秘要》："治口舌生疮，用黄柏含之良。"明代杜文燮《药鉴》亦曰："黄柏跟生蜂蜜同用，敷口疮极有神效。"

3. 阴虚发热、骨蒸盗汗及遗精等症。黄柏入肾经，有退虚热，清相火之功效，常与知母相须为用，并配以地黄、龟板等养阴药，以滋肾阴、泻相火，方如《医宗金鉴》的知柏地黄丸（知母、黄柏、熟地黄、山萸肉、山药、茯苓、泽泻、牡丹皮），及《丹溪心法》的大补阴丸（熟地黄、龟板、知母、黄柏、猪脊髓、蜂蜜）。二方均治肝肾阴虚，阴虚火旺。症见骨蒸潮热、盗汗梦遗、足膝痿弱疼痛等症。

黄芩、黄连、黄柏合称"三黄"，性味均苦寒，被称"苦寒三君子"，是常用的清热泻火、燥湿解毒药。对湿热黄疸、痢疾或热毒炽盛所致的发热、便秘、口舌生疮等，三者常相互配伍，提高清热解毒功效。

三药合用，能消炎消肿，外科"三黄粉"即是以三药为主制成，是烧烫伤之良药。

黄芩，主入肺经，清泻上焦肺火，且有清热安胎、泻火止血功效，《医学启源》认为："黄芩，治肺中湿热，疗上热目中肿赤，瘀血壅盛，必用之药。"

黄连，清心胃之火，并治肠胃湿热，是三黄中最苦寒之药。适用于肠胃湿热所致的腹泻、痢疾、呕吐以及热病所致的壮热烦躁、神识昏迷等症。《本草正义》曰："黄连大苦大寒，苦燥湿，寒胜热，能泻降一切有余之湿火，而心、脾、肝、肾之热，胆、胃、大小肠之火，无不治之。"而《本草纲目》云："黄连大苦大寒，用之降火燥湿，中病即当止。"这一点，临床确当谨记。黄连被称为天然抗生素，抗菌力强。

黄柏，专入下焦肾与膀胱，清利下焦湿热，并可制约相火，不仅泻实火，还能清虚火，适用于虚热所致的骨蒸潮热，五心烦热，遗精滑泻及更年期综合征。

附：田螺，淡水软体动物，是美餐又是良药。

味甘、咸，性寒。归肾、膀胱经。有清热利水，除湿解毒之功效。临床常用其治疗热结膀胱之小便不利、黄疸、菌痢、消渴及目赤肿痛、疔疮肿毒、便血诸症。

栀子

栀子最早载于《本经》，又名"木丹"，《名医别录》称"越桃"。《丹溪心法》有一张治疗六郁证（气、血、痰、火、湿、食诸郁证）的名方越鞠丸（川芎、栀子、苍术、香附、神曲），方名中的"越"即指栀子（越桃），鞠即指"川芎"，川芎别名叫"鞠䓖"。《本草纲目》将栀子放在"木部"，名为"卮"，卮是一个古字，繁体写作"巵"。卮是古代盛酒的圆形器皿，如《史记·项羽本纪》有"赐之卮酒""赐之彘肩"，卮酒为一杯酒，彘肩为生猪肘子。又因栀子花形状像圆形酒器，故名。《汉书》亦名卮子。栀，是后起的形声字，已为现在通用。此外，栀子的别名还有：陶弘景《本草经集注》名支子；司马相如《上林赋》名鲜支；谢灵运《谢康乐集》（南北朝的谢灵运袭封康乐公，集名故为《谢康乐集》，称栀子为"林兰"）；《唐本草》又称"枝子"；宋代诗人曾端伯的"花中十友"中又称栀子花为"禅友"（花中十友：兰花：芳友；梅花：清友；腊梅花：奇友；瑞香花：殊友；莲花：净友；栀子花：禅友；菊花：佳友；桂花：仙友；海棠花：名友；荼蘼花：韵友）。宋代诗人王十朋还为此赋了一首诗："禅友何时到，远从毗舍园（毗舍，佛教语，此处指代印度）。妙香通鼻观，应悟佛根源。"

栀子原产中国，主要生长于长江以南各省。其中河南省唐河县，是全国最大栀子生产基地，有"中国栀子之乡"之称。唐河县栀子，历史悠久，《别录》即有"栀子生南阳川谷"之记载。南阳川谷当指唐河地带。

栀子分布广泛，由于生长环境不同，品种发生变异。主要有两个类型：山栀子，果实呈卵形或近球形，体型小；水栀子，果实呈椭圆形或长圆形，个体较大。山栀子作药用，从中提取栀子黄色素，作染料用，可用于糕点、糖果、饮料等食品着色。栀子花作为盆景植物，名"水横枝"，花朵较大。绿叶白花，芳香素雅，冰清玉洁，清丽可爱。提炼的栀子花油还可用于制作花香型的香水、香皂及化妆品香料。

栀子，古代又被当作男女永结同心的信物。如唐朝唐彦《离鸾》中的"庭前佳树名栀子，试结同心寄谢娘"；宋朝赵彦端《清平乐·席上赠人》中的"与我同心栀子，报君百结丁香"。唐朝韩翃《送王少府归杭州》中的"葛花满把能消酒，栀子同心好赠人"，则是用来表示兄弟情谊的。自古及今，描写栀子的诗词很多，但我还是最喜欢唐代诗人王建的《雨过山村》："雨里鸡鸣一两家，竹溪村路板桥斜。妇姑相唤浴蚕去，闲看中庭栀子花。"多么美丽的一幅山村画面呀！小雨中，恬静的南方山村，村民还在忙碌着，只有栀子花悠闲地吐露着芬芳。

栀子的处方用名：山栀、栀子、炒栀子、焦栀子、黑栀子、栀子炭。

栀子味苦、性寒。归心、肺、胃、三焦经。泻火除烦、清热利湿、凉血解毒。脾虚便溏、食少者忌用。常用量：3～10克，外用适量。

【临床应用】

1. 热病心烦、郁闷、躁扰不宁。 栀子苦寒清降，清气分实热，治温热病高热不退，尤其多用于邪郁心胸，心烦郁闷，躁扰不宁者。常与淡豆豉合用，宣泄邪热，解郁除烦。如《伤寒论》的栀子豉汤（栀子、淡豆豉）。方中栀子苦寒，泄热除烦；豆豉辛凉宣散，解表调中。二药相伍，共奏清热除烦之效。本方辨证要点是：虚烦不得眠，心中懊憹或窒闷或饥而不能食等。若火毒炽盛，高热烦躁，神昏谵语，则需配凉血解毒，泻火除烦之药，如黄连黄芩连翘之类。方如清代余师愚《疫疹一得》的清瘟败毒饮（生石膏、生地黄、栀子、桔梗、赤芍、鲜竹叶、犀角、牡丹皮、玄参、知母、黄连、黄芩、连翘、甘草）。本方治温疫热毒、气血两燔。症见大热渴饮、头痛如劈、干呕狂躁、谵语神昏、视物错瞀，或发斑疹，或吐血、衄血，或四肢抽搐、舌绛唇焦、脉洪数或浮大而数，具有气血两清，清热解毒，凉血泻火之功效。

2. 脏腑实热证。栀子通泻三焦之火，常用于清心热、肝热和胃热等证。热郁心胸，心烦不安，常配豆豉或黄连、连翘等药，已如上述。治肝热目赤肿痛，烦躁易怒或小儿肝热惊风，常与龙胆草、大黄等药为伍。如《医方集解》的龙胆泻肝汤（龙胆草、柴胡、黄芩、栀子、木通、泽泻、车前子、生地黄、当归尾、甘草）；小儿热惊风可用钱乙泻青丸（当归、龙胆草、川芎、栀子、大黄、羌活、防风等分和蜜为丸，竹叶汤下）；治胃中实热，亦可在《脾胃论》清胃散（升麻、生地黄、当归、川黄连、牡丹皮、生石膏）中加栀子，以加强清火除烦之功效。栀子尚可用于肝胆湿热所致黄疸、发热、小便短赤等症，其清热利湿、利胆退黄作用，可使黄疸从小便排出，常配伍茵陈、大黄，如《伤寒论》的茵陈蒿汤（茵陈、栀子、大黄）；若配伍黄柏，又可增强清除湿热作用，如《伤寒论》的栀子柏皮汤（栀子、黄柏、甘草）。再如《金匮要略》的栀子大黄汤（栀子、大黄、枳实、豆豉），可治疗饮酒过度，湿热郁蒸，胆液外泄所致的酒黄疸。症见心中懊憹或热痛。

3. 血热妄行之吐血、衄血、尿血等症。栀子既能清热凉血，又能止血，故治多种血热妄行之证。常与白茅根、黄芩、侧柏叶、茜草等凉血止血药同用。如《十药神书》的十灰散（大蓟、小蓟、荷叶、侧柏叶、白茅根、茜草、栀子、大黄、牡丹皮、棕榈皮）。治疗出血证，栀子宜炒炭用、处方写黑栀子或焦栀子。

4. 清利膀胱湿热。用于湿热淋证，常与车前子、瞿麦、萹蓄、木通等药配伍。如《局方》的八正散（木通、车前子、栀子、滑石、瞿麦、萹

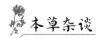

畜、大黄、炙甘草），可治湿热下注，发为热淋、石淋等病。

5. 疮痈肿毒，红肿热痛。生栀子粉用水或醋调成糊状外敷，有消肿止痛作用；亦可用于外伤性肿痛。还可与其他解毒消肿药同用，如连翘、野菊花、夏枯草、银花等。内服外用均可。

大青三药

大青叶、板蓝根、青黛都是清热解毒的常用中药。三药同出一源，均来自菘蓝、草大青、马蓝、蓼蓝、路边青等植物。这些植物的叶或枝叶，即是大青叶，根便是板蓝根，青黛则是大青叶的色素，经加工制取而成。

三药同出一源，均有清热解毒功效。但由于部位及加工方法不同，功用亦各有侧重。正如清代张秉成在《本草便读》中所说："板蓝根即靛青根，其功用性味与靛青叶同，能入肝胃血分，不过清热、解毒、辟疫、杀虫四者而已。但叶主散，根主降。此又同中之异耳。"而青黛味咸，有消痰散肿，清肝定惊之长，又别于大青叶和板蓝根。

大青叶

大青叶最早记载于《本经》，名曰蓝实。据史料记载：唐太宗贞观十年（公元636年），津西一带发生瘟疫，死人无数。正巧孙思邈在这一带山中采药，得知疫情后，便赶往疫区。发现所有感染瘟疫的患者，均全身高热，头面肿大，身现红斑。他便采集一种草药，让病人煮水服用。服后病情明显减轻。他告诉大家这种草药叫大青叶，随口还编了句口诀："叶大，色青，高三尺，夏天吃来，无肿赤。"让大家照此口诀上山采药。用大青叶熬汤服用，很快控制了疫情，拯救了百姓。

当地民众，为了感念药王孙思邈，于开元年间，在天津市静海县王口镇村东侧兴建了一所"药王庙"，俗称"圈子庙"，素有"津西第一庙"之称。距今已有1200多年历史，一直香火鼎盛。庙内供奉药王孙思邈和金元四大医家之一的刘完素，及其他十大名医。每年四月一日，药王庙都要举行祭祀大典，庙内庙外，人山人海，一派虔诚膜拜的景象。

大青叶别名：大青、蓝叶、蓝菜。

大青叶味苦、性大寒，归心、肺、胃经。清热凉血，为解毒要药，专解心胃实火热毒。常用量：10~15克，外用适量。脾胃虚寒者忌。

【临床应用】

1. 温热病热毒入于血分。症见壮热神昏、烦躁发斑。大青叶具有清热解毒，凉血消斑功效。常与犀角（水牛角代）、玄参、栀子等凉血解毒药同用，如《伤寒活人书》犀角大青汤（犀角、大青叶、栀子、淡豆豉）。本方除适用于上述见症外，也可用于咽喉肿痛者。

大青叶与葛根、连翘等同用，表里同治，可用于风热表证或温病初起，憎寒壮热、无汗头痛、口渴咽痛、痄腮、大头瘟等。如《中国药典》清温解毒丸（大青叶、连翘、玄参、天花粉、桔梗、牛蒡子、羌活、防风、葛根、柴胡、黄芩、白芷、川芎、赤芍、甘草、淡竹叶）。

2. 血热毒盛，发为丹毒、口疮、咽喉肿痛等症。大青叶苦寒，既能清心胃实火，又善解瘟疫时毒，有解毒利咽、凉血消肿之效。古方用大青叶鲜品捣汁饮服，治疗喉痹咽痛；又以鲜品捣烂外敷，治疗丹毒。在复方中，治疗口舌生疮，咽喉肿痛，常与生地黄、大黄、升麻同用。如《圣济总录》泻脾大青汤（大青、升麻、大黄、干生地黄）；若瘟毒上攻，发热头痛、痄腮、痹着，可与金银花、大黄、拳参、连翘等同用。

板蓝根

板蓝根最早见于《本经》，名"蓝实"。蓝，在古代是一种染料植物。

早在《诗经》就有"终朝采蓝，不盈一襜"（襜，音搀。指围裙）的描述。

别名：靛青根、蓝靛根、大蓝根、大青根等。

唐代文学家、哲学家刘禹锡，字梦得，诗文并茂，有"诗豪"之称，著名的诗文作品很多，比如上学期间背诵的《陋室铭》："山不在高，有仙则名。水不在深，有龙则灵。斯是陋室，惟吾德馨。苔痕上阶绿，草色入帘青。谈笑有鸿儒，往来无白丁。可以调素琴，阅金经。无丝竹之乱耳，无案牍之劳形。南阳诸葛庐，西蜀子云（杨雄，西汉文学家）亭。孔子云：何陋之有？"

刘禹锡不仅文学成就卓著，对医药也很精通。曾著有《传信方》两卷。书中记述了板蓝根解毒疗伤的一则故事：一位名叫张荐的判官，忽被斑蜘蛛咬项上，经一宿，咬处有二道赤色，细如箸，绕项上，从胸前下至心。经两宿，头面肿痛，几至不救。张荐出钱五百千，并家财又数百千，募能医者。忽一人应召，云可治。张公甚不信之，欲验其方。其人遂取大蓝汁一碗，以蜘蛛投之，至汁而死。又取大蓝汁加麝香、雄黄，更以一蛛投之，遂化为水。张公因甚异之。遂令点于咬处，历日悉平，作小疮而愈。

《传信方》强调"一物足了病者"的单验方治疗经验，记载了许多行之有效的民间单方验方。如载一治癣方：先以温水洗净癣处，再用芦荟一两，炙甘草半两，共研末，敷之，立效。刘禹锡反对医生因循守旧，主张博采众方，创业垂统。在《传信方》中他说："苟循往以御变，眯于节宣。奚独吾侪小人理身之弊而已。"他把医病和治国同等看待。

《传信方》原书已佚。现在所存内容，为明清医书所辑录。日本丹波康赖《医心方》也收录了《传信方》一些内容。

丹波康赖是东汉灵帝之后入籍日本的阿留王的八世孙。他医术精湛，被赐姓丹波。所著《医心方》30卷，是日本现存最早的医书。该书汇集中国医学典籍200余种，其中大半在中国亡佚。《医心方》是皇汉医学的经典巨著。内容涉及医学各个领域，包括养生、房中、服食辟谷。以至在中国被视为准禁书。

板蓝根性寒味苦。归心、胃经。有清热解毒，凉血利咽之功效。常用量：9～15克，外用适量。体虚而无实火热毒及脾胃虚寒者忌用。

【临床应用】

1. 温热病发热、头痛、喉痛，或发斑疹以及痄腮、痈肿疮毒等多种热炽毒盛之证。 临床可用《肘后方》黄连解毒汤加味（黄连、黄芩、黄柏、栀子、板蓝根、玄参、银花、连翘）。若因风热毒邪侵犯肺胃、波及于咽喉，或素来阴虚肺热，复感湿热而咽喉肿痛，高热脉洪数者（急性扁桃体炎，中医称烂喉痧）。可用现代名医吕同杰的清咽解毒汤（生地黄、玄参、麦冬、板蓝根、山豆根、黄芩、牡丹皮、蝉衣、白芍、浙贝母、桔梗、薄荷、甘草）。

2. 大头瘟毒、憎寒体重、头面红肿、咽喉不利、口渴舌燥等症。 临床常与连翘、马勃、桔梗、黄芩、黄连等同用。如《医方集解》的普济消毒饮（黄芩、黄连、陈皮、柴胡、桔梗、板蓝根、连翘、牛蒡子、玄参、马勃、薄荷、僵蚕、升麻、甘草）。

3. 流行性感冒。 症见发热恶寒、头痛身痛、流涕乏力、咽干咽痛、咳嗽等。病轻者可用《江苏验方草药选编》的经验方：板蓝根一两，羌活五钱，煎汤，一日二次分服，连服二至三天。

流感重者，我们临床常用菊花、苏叶、羌活、防风、连翘、板蓝根、葛根、柴胡、白芷、橘红、黄芩、麻黄等方治疗。若湿热偏重，可予上方加藿香、薏仁、白蔻仁、苦杏仁、滑石、生甘草等。

板蓝根是民间长期使用的清热解毒、凉血利咽药。经现代研究，不仅有抗炎作用，还有抗病毒效果，对流感、带状疱疹、禽流感、非典型性肺炎以及乙肝等均有一定的治疗效果。

青黛

青黛作为一味中药，最早见于唐代甄权《药性论》。主要产于福建、云南、江苏、安徽及江西、河南、四川等地。以福建所产品质最佳，称"建青黛"。

秋季采集大青叶，用水浸泡，至叶腐烂，捞出腐叶，加适量石灰乳，充分搅拌至浸液呈深红色时，收取水面漂浮的蓝色泡沫，晒干研细，即成青黛。

《荀子·劝学》所说的"青，取之于蓝，而青于蓝；冰，水为之而寒于水。"就是以蓝实和青黛、水和冰的关系来劝勉后进的。

黛，古代是女子用来画眉的化妆颜料。东汉经学家，训诂学家刘熙（或称刘熹）《释名》就曾说："灭去眉毛，以此代之，故谓之黛。"黛也就引申为妇女眉毛的代称。古代多少诗人墨客，就用青黛来赞美女子的美眉。陶渊明在《闲情赋》就写"愿在眉而为黛，随瞻视以闲扬"。说自己愿成为心中日夜思念女子的眉毛上的黛，永远依附在她的身上。而梁文帝在《代旧姬有怨诗》里"怨黛舒还敛，啼红拭复垂"，则又是以黛眉收敛，愁眉不展，来形容女子怨而不欢，悲戚愁怨的容颜。

现在的新疆维吾尔族姑娘，仍有用青黛描眉画眼线的。我在新疆工作多年，见到不少这样的维吾尔族姑娘，确实增添不少妩媚妖娆。

别名：靛花，青蛤粉（《本草纲目》）、青缸花（《外科正宗》）、蓝露（《手扳发蒙》）及靛沫花等。

处方名：青黛、漂黛粉、飞青黛。

青黛味咸性寒。归肝、肺、胃经，能清热解毒、凉血散肿。常用量：1.5克～3克，作散剂冲服或作丸服。外用干敷或调敷患处。难溶于水不入汤剂。胃寒者慎用。

【临床应用】

1. 用于热毒发斑及血热妄行的吐血、咯血、衄血等症。 青黛凉血解毒作用优于大青叶，能祛肝、肺、胃之郁热。治发斑，常与石膏、生地黄、升麻等同用。如清代俞根初、何廉臣、曹炳章《重订通俗伤寒论》的青黛石膏汤（青黛、鲜生地黄、生石膏、升麻、黄芩、焦栀子、葱头），该方治热郁阳明，热极而发紫黑斑，脉洪数者，亦治血热妄行之吐血、咯血、衄血等症。治血热妄行之吐、衄等出血，可以单用，即青金散；或用脱脂棉沾青黛、血余炭塞鼻，可止鼻衄；也可配伍侧柏叶、白茅根、藕节炭等同用。

2. 小儿惊风、发热、痉挛。 青黛擅清肝胆郁火，又能解毒，从而有收息风、止痉之功效，常与牛黄、钩藤等同用。如钱乙凉惊丸（龙胆草、青黛、龙脑、麝香、钩藤、黄连、牛黄、防风）；亦可配合胆南星、全蝎、天竺黄、郁金、黄连、远志、菖蒲等祛痰镇惊、清热安神药。

3. 咳嗽气急痰稠。 青黛常与瓜蒌仁、贝母、海浮石等配伍，清肺热而消痰止咳。如《症因脉治》的青黛海石丸（青黛、瓜蒌仁、川贝母、海浮石）。肺热咳嗽、痰稠难咯，可用清代祝补斋《卫生鸿宝》的黛蛤散（青黛、煅蛤粉，二药各等份），也可与《小儿药证直诀》泻白散（桑白皮、地骨皮、粳米、甘草）合用。

说到黛蛤散，还有一则典故：据南宋医史学家张杲（字季明）《医说》记载：北宋年间，宋徽宗赵佶的爱妃，突患咳嗽，痰稠难咯，日夜不休。且头面肿大如盘。赵佶至嫔御阁，见爱妃此状，即召御医李防御前来诊治，并令李御医立下状书，三日内治愈爱妃，否则伏诛。

李防御忧恐万分，而无救治良方，与妻相对而泣。忽闻门外有人喧叫："咳嗽药一文一帖，吃了今夜得睡。"李防御便买了十帖，见其药浅碧，用淡腌菜水加数滴麻油调服。李防御恐药性过猛，使脏腑滑泄。将三帖药并为一帖，自己先服下，并无不适后，连夜拿到宫中，让妃子三帖合为一帖，分两次服下。妃子当夜咳止，次晨面肿亦消。内侍告知徽宗，龙颜大悦，遂即赏赐李御医价值万钱的金银财帛。

李防御侥幸平安无事，但虑及宫中一定会索要药方。该如何应对？恐最终难免一死。于是让仆人在街头等候卖药人，并迎入家中，热情款待。并说：我见邻里服先生药剂多有效验。如能将此方传授于我，我会毫不吝啬地赠给您白银百两。卖药人说："这点药哪值如许。您要此方，我奉告便是：此乃海蛤壳，在烧红的新瓦上焙干研末，拌少许青黛即成。"李防御又问此方来历。答曰：我壮年从军，年老退役。见主帅有此方，偷窥得来，姑且靠此方供养后半生。李防御感念他恩情，便供养了他终生。

这便是黛蛤散的来历。

4. 疟腮肿痛及热毒疮痈。用冷开水调青黛成糊状外敷，可消肿止痛；与牛黄、冰片等药，共研细末，吹患处，可治咽喉、唇舌肿痛腐烂；配玄参、银花、连翘、黄连、黄柏等清热解毒燥湿药内服，可治热毒疮痈。

大青叶、板蓝根、青黛三药同出一源。均能清热解毒凉血，均可治热入营血，血热毒盛、身热发斑、吐血衄血、疟腮喉痹，痈肿疮毒、丹毒等症。其中大青叶、板蓝根又擅于清解心胃经之热毒而利咽。治疗咽喉肿痛，口舌生疮，以及外感发热或温病初起，发热、头痛、口渴等症。

不同处在于大青叶长于凉血消斑，血热毒盛之斑疹吐衄常用；板蓝根长于解毒利咽散结、大头瘟毒、头面红肿、咽喉不利，风热感冒，温病初起常用；青黛则长于清泻肝火及肝火犯肺，咳嗽胸痛，痰中带血及小儿肝热惊风抽搐等证。因其难溶于水，一般不入汤剂，宜作散剂冲服，或入丸剂服用。

大黄

药可通神信不诬，
将军竟救白云夫

中药大黄为蓼科多年生草本植物掌叶大黄、唐古特大黄或药用大黄的根和根茎。

大黄因其体大而黄得名。李东垣曰："推陈出新，如平定祸乱，以致太平，所以有将军之号。"

掌叶大黄和唐古特大黄称北大黄，主产于甘肃、青海、西藏及四川等地。青海以凉州、玉树、果洛、黄南、海北等州为主要产地。多野生于海拔4000米雪山无污染地区。凉州所产较为著名，称"凉黄""狗头大黄"。

甘肃以礼县所产大黄最负盛名。其中铨水乡所产大黄，称"铨水大黄""铨黄"，历史悠久，品质最优。礼县境内山峦叠嶂，气候温和，是天然中药宝库。素有"陇南药乡"之称。计有中草药600余种，其中"铨黄"享誉世界，被称"中国铨黄"。此外，武威、永登所产亦佳。

药用大黄，主产于四川，以及云南、陕西等地。又称南大黄，或马蹄大黄。以四川的阿坝、甘孜、凉山、雅安、南川等地为主要产地。商品有"雅黄""南川大黄"等。

南北大黄仅因产地不同而区分，其所含成分和功效并无多大区别。

大黄自古就以甘肃、四川为主要产地。魏晋时期的《吴普本草》就说大黄"生蜀郡北部或陇西"。汉代末年的《名医别录》也说："生河西山谷及陇西。"

大黄原产我国，在中外医药文化交流中，大黄也扮演着重要角色。古代丝绸之路上，除丝绸、茶叶之外，尚有中药的芳香。欧洲人认为产自中国的大黄具有强身健体、推陈出新的功效，因此，他们极其渴望取得大黄。雍正五年（1727年）起，恰克图开市之后，清廷准许回族人穆金禄家族在恰克图售卖大黄。乾隆三年（1738年），俄罗斯官方独揽大黄生意，以皮毛或其他物品向穆氏家族换购大黄，再转卖给欧洲人，从中渔利。据清代赵翼《檐曝杂记》记载：俄罗斯则又以中国之大黄为上药，病者非此不治（俄罗斯及欧洲人，以肉食为主，肠胃多积滞郁热，大黄最擅攻积泻火，故称其为上药）。旧尝通贡使，许其市易，其入口处曰恰克图。后有数事渝约，上命绝其互市，禁大黄，勿出口，俄罗斯遂惧而不敢生事。另，清代赵慎畛《榆巢杂识》也记述此事。

公元757年，鉴真和尚东渡日本，传播中华文化，带去的药材中就有名贵的大黄。

大黄的别名：将军、黄良、火参、肤如、川军、绵纹、无声虎、马蹄大黄等等。

大黄的处方用名：大黄、川军、生大黄、生军、熟大黄、熟军、酒大黄、酒军、大黄炭等。

大黄味苦性寒。归脾、胃、大肠、肝、心经。可以泻下攻积、清热泻火、解毒、活血祛瘀。

明末贾所学《药品化仪》讲："大黄气味重浊，直降下行，走而不守，有斩关夺门之力，故号曰将军。专攻心腹胀满，胸胃蓄热，积聚痰实，便结瘀血，女人经闭。盖热淫内结，用此开导阳气，宣通涩滞，奏功独胜。"

《伤寒论》113方，近1/4的方剂用到大黄，可见大黄用途之广。所以清代周岩《本草思辨录》中说："夫大黄之为物有定，而用大黄之法无定。不得仲圣之法，则大黄不得尽其才而负大黄实多，否则为大黄所误而大黄之被诬亦多。"

【临床应用】

1. 肠道积滞，大便秘结。 大黄苦寒沉降，有较好的泻下作用，为治疗积滞便秘之要药。

东晋著名炼丹家、医药学家、道教学者葛洪，著有《肘后方》《抱朴子》。曾说："若要长生，肠中常清；若要不死，肠中无屎""长生要清肠，不老须通便。"

清代名医徐大椿（灵胎）先生，曾治一淮安富商，外感停食。现据《洄溪医案》（徐大椿著）抄录于下："淮安大商杨秀伦，年七十四，外感停食，医者以年高素封（素封指无官爵封邑而富比封爵之人），非补不纳。遂致闻饭气则呕，见人饮食辄叱曰：此等臭物，亏汝等如何吃下！不食不寝者匝月（满一个月）。唯以参汤续命而已。慕名来聘余，诊之曰："此病可治。但我所立方必不服，不服则必死；若徇君等意立方，亦死。不如竟不立也。"群问当用何药？余曰："非生大黄不可。"众果大骇。有一人曰："姑俟先生定方，再商。"其意盖千里而至，不可不周全情面，俟药成而私弃之可也。余觉其意，煎成，亲至病人所强服，旁人皆惶恐无措。止服一剂，下宿垢少许，身益和。第三日清晨，余卧书室中未起，闻外哗传曰：老太爷在堂中扫地！余披衣起询，告者曰：老太爷久卧思起，欲亲来谢先生。出堂中，因果壳盈积，乃自彤（音茸。此处通"融"，和乐，愉快的样子）帚掠开，以便步履，旋入余卧所久谈。早膳至，病者观食，自向碗内撮数粒嚼之，且曰："何以不臭?!"自此饮食渐进，精神如旧，群以为奇。余曰："伤食恶食，人所共知。去宿食则食自进，老少同法。今之医者以老人停食不可消，止宜补中气，以待其自消。此等乱道，世即奉为金针，误人不知其几。"

又，据宋代孔平仲《续世说》和明代江瓘《名医类案》记载，南北朝时名医姚僧垣治梁元帝心腹病："姚僧垣治梁元帝（萧绎）患心腹病。诸医皆请用平药，僧垣曰："脉洪大而实，此有宿食，非用大黄，必无瘥理。元帝从之，果下宿食愈。"

又，清代大文人袁枚，患痢疾后，诸医认为他年高体弱，又文案劳累，累用温补法治。反而闭门留寇，邪无出路，致病情恶化，腹痛，便脓血，生命垂危。幸老友张止原闻讯前来，诊脉审证后，主张以制大黄下之。诸医认为袁枚早已腹泻不止，再用攻下，大破元气，人可以堪？袁枚却力排众议，服用张止原方药，竟效如桴鼓，病霍然而愈。为此，袁枚还赋诗一首："药可通神信不诬，将军（指大黄）竟救白云夫。医无成见心才活，病到垂危胆亦粗。岂有鸩人羊叔子，欣逢圣手谢夷吾。全家感谢回天力，料理花间酒百壶。"

诗里又引出个典故来：

鸩人羊叔子：羊叔子即羊祜，晋朝大将，负责剿灭东吴。陆抗是东吴大将（火烧连营七百里陆逊之子），双方对峙于长江两岸，僵持不下。一天羊祜染病，陆抗派人送药，羊祜并不因敌人而怀疑，服药而病愈，并送酒给陆抗以答谢。陆抗部下疑为鸩酒（毒酒），劝陆抗勿饮，陆抗就说了这句话："岂有鸩人羊叔子哉？"

谢夷吾：东汉人，为官清正，刚正不阿，精通风角占卜之术。风角：古人对风云的变化影响到天气、季节的变化，从而为占卜吉凶的一种术数。《后汉书》李贤注曰：风角谓候四方四隅之风，以占吉凶也。

金元四大家之一的朱震亨，有一个通过清理肠胃而保健治病的方法，叫倒仓法。仓，指肠胃，"胃为仓廪之官"，其方法是：用黄牡牛肉，肥嫩者二三十斤，切碎洗净，用长流水桑柴火煮糜烂，滤去渣，取净汁，再入锅中，文武火熬至琥珀色，即成。择一静室，明快不通风者，令病人先一夜不食，坐其中，每饮一钟（钟，古代无柄的盛酒器皿），少时又饮，积数十钟。病在上者必吐，病在下者必利，病在中者吐而且利，视所出物可尽，病根乃止。

倒仓法，现在鲜为人知，更无人用。但传至日本、朝鲜后，却被推广。前些年播送的韩剧《大长今》，即用"倒仓法"治愈户判大人公子的顽痰。

中医学认为"六腑以通为用""六腑以通为补"。现在研究也认为，人的衰老与自身中毒有关。大肠中腐败食物和细菌产生的毒素，不及时排出，被机体吸收就成慢性自身中毒。而长期便秘，即增加自身中毒的机会，而加快衰老。宋美龄每晚睡前都要灌肠，其目的就是清洗肠内毒素，享年106岁，与她几十年坚持每晚灌肠应该不无关系。

2. 温热病热结便秘，高热不退，神昏谵语者。大黄苦寒泄热，故热结便秘尤为适用。常与芒硝、枳实、厚朴等配伍，以加强攻下作用，如《伤寒论》的大承气汤（大黄、芒硝、厚朴、枳实），其中芒硝味咸软坚，两者相须为用。《药品化义》曰："凡内外伤感，郁久皆变为燥，燥甚为热，热极为火。三者属阳邪，销铄肠胃最烈而速，使浊阴不降，清阳不升，诸证蜂起。若用硝黄，如开门放贼，急须驱逐，宜以生用，则能速通肠胃。制熟以酒，性味俱减，仅能缓以润肠。"另，里实积滞，大便秘结，肠胃气机必然受阻。气机不通，反转来又加重里实积滞，故用行气药以增强泻下作用。方中枳实，厚朴以此使然。明代医家陶节庵即有"大黄泻下，无枳实不通"之说。

若里实热结而气血虚者，可与党参、当归等益气养血药配伍，如明代陶节庵《伤寒六书》的黄龙汤（人参、当归、大黄、芒硝、厚朴、枳实、甘草）。

若热结阴伤者，可与生地黄、玄参、麦冬等养阴生津药配伍，如《温病条辨》的增液承气汤（生地黄、玄参、麦冬、大黄、芒硝）。

阳虚于外，热结于胃者，症见心下痞满，而复恶寒汗出。心下痞满是因热结于胃；复恶寒而汗出，是因卫外之阳气不能固摄，阳气虚弱不能抗御外寒所致。而阳气之根在于下焦水府，故用附子以扶助水府之元阳，方用《伤寒论》的附子泻心汤（大黄、黄连、黄芩、附子）。

其煎服法，尤需注意：前三味，即大黄黄连泻心汤，以麻沸水（即沸水）二升（约400毫升）渍之，须臾绞去渣。然后纳浓煎之附子汤，分温两次服。

大黄黄连泻心汤治病位在上之心下痞，故用麻沸汤渍之，取其清轻之气易于上行；用附子温阳治下，故煎取浓汤，取其重浊易于下降。如此寒热殊异之药，合为一剂，热不妨寒，寒不妨热，分途施治，共奏功效，乃制方之妙。

3. 脾阳不足，冷积便秘。临床可与党参、附子、干姜等益气温阳药配伍，如《千金方》的温脾汤（人参、附子、干姜、大黄、甘草），此方除用于冷积便秘，尚可用于久痢赤白、腹痛、手足不温、脉沉弦等。

此证候亦可用《金匮》的大黄附子汤（大黄、附子、细辛），见腹痛便秘、胁下偏痛、发热、手足厥冷、舌苔白腻、脉弦紧等寒邪与积滞互结于肠道所致病症，现临床常用于急性阑尾炎、急性肠梗阻，以及睾丸肿痛、胆囊炎、胆绞痛等的治疗。

寒实冷积内停，而现心腹卒暴胀痛，痛如锥刺、气急口噤，大便不通者，可用《金匮》的三物备急丸（大黄、干姜、巴豆）。现在研究，本方有调节胃肠机能，抗粘连、抗菌作用。

若肠胃燥热，津液不足，而致大便秘结，小便频数，可配火麻仁、芍药、枳实，如《伤寒论》的麻子仁丸（又名脾约麻仁丸）（火麻仁、芍药、枳实、大黄）。该方有润肠通便，行气泄热之功效。现在临床常用于老人、虚人、产妇等人的习惯性便秘。

所谓"脾约"，即指胃肠燥热、脾受约束，不能敷布津液于大肠，故大肠津亏而便秘。

热痢初起，肠道湿热积滞不化者，亦可用大黄通便，祛除湿热积滞。金代刘完素《素问病机气宜保命集》即载单用一味大黄治湿热积滞之痢疾。也可与黄连、黄芩、白芍等药同用。

4. 血热妄行之吐血、衄血。大黄苦寒沉降，能使上炎之火下泄，临床常与黄连、黄芩等泻火药同用。如《伤寒论》的泻心汤（大黄、黄连、黄芩），主治心胃火炽、迫血妄行，以致吐衄便血；或三焦炽热，目赤口疮，牙龈肿痛；或外科痈肿属瘀热毒炽盛者。

清上泄下，泻火通便，还可用《局方》的凉膈散（连翘、栀子、黄芩、薄荷、大黄、芒硝、甘草、淡竹叶），主治上中二焦邪热亢盛、口舌生疮、面赤唇焦、咽痛鼻衄、便秘尿赤、胸膈烦热等症。

元代葛可久《十药神书》的十灰散（大蓟、小蓟、荷叶、侧柏叶、茅根、茜草、山栀、大黄、牡丹皮、棕榈皮），诸药烧炭存性，为末，以藕汁或萝卜汁磨京墨适量，调服 9 ~ 15 克，现在亦作汤剂。主治血热妄行之上部出血证，如呕血、吐血、咯血、衄血等症。现在也用于治疗肺痨（肺结核）咯血。诸药炒炭之后，降低了苦寒清热作用，而专长于止血。

治口舌生疮糜烂，《圣惠方》用大黄与枯矾研末涂口腔，治疗口疮。

5. 热毒疮疡及烧伤。大黄清热解毒，并有通便作用，能使热毒下泄，如治背疽初起，便秘脉实的《医宗金鉴》双解贵金丸（白芷、生大黄、连须葱、黄酒）；治肠痈的《金匮》大黄牡丹皮汤（大黄、芒硝、牡丹皮、桃仁、冬瓜子），均以大黄为主要药物。大黄亦可外用，如外敷痈肿，治一切顽恶肿毒之《外科正宗》的如意金黄散（天花粉、黄柏、姜黄、白芷、大黄、紫厚朴、陈皮、甘草、苍术、南星）；治疗乳痈（乳腺炎）之《妇人大全良方》的鑫黄散（大黄、粉甘草共研细末，酒熬成膏，外敷患乳）也均以大黄为主药。治疗烧伤，可单用大黄粉，或配地榆粉，用麻油调敷。

6. 瘀血证。大黄活血祛瘀，无论新瘀、宿瘀，均可应用，为治疗瘀血证的常用药，如《金匮》的下瘀血汤（大黄、桃仁、䗪虫），治产妇腹痛、恶露不下，瘀血著于脐下；或瘀血阻滞，经水不利，腹中症块者。

再如《金匮》的桃核承气汤（桃核、桂枝、大黄、甘草、芒硝），逐瘀泻热，治疗下焦蓄血，证见少腹急结、小便自利、神志如狂，甚则烦躁谵语，至夜发热；或血瘀经闭，痛经，脉沉实而涩者，现在临床常用于急性盆腔炎及急性脑出血，属瘀热互结下焦者。

李东垣《医学发明》的复元活血汤（大黄、桃仁、红花、当归、炮山甲、柴胡、瓜蒌根、甘草），治跌打损伤，瘀血留于胁下，痛不可忍者。

《局方》治跌打损伤，瘀血在内，症见胀满疼痛，用大黄与当归研末，黄酒调服。

以上方剂均用大黄治瘀血。是因大黄其味香窜，通达周身脉络，不仅活血化瘀，且能泻下攻积，导瘀下行，将瘀血排出体外，故其活血化瘀之功效，又胜其他活血化瘀药一筹。晚清著名医家唐容川著《血证论》，他认为：瘀不去，新不生。活血化瘀是治疗血证的精髓。

7. 湿热证。大黄苦寒泄降，清泄湿热，亦为治小便不利之要药。《本经》曰："大黄通利水谷。"《本草纲目》曰："大黄主小便淋沥。"

治湿热郁蒸之黄疸（阳黄），证见身面发黄如橘子色，尿赤便秘、口渴、腹胀、苔黄腻脉沉实或滑数。常配茵陈、栀子，即茵陈蒿汤。

治湿热下注之热淋，症见尿频涩痛、淋沥不畅，甚或癃闭不通、小腹胀满、口燥咽干，如《局方》的八正散（木通、车前子、萹蓄、瞿麦、山栀子、滑石、大黄或甘草）。

金元四大医家之一的刘完素著《黄帝素问宣明论方》，书中倒换散：大黄（小便不通减半），荆芥穗（大便不通减半）各等分，二药分别研末，每服3~6克。治新久癃闭、小腹急痛、肛门肿痛。

倒换之名，契合其主治病机。盖气化者，天地气交，天为乾阳其气升，宜常降而下通于地；地为坤阴其气降，宜常升而上交于天，阴阳倒换，坤上乾下，天地通泰，则为泰卦。失于往来，乾上坤下，则为否卦。二便不通，是浊阴不降，清阳不升，天地痞塞，开合失常。荆芥轻清以升为阳，大黄重浊以降为阴。二药一阴一阳，一升一降，一开一合，升清降浊，交通天地，倒换阴阳，转否为泰，是为倒换之旨。

大黄荡涤肠胃，开下窍，推陈出新；荆芥轻清升散，提壶揭盖，启水之上源，二药相伍，升降并用，故为治新久癃闭之良方。

8. 醒脾开胃，健脾止泻。脾喜燥而恶湿，大黄苦寒，苦能燥湿，燥湿即可健脾，所以大黄具有燥湿健脾之效，用大黄治湿热泄泻，其理彰然。胃为六腑之首，以通为用，以通为补，在健脾开胃的方剂中，加入少量大黄，即有增加肠胃运化消导之功。张从正曾说："陈莝去则肠胃洁，症瘕尽则营卫昌，不补之中有通补存焉。"

人的健康，全赖阴阳气血之周流不息。大黄具通腑降浊，调理气血，畅达气机的作用。故吴又可曾说："大黄是一味可使一窍通，诸窍皆通，大关通而百关皆通的要药。"

上海"三友实业社"用生大黄一味制成补药，取名"三友补丸"畅销于市。江西有一名医，也以出售单味大黄制成的"通补丸"而获大利。民间有一走方郎中，以卖"大补糕"而出名，处方秘而不传，一次酒后吐真言，其"大补糕"却是焦三仙和小剂量大黄制成。以上大黄取名大补，皆投人之喜好也。

徐灵胎在《医者误人无罪论》中说："夫医之良否，有一定之高下。而病家则于医之良者，彼偏不信；医之劣者，反信而不疑。言补益者，以为有益；言清凉者，以为伤生。"举世皆喜温补而惧怕攻下，正所谓"人参杀人无过，大黄救人无功"。

清代余听鸿在《诊余集》中说的较为客观："药能中病，大黄为圣剂；药不中病，人参亦鸩毒。服药者，可不慎乎！"

大黄常用量：3～12克。外用适量，生大黄泻下力强，欲攻下者宜生用，入汤剂应后下，或用开水泡服；久煎则泻下力减弱；酒大黄泻下力较弱，活血作用较好，宜于瘀血证及不宜峻下者；大黄炭则多用于出血证。

另外，小剂量（3～6克）可健胃止泻；大剂量（9～15克）用于泻下。服用大黄后，其色素从小便或汗液排出，故小便、汗液可现黄色，甚而棕色，属正常现象。

明代张介宾《本草正》云："大黄欲速者生用，泡汤便吞；欲缓者熟用，和药煎服。气虚同以人参，名黄龙汤；血虚同以当归，名玉烛散，佐以甘草、桔梗，可缓其行；佐以芒硝、厚朴，益助其锐。用之多寡，酌人虚实，虚实误用，与鸩相类。"

禁忌：孕妇、妇女经期、哺乳期应慎用或忌用；脾胃虚弱，体质虚寒者慎用。

金银花

花的世界，异彩纷呈，争奇斗艳，人们爱花，也有各自的喜好和品味。晋代陶渊明独爱菊，留下了"采菊东篱下，悠然见南山"的优美诗句；北宋理学大师周敦颐唯爱莲，且作《爱莲说》；明末清初朴素唯物主义思想家王夫之偏爱金银花。

金银花适应性强，山地野林，沟边路旁，着地生根，随遇而安。其花清香雅韵，一蒂两花，黄白相映，故名金银花。其藤叶傲雪凌霜，经冬不萎，故名忍冬藤。花性甘凉而不燥，藤蔓坚韧而不凋，只左向生长而不争，不争不燥，故王夫之誉为"花中之高士"。

金银花，藤枝蔓衍，盘亘曲绕，酷似妇女之雾鬓云鬟；而其花，舞缀于藤叶间，宛如簪戴其间的金钗。王夫之赋诗以赞之，其诗即名"金钗股"。诗曰："金虎胎含素，黄银瑞出云。参差随意染，深浅一香薰。雾鬓欹难整，烟鬟翠不分。无惭高士韵，赖有暗香闻。"

金银花名称甚多。刚开花时，花是白色，两三天后变成黄色，新花纯白如银，旧花淡黄如金，故名"金银花"。又名"双花""忍冬花""二宝花"等。其藤叶经冬不凋，故名"忍冬藤"，金银二花，不离不弃，如鸳鸯相伴，故其藤又名"鸳鸯藤"，藤蔓修长，伫立于绿叶之上，形似鹭鸶，又名"鹭鸶藤"。藤蔓只向左生长，又称"左缠藤"，其余还有"金银藤"

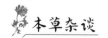

"老翁须"等名称。

金银花，我国南北各地均有出产。据《增订伪药条辨》（该书为现代医家曹炳章在晚清医家郑肖岩《伪药条辨》基础上增补订正而成）介绍，河南密县所产金银花，称"密银花"；山东济南一带所产，名"济银花"，二者品质最优。"密银花"曾在巴拿马万国博览会展出，誉满中华，蜚声海外。现除密县外，巩义、荥阳所产银花，品质亦好。济银花，现以平邑、费县及沂蒙山区等地所产，品质俱优。此外，河北省邢台市巨鹿县所产银花，也量大物美。

金银花作为中药，最早见于南朝陶弘景《名医别录》，名为"忍冬"。而金银花之名，首次出现在南宋王介编撰并手绘的《履巉岩本草》。宋以前医家，只用其茎叶，故药名"忍冬"。明代以后，茎和花同用，而以用茎叶时多，《本草纲目》亦以"忍冬"名项。从清代至今，临床用"金银花"者逐渐趋多。

明清以前，金银花（包括忍冬藤）未被医家重用，从而引起一些文人志士的惋惜和疾呼。金代段克己在《同封仲坚采鹭鸶藤，因而成咏，寄家弟诚之，兼简王二生》诗中，是这样写的："有藤名鹭鸶，天生非人育。金花间银蕊，翠蔓自成簇。褰裳涉春溪，采之渐盈掬。药物时所需，非为事口腹。牛溲（牛尿，一说为车前子）与马勃（中药名，有清肺利咽，解毒止血功效）良医犹并蓄。况此香色奇，两通鼻与目，尤喜疗疮疡，先贤讲之熟。世俗不知爱，弃置在空谷。作诗与题评，使异凡草木。"

明代张弼也为金银花喊冤，吟《黄白花》诗一首："花开黄白鹭鸶藤，疗却诸疮最有灵。只恐医师犹未信，老夫重为注图经。"

自清代始，金银花、忍冬藤才被医家重视和广泛使用。如陈士铎《洞天奥旨》即曰："疮病一门，舍此味无二品也""清火热之毒，必用金银花。"

此外，清朝很多文字作品，也多有描述此药的，如刘汝珍的《镜花缘》第三十回，多九公在岐舌国治疗痛疽，开了一张方子"忍冬汤"（即金银花连枝带叶、生甘草）。此方出自陈自明《外科精义》，《本草纲目》也收载，改名"忍冬酒"。专治痈疽发背，一切无名肿毒。

金银花味甘、微苦；性寒。归肺、胃、大肠经。即可清风温之热，又可解血中之毒。常用量：10～30克（常用量），外用适量。疮疡、痢疾诸病证属虚寒者慎用。

【临床应用】

1. 外感风热及温热病。金银花清热解毒，可用于温热病的各个阶段。温热病初起，邪在卫分，症见发热，微恶风寒，头痛口渴，无汗或有汗不畅者。金银花既能清解温热疫毒之邪，又有轻宣疏散之性，常与发散风热药，如荆芥、薄荷、牛蒡子等同用，如《温病条辨》的辛凉平剂银翘散（金银花、连翘、薄荷、桔梗，淡竹叶、生甘草、荆芥穗、淡豆豉、牛蒡子、芦根）。温热病邪入气分，症见壮热、烦渴、脉洪大者，可与石膏、知母等药同用，如辛凉重剂白虎汤（生石膏、知母、甘草、粳米），加金银花、连翘同用（名银翘白虎汤），或用加减银翘白虎汤（生石膏、知母、竹叶、牡丹皮、青蒿、大青叶、石斛、金银花、连翘、黄芩、白茅根），二方均以清气分热为主，或兼卫分热盛者。热入营血，症见斑疹隐隐，身热夜甚，口渴或不渴，心烦不寐，或谵语神昏，舌绛而干，脉细数等，可用《温病条辨》的清营汤（犀角、生地黄、玄参、竹叶心、麦冬、丹参、黄连、金银花、连翘），方中金银花配生地黄、玄参等药。以收清营护阴，凉血解毒之效。或用叶天士《温热经纬》神犀丹（犀角、石菖蒲、黄芩、生地黄、金银花、金汁、连翘、板蓝根、香豉、玄参、花粉、紫草）。二方均有清营凉血之功。

2. 疮、痈、疖肿。金银花不仅用于内科温热疾病，亦为治疗内外痈疽之要药。除单用外，常配伍蒲公英、野菊花、紫花地丁等药，如《医宗金鉴》的五味消毒饮（蒲公英、野菊花、紫花地丁、天葵子、金银花）；再如《证治准绳》的仙方活命饮（穿山甲、皂角刺、当归尾、甘草节、金银花、赤芍、乳香、没药、花粉、防风、贝母、白芷、陈皮）。二方均治各种疔毒、痈疮、疖肿，后者常用于疮疡肿毒初起，红肿焮痛者。

金银花为治疗疮痈要药，然其用量需大。清代陈士铎《本草新编》云："金银花，一名忍冬藤。……消毒之神品也。未成毒则散，已成毒则消。将死者可生，已坏者可转。故痈疽发背，必以此药为夺命之丹。但其味纯良，性又补阴，虽善消毒，而功用甚缓，必须大用之""金银花消毒神效，必宜多用，诚千古定论。如发背痈，用至七八两，加入甘草五钱，当归二两，一剂煎饮，未有不立时消散者。其余身上、头上、足上各毒，减半投之，无不神效。"此论诚属经验之谈，值得借鉴。

金银花还适用于肠痈，常与薏仁、黄芩、当归等同用，如清代顾世澄《疡医大全》的清肠饮（金银花、地榆、麦冬、玄参、薏仁、黄芩、当归、生甘草）。也可用《山西中医研究所中医方药手册》的红藤煎（红藤、紫花地丁、连翘、金银花、乳香、没药、牡丹皮、延胡索、甘草）。

3. 热毒泻痢、下痢脓血。单用金银花浓煎频服，即有解毒凉血止痢功效。重症可配黄连、白头翁等药，可在《伤寒论》的白头翁汤（白头翁、黄连、黄柏、秦皮）方中加金银花，增加清热解毒、凉血止痢之作用。

4. 咽喉肿痛。不论热毒内盛或风热外袭，均可选用。因于热毒内盛者，宜配伍射干、马勃、桔梗、山豆根等清热解毒利咽药；因于风热外袭者，宜配薄荷、菊花、升麻、牛蒡子等疏风清热利咽之品。

金银花尚能清热解暑，治疗暑热烦渴、汗多、苔黄脉洪大等症。常与荷叶、西瓜翠衣、扁豆花、藿香、佩兰等配伍应用。以蒸馏法制成的"金银花露"亦可作夏季饮料。

金银花解毒，尤善解毒蘑菇之毒，早在宋代就有记载。张邦基《墨庄漫录》记载：宋徽宗崇宁年间，苏州天平山寺僧误食毒蕈（毒蘑菇），生命垂危，幸亏情急之中取来金银花吞服，才幸免于难。南宋文学家洪迈在《夷坚志》中也记载："中野菌者，急采鸳鸯草啖之。即今忍冬也。"

金银花除上述功效之外，尚有美颜护肤作用。《御香缥缈录》又名《慈禧后私生活实录》，该书作者德龄郡主（或称德龄公主），原本慈禧近身侍官，通晓英、法、日三国语言。她以宫中经历为主，记述了慈禧及清廷一些鲜为人知的政治、生活事件，是一部研究晚清历史很有价值的书籍，1933 年在美国英文出版。后经秦瘦鸥翻译，于 1934 年在国内刊行。该书就记录了慈禧用金银花蒸馏液洗面，保养肌肤，驻容养颜的事宜。

附：忍冬藤

性味功效与金银花基本相同。尤多用于痈肿疮毒，除配伍连翘、蒲公英外，也常配伍补气养血之黄芪、当归等药。如《外科精要》的神效托里散（忍冬藤、黄芪、当归、甘草节），共奏解毒和托里之功效。之外，忍冬藤能清经脉肢节中风湿热邪而止痛，故又常用于风湿热痹、关节红肿热痛、屈伸不利之证。

忍冬藤之用量、禁忌与金银花同。

鹅黄新染旧篱笆，
独自先春几簇花

连翘

连翘被称为"疮家圣药"，根据"取象比类"的思维方法，连翘的形状好似人心，故入心经；而《内经》曰"诸痛痒疮皆属于心"。再加连翘性寒，有清热解毒之功，故能清心泻火，消肿散结而治疮疡。因而历代医家，如刘完素、李时珍等皆称其为"疮家圣药"。

取象比类，是古人认识宇宙，认识事物的一种非常重要的思维方法，它源于天人相应观，认为宇宙是一大天地，人身是一小天地，宇宙万物，包括人在内，有着同形相趋，同气相求，同象同类的规律。就是说宇宙内不同事物之间有着广泛的同一性，就是这种同一性，为取象比类提供了依据。中医学中从生理病理到治疗用药，无不贯穿和采用了这种取象比类的思维方法，而且证之临床，这是一种有效的思维方法。尤其是在中药的理论和实践中，这种思维方法更显得重要。中药里的取象比类，清代著名医家张志聪称作"用药法象"。

中药学里取象比类的内容，包括药物的部位、形状、性质、生活习性等等，是古人在医疗实践中，不断探索和积累的宝贵经验。临床上，我们有"以心补心""以肾补肾""以肝补肝""以皮治皮""以藤蔓通络""用金石重坠之药镇静安神""用蝉衣蛇蜕退翳治皮肤病"等诸多治法，都是取象比类治法的经验总结。正如汪昂在《本草备要》中所说："药之为枝者达四肢；为皮者，达皮肤；为心为干者，内行脏腑；质之轻者，上入心肺；重者，下入肝肾；中空者发表；内实者攻里；枯燥者入气分；润泽者入血分。此上下内外，各以其类相从也""药之为物，各有形性气质，其入诸经，有因形而相类者，如连翘似心而入心。荔枝核似睾丸而入肾之类。"

历代医家依取象比类用药治病的验案很多。李时珍在《本草纲目》中记载治雷头风症（中医病名：头痛而兼有似雷鸣之轰响。另有头面疙瘩肿痛，憎寒发热等症）用清震汤（荷叶一张，升麻五钱，苍术五钱）水煎服而愈。其中用荷叶即有取象比类之意。因雷属八卦之震卦，震挂位于东方，其色为青，它的卦象☳，就像一个仰放的盂盘，其色也青。取象比类，李时珍用荷叶治愈雷头风病。

又如近代浙江名医范文虎治顽固失眠症，用百合一两，紫苏三钱。即是借用百合花朝开暮合，紫苏叶朝仰暮垂之义，取得意想不到的疗效。

再如我们在《蝉蜕》篇中讲到的，用白昼鸣声震耳，夜晚了无声息的蝉，来治疗小儿夜啼，也是取象比类的很好例证。

连翘为木樨科落叶灌木连翘的果实。早春开花，花色金黄。篇首标题"鹅黄新染旧篱笆，独自先春几簇花"即引自《古调今谭》。原词"咏连翘"是这样写的："昨夜东风过我家，槛外连翘，妒煞朝霞。鹅黄新染旧篱笆，独自先春，几簇明花。"

白露前采摘的初熟果实，色青绿，称青翘；寒露前采摘的熟透果实为老翘。清热解毒，青翘较老翘好。将青翘采摘后蒸熟晒干，筛取籽实，即为连翘心。

连翘，最早记载于《本经》。其别名较多。如旱连子出自《药性论》，大翘子出自《唐本草》，空壳出自《中药志》，还有"一串金""圣约翰之草"等等。

处方用名：连翘、净连翘、连翘心、连翘壳等。

连翘味苦，性微寒。归心、肺、胆经。有清热解毒，清肿散结之功效。常用量：6～15 克，脾胃虚寒者慎用。

【临床应用】

1. 外感风热或温病初起。症见发热、头痛、口渴，连翘能清热解毒透邪，并擅清心而散上焦之热，常与金银花相须为伍，多配牛蒡子、薄荷等同用，如银翘散（见银花篇）。

连翘心长于清心泻火，治温病邪热陷入心包，见高热，烦躁，神昏之症，常配犀角、莲子心等，如《温病条辨》的清宫汤（玄参心、连心麦冬、莲子心、竹叶卷心、连翘心、犀角尖）。

2. 燥气化火，清窍不利。症见耳鸣目赤，牙龈咽喉肿痛。连翘有宣肺清上功效，常配薄荷、栀子，甘草同用，如《温病条辩》的翘荷汤（薄荷、连翘、生甘草、黑栀子、桔梗、绿豆皮）。热毒壅结，咽喉肿痛，也常配山豆根、牛蒡子、桔梗等药，如《万病回春》的清凉散（山豆根、连翘、桔梗、牛蒡子、黄芩、黄连、栀子、薄荷、贝母、防风、甘草）。

风热炽盛而致颈项痈肿疼痛，咽喉肿痛者，可用《疡科心得集》的牛蒡解肌汤［牛蒡子、连翘、薄荷（后下）、栀子、牡丹皮、石斛、玄参、夏枯草］。

3. 热毒蕴结所致的各种疮毒痈肿。连翘泻火解毒，能消痈散结，疗痈肿疮疖，常与金银花、苦地丁、天花粉等同用，如《北京市中药成方选集》的连翘败毒丸（连翘、金银花、苦地丁、天花粉、黄芩、黄连、大黄、苦参、荆芥穗、防风、白芷、羌活、麻黄、薄荷、柴胡、当归、赤芍、甘草），可治疮疡初起，遍身刺痒，红肿疼痛，憎寒发热，风湿疙瘩，大便秘结等症，有清热解毒、散风消肿功效。

治瘰疬结核多与夏枯草、玄参、贝母等同用，如《疡医大全》的内消瘰疬丸（夏枯草、连翘、玄参、大青盐、海藻、浙贝母、薄荷叶、天花粉、白蔹、熟大黄、生甘草、生地黄、桔梗、枳壳、当归、玄明粉）。

连翘果实是治鼠疮（结核性颈部淋巴结炎）的特效药，与鼠粘子（牛蒡子）同用，效果更好。元代王好古，明代李时珍对此均有论述，如王好古曾说：连翘"手足少阳之药，治疮疡瘿瘤结核有神效……与鼠粘子同用治疮疡，别有神功"。

连翘叶能当茶饮用，清香微苦，有排毒养颜作用，有"长寿茶""不老茶"之称，也可加少量绿茶，口感会更好。

在清朝乾隆年间有个传说，山西平定县冠山一带盛产连翘。当地村民每当连翘树上长出嫩叶时，便采摘几瓣，当茶饮用。香味独特，不仅解渴，还有清热解毒延年益寿功效。由于用料考究，连翘嫩叶稀少且不易采摘，故不能大量生产。后来一个姓王的县令，将这茶献给了乾隆皇帝，乾隆喝过之后，龙心大悦。遂将连翘茶定为贡品，每年限供五十担，这可苦了平定县村民，五十担茶，需要多少连翘嫩叶！村民们翻山越岭，冒死上山，冠山又异常险峻，稍不留神就摔下山谷者不计其数。当时有个民谣："冠山悬崖万丈高，倒吊金钟采连翘；人被摔死千千万，骨头棒棒当柴烧。"

这个民谣，不胫而走，不一日传到大学士纪晓岚耳中，纪晓岚听了心情沉重，心想该如何解救冠山民众于水火？刚好，这天乾隆爷批阅奏章，形神疲惫，召纪晓岚进宫对弈，纪晓岚心想，机会来了。对弈刚刚开始，太监便送上连翘茶来，乾隆品呷几口，便觉心旷神怡，纪晓岚却喝得龇牙咧嘴。硬着头皮问道："敢问皇上这是什么茶？臣怎么喝着有股血腥味！"乾隆暴怒："放肆！你把朕比作茹毛饮血之辈吗？"纪晓岚跪着道："臣不敢！听臣给陛下讲讲连翘茶的故事。"当乾隆听完纪晓岚的讲述和那首民谣，当即摔掉茶杯，命纪晓岚拟旨，废除平定贡茶，并拨出银两抚恤死伤村民。

这当然是个传说，不必究其真假。但有一点是肯定的：连翘茶好喝，但采之不易。

蒲公英

"十一"假期过后，我和小外孙漫步在郊外的小路上。飒飒秋风吹过，树叶开始飘零，小草也慢慢枯黄，只有那路边溪旁的蒲公英，依旧是碧草芊绵，黄花摇曳，徐风吹来，一队队白绒绒小球，从蒲公英丛中飞起，好似无数张小伞随风飘向空中。它们乘着风儿，飘向东，飘向西，飘向河边，飘向草地，飘向孕育它们新生命的地方。

小外孙忽然说："姥爷，我记得小学课本，有一篇《蒲公英的种子》，课文是这样的：'我是蒲公英的种子，有一朵毛茸茸的小花，微风轻轻一吹，我离开了亲爱的妈妈。飞呀，飞呀，飞到哪儿，哪儿就是我的家。'现在咱们看到的情景，简直就和课文中描写的完全一样啊！太美了！"

"是啊！人生又何尝不是这样，你们长大了，也要离开家，离开你们的妈妈，到不知什么地方，开创你们的事业啊！有两句诗，忘记是谁写的了'流落尘埃无怨悔，新生由此看兴昌'，可以说是对蒲公英，对人生的写照吧！"

"姥爷，我读过日本作家川端康成的小说《蒲公英》，我读的时候，心情总感觉有些压抑和凄凉。您读过他的小说吗？"

"是的，川端康成是日本很著名的作家，还得过诺贝尔文学奖。《蒲公英》是他晚年的作品，是讲述少女稻子和爱人久野的故事。作品充满了爱

118

和哀伤，表现了作者渴望美和追求美的理想。川端康成的语言清新流利，但读起来确实有一种哀愁和凄凉的感觉。有人评论说这是一种'阴柔美'，倒不如说是一种'凄美'。作品里的这种孤独哀愁情绪，是和作者的身世分不开的，川端康成童年父母双亡，祖父母、姐姐也相继去世，他七十多岁时，口含煤气管自杀身亡。悲惨的人生，铸就了他的性格和他作品的风格和基调。"

小外孙接着说："他的这篇小说，为什么取名《蒲公英》呢？无论是他自己，或者小说主人公，他们的遭遇和结局，与蒲公英那种生机勃勃、自强不息的品格，都是风马牛不相及的呀！"

"是的，你说的很对，小说取名《蒲公英》抑或是作者对蒲公英的美和顽强，表白的一种渴望和仰慕吧！"

"姥爷，关于文学的话题，咱们就说到这里吧！您给我讲讲蒲公英的用途吧！"

"好吧。蒲公英既是一味常用的中药，又能食用。把蒲公英在沸水中焯一下，可以凉拌，也可以炒肉丝，还可以和大米一起熬粥，和红枣一起做汤，都有清热解毒、消肿散结的作用。"

从中药方面讲，它味甘性苦寒，归肝、胃二经，有清热解毒、消痈散结、清利湿热的功效。临床常用它治疗热毒痈肿疮疡以及内痈等症，治疗痈肿疔毒，常常和野菊花、紫花地丁、天葵子、金银花同用，这就是《医宗金鉴》上的五味消毒饮。

蒲公英可治疗乳痈，就是西医说的乳腺炎，尤其在急性期，效果非常好。我们在新疆工作时，采集新鲜蒲公英内服，捣烂外敷并用，治疗急性乳腺炎，效果绝佳，还省钱。而且体会若患者已经用过青霉素等抗生素，再用蒲公英，效果反差。若火毒较甚患者，也可配伍忍冬藤、紫花地丁水煎服或捣汁外敷。

肺痈，即肺脓疡。可在《千金苇茎汤》苇茎、冬瓜子、薏苡仁、桃仁的基础上加蒲公英、鱼腥草同煎，效果好于单用苇茎汤。

　　蒲公英还可用于肠痈，即阑尾炎的治疗。常与大黄、芒硝、牡丹皮、桃仁、冬瓜子同用，这可称作《大黄牡丹皮汤》加味吧！清热解毒消痈散结效果更好。

　　蒲公英单用或配伍紫花地丁、菊花、龙胆草、黄芩等药，能治目赤肿痛。

　　蒲公英治湿热黄疸，比如急性肝炎，多与茵陈配伍，治小便淋漓涩痛，常与金钱草、白茅根同用。

　　蒲公英用量宜大。内服常在 20～30 克，外用不限。

　　蒲公英又名黄花地丁，还有一味中药叫紫花地丁，二者遍生于我国南北大地。一开黄花，一开紫花，点缀着我们的大好河山。二者功用基本相同，但黄花地丁入胃经，足阳明胃经循行通过乳房，所以就成为治乳专药；紫花地丁归心经，"诸痛痒疮皆属于心"，所以常用它治疗痈疽疔毒。另外，用新鲜紫花地丁取汁或加雄黄少许捣匀外敷，治疗毒蛇咬伤，这也是民间常用的方法。

　　爷孙俩边走边聊，向家中走去，不觉已近黄昏。只见那红日西坠，霞光似火，秋风吹来，五谷飘香。

竹

"一节复一节，千枝攒万叶，我自不开花，免撩蜂与蝶。""咬定青山不放松，立根原在破岩中。千磨万击还坚劲，任尔东西南北风。"这是两首郑板桥的颂竹诗。前一首写竹的高洁；后一首写竹的坚韧。竹，既伟岸挺拔，又潇洒超俗。四季常绿，终冬不凋。与松、梅有"岁寒三友"之称；与梅、兰、菊有"花中四君子"之誉。

2005年，在釜山举办的APEC首脑会议上，韩国人在会场外为各国树立了最能代表该民族的象征物。中国的象征物是竹子，这也是中国人的精神象征。

竹，原产于中国，中国也是世界上产竹最多的国家，主要分布在南方地区。我国有许多以竹著称的风景名胜，比如湖南九嶷山，就以斑竹闻名于世。九嶷山位于湖南省南部宁远县境内，又名苍梧山，是新潇湘八景中人文景观之一，国家级风景名胜区。而斑竹又是"九嶷三宝"（石枞、香杉、斑竹）之一。

相传在远古尧舜时代，九嶷山有九条恶龙，经常到湘江戏水作恶，祸害百姓。舜帝即到九嶷山降伏了恶龙，自己也病逝于九嶷山下。舜的两位妃子娥皇、女英，久等舜帝不归，历尽千难万险，寻访至九嶷山下，发现了舜的坟茔，周围翠竹环绕，宁静肃穆。二妃子扶竹痛哭，涕泪滴洒在竹竿上，竹竿便呈现出点点泪斑，这便是"斑竹"，也是"湘妃竹"的由来。对于此事，文献尚有记载，《史记·五帝本纪》："舜南巡崩于苍梧之野，葬于江南九嶷。"晋代张晔《博物志》："尧之二女，舜之二妃，曰'湘夫人'。帝崩，二妃啼，以涕挥竹，竹尽斑"。

古往今来，多少文人为此挥毫泼墨。如唐代高骈的《湘浦曲》，"虞帝南巡竟不还，二妃幽怨水云间。当时垂泪知多少？直到如今竹且斑"。毛泽东在1961年有一首《七律·答友人》："九嶷山上白云飞，帝子乘风下翠微。斑竹一枝千滴泪，红霞万朵百重衣。洞庭波涌连天雪，长岛人歌动地诗。我欲因之梦寥廓，芙蓉国里尽朝晖"。不仅讴歌了娥皇女英，也寄托了对前妻贺子珍的思念和告慰。

我到过四川宜宾的"蜀南竹海"。整个竹海东西绵延百十公里，南北宽亦数公里。清风摇曳，竹影婆娑，翠篁林立，冰碧森森，真正是翠甲天下，竹的海洋。北宋诗人黄庭坚曾到此游览，见此绿波荡漾，翠竹如海的景象，叹曰："壮哉，竹波万里。峨眉姐妹耳。"随即以铁扫帚为笔，在黄伞石上书写"万岭箐"三字。因而蜀南竹海又有万岭箐之称。竹海中溪流纵横，飞瀑高悬，湖泊如镜，泉水甘冽，和"恐龙、石林、悬棺"并称"川南四绝"。

除蜀南竹海外，还有浙江的安吉竹海，江西的赣南竹海，贵州的赤水竹海，号称中国四大竹海。景色各异，互有千秋。都是旅游赏竹的好去处。此外，桂林漓江的凤尾竹，婆娑袅娜，也别有一番风韵。

竹的品种繁多，用途极广。在东汉人蔡伦发明造纸之前，我们的汉字都是写在竹片和布帛上，称为"竹简"或"帛书"，作为传递信息，记载事物的工具。"册"字是一个象形字，本义就是编串好的竹简，即"书籍"之意。

四川都江堰是世界闻名的农田水利灌溉工程，由战国李冰任蜀郡太守时发明修建。其间竹子贡献尤其重要，长竹作成引水管道。古时称"笕（音俭），竹条编成大竹笼，装满石块，沉入江底，筑成分水大堤。竹子成就了李冰的不朽功德。

浙江省绍兴市西南，有一古镇柯亭，以产良竹著称。东汉末，文学家、音乐家蔡邕，避难江南，宿于柯亭，发现亭中第十六根椽子可以制笛，令人拆取，制作成笛，果然音色优美，后人便称好笛子为"柯亭笛"，也用以比喻良才。

现在，竹除了用作建筑材料和制作日用品外，还是造纸（多用水竹、四季竹）、雕刻（多用楠竹）、制作管乐乐器（多用墨竹）、竹编工艺（多用慈竹、单竹）等的好材料，而箭竹又是大熊猫的主要食物。此外，还有很多观赏型的竹子，如罗汉竹、四方竹、斗笠竹、凤尾竹等等，则是美化环境、陶冶情志的好材料。

自古文人画家都爱竹，爱它的形象、风度与品格。本篇开头所引用的两首诗，仅仅是郑板桥颂竹诗词数十首中的两首。他又以画竹著名，《墨竹图》《兰竹图》都是他的代表作。扬州八怪（罗聘、李方膺、李鲜、金农、黄慎、郑燮、高翔、汪士慎）之一的李方膺亦爱画竹，他画狂风中的墨竹，雄健恣肆，竹叶纷披，尝言"自笑一身浑是胆，挥毫依旧爱狂风"。唐宋八大家之一的苏轼也曾说："宁可食无肉，不可居无竹。无肉令人瘦，无竹令人俗。人瘦尚可肥，士俗不可医。"可见竹子对文人墨客是何等重要啊！

竹对人类的贡献，何止这些。它全身是药，千百年来，为人类的健康，一直默默地奉献着。

竹叶

竹叶，首载于南北朝梁陶弘景编录的《名医别录》，但该书将竹叶称为"淡竹叶"，故竹叶的别名有淡竹叶的称谓，实与现在中药淡竹叶是两种药，应当区分。

竹叶味甘淡，性寒，归心、肺、胃三经。清热除烦，生津利尿。

【临床应用】

1. 热病烦热口渴。竹叶清心除烦生津，常配石膏、麦冬、芦根等药，如《伤寒论》的竹叶石膏汤（竹叶、石膏、半夏、麦冬、人参、甘草、粳米），该方主治热病（伤寒、温病、暑病）后期，余热未清而津气已伤，故现身热多汗，心胸烦闷，气逆欲呕，口干喜饮或虚烦不寐，舌红少苔，脉虚数等症。本方由白虎汤衍化而来，白虎汤证为热盛而正不虚；本证为热势已衰，余热未尽而津气已伤。热既衰又兼胃气不和，故去苦寒之知母，加人参、麦冬益气生津，竹叶除烦，半夏和胃。正如《医宗金鉴》所说，"以大寒之剂，易为清补之方"。

清代曹廷栋《老老恒言》曰："竹叶解渴除烦，中暑者宜用竹叶一握，山栀一枚，煎汤去渣下米煮粥，进一二杯即愈。"

明代刘基（伯温）《多能鄙事》曰："竹叶粥治老人膈上风热，目赤头痛，视而不见物。"

《温病条辨》银翘散中用竹叶作为使药，也是用其清热除烦、生津止渴之功用。

2. 心火上炎、口舌生疮及小儿热惊风诸证。 竹叶清心火，并可宁神定惊，常配木通、生地黄等药治口舌糜烂。如《小儿药证直诀》的导赤散（竹叶、木通、生地黄、甘草梢），该方主治心经有热，症见口舌生疮、心胸烦热、渴欲饮冷，或心热移于小肠，小便短赤而涩，尿时刺痛等症。临床治疗小儿惊风、夜啼等，常配钩藤、蝉蜕、黄连、灯心草等药，清心宁神定惊。

若感冒而兼肝风内动者，可配防风、荆芥等药，如清代梁廉夫《不知医必要》的钩藤饮（党参、防风、蝉蜕、钩藤、荆芥、竹叶、陈皮、甘草）。

3. 用于热淋及心火移热于小肠的小便淋痛， 常在八正散中加竹叶、灯心草。

淡竹叶

淡竹叶和竹叶虽同属禾本科植物，但竹叶是禾本科多年生常绿乔木和灌木淡竹的干燥叶片，即俗称竹子的叶片，呈长披针形，浅绿色。初出未展开的嫩叶，称竹叶卷心。而淡竹叶是一种多年生草本植物，高仅40~90厘米，根状茎粗短、坚硬，茎叶混合，呈淡黄绿色，体轻、质柔韧、气微、味淡。

李时珍《本草纲目》始载淡竹叶，明代以前方剂中竹叶和淡竹叶，均指禾本科植物淡竹或苦竹的叶，均非本药。

淡竹叶别名：竹叶麦冬、碎骨子、山鸡米、速身草、竹叶门冬青、山冬、地竹、野麦冬等。

味甘淡，性寒。归心、胃、小肠经。可清热、除烦、利尿。常用量：10~15克。

【临床应用】

1. 口舌生疮、小便不利、灼热涩痛等症。本药长于清心及小肠经热，上清心火，下利小便，可使心与小肠之热从小便排出，常与木通、栀子、白茅根等药同用，如《小儿药证直诀》的导赤散，或《济生方》的小蓟饮子（小蓟、蒲黄、藕节、生地黄、木通、滑石、淡竹叶、当归、栀子、炙甘草）。

若膀胱湿热蕴结，小便淋漓涩痛，可与海金沙、车前子、白茅根、灯心草等同用。

2. 热病或痧疹初起，透发不出。症见发热、微恶寒、烦闷咽痛、喘嗽流涕、苔薄黄而干、脉浮数。淡竹叶清心泄热，除烦止渴，常配西河柳、麦冬、薄荷等药，如《先醒斋医学广笔记》的竹叶柳蒡汤（淡竹叶、柽柳、牛蒡子、蝉衣、荆芥穗、玄参、麦冬、薄荷、葛根、知母、甘草），亦可再加芦根、花粉等药同用。

此外，凡外感热病，热在气分，现心烦口渴，可与生石膏、知母、芦根等配伍。若气阴两伤，可再加麦冬、人参，以益气生津。

竹叶卷心

竹叶卷心为竹叶卷而未放，卷成筒状的幼叶，也称竹叶心、碎骨子等。

味甘、苦，性凉。归心、心包、小肠经。清热除烦、清营凉血，常用量：5~10克。

【临床应用】

1. 湿热病，邪热初入营分。症见身热夜甚、口渴、时有谵语、心烦、失眠、舌绛而干、脉细数等。可配犀角、玄参、生地黄等药，例如《温病条辨》的清营汤（犀角、生地黄、玄参、竹叶心、麦冬、丹参、黄连、金银花、连翘）。此方以清营解毒药为主，配以养阴生津、透热转气之品。使入营之邪透出气分而解，方中金银花、连翘、竹叶心相伍，清热解毒，使营分之邪外达，即有"透热转气"之效应。

2. 温病多汗、耗伤心液，邪侵心包。症见发热、神昏、谵语，常配玄参心、连翘心、犀角（现以水牛角代）等，如《温病条辨》的清宫汤（玄参心、竹叶卷心、犀角、连心麦冬、莲子心、连翘心），本方用药比类取象，以心治心，清心包之热而补肾中之水，解毒清热，心神得安。竹叶卷心与连翘心均清心包之热，为方中臣药。

以上三药，竹叶、淡竹叶、竹叶卷心功用相似，都有清热除烦，生津利尿之功效。但竹叶偏于凉解上焦风热，所以银翘散、竹叶石膏汤里用竹叶；淡竹叶性味甘淡，匍匐生于潮湿之地，故以淡渗利尿，导热下行为其长处，故导赤散，小蓟饮子中用淡竹叶；竹叶卷心入心经，清心泻火之功用更强，故清营汤、清宫汤中均用竹叶卷心。

竹茹

竹茹为禾本科植物青秆竹、大头典竹或淡竹茎秆的中间层，即去掉绿层所刮下的纤维，最早收载于《名医别录》。

产于长江流域和南方各省，尤以广东、海南为主要产地。四季可采，以冬季采者最佳。鲜用、晒干生用或姜汁炒用。

别名：淡竹茹、竹皮、青竹茹、姜竹茹、竹二青、竹子青等。

味甘，性微寒。归肺、胃、胆经。清热化痰、除烦止呕。常用量：5～10克。

【临床应用】

1. 痰热咳嗽，咳吐黄痰。竹茹性寒滑利，既能清热，又有祛痰止咳作用。治热痰喘咳，痰黄稠难咯者，常配伍黄芩、瓜蒌、桑白皮等药。

2. 胆火夹痰，犯肺扰心。胸闷痰多、心烦失眠、惊悸等，或呕恶、呃逆、眩晕、癫痫、苔白腻、脉弦等症，常与陈皮、半夏、茯苓、枳实配伍，如《千金方》的温胆汤（半夏、竹茹、枳实、陈皮、茯苓、炙甘草）。该方具有理气化痰，和胃利胆之功效。

3. 胃热呕吐，妊娠恶阻。竹茹清热降逆止呕，为治热性呕逆之要药，常配黄连、黄芩、生姜等药，如东晋张湛《延年秘录》的竹茹饮（竹茹、生姜、黄芩、枳子）。若痰热互结、烦闷呕逆，常配陈皮、半夏，如《温热经纬》的黄连橘皮竹茹半夏汤。若胃虚有热而呕吐者，可配伍益气和胃之陈皮、生姜、人参同用，如《金匮》的橘皮竹茹汤（橘皮、竹茹、生姜、人参、大枣、甘草）。若妇女产后虚热，心烦不安、恶心呕吐，可用《金匮》的竹皮大丸（竹茹、石膏、桂枝、甘草、白薇）。

另，《别录》及明·缪希雍《本草经疏》均认为竹茹甘寒，凉血清热，故可用于吐血、衄血及崩漏下血等症。

临床多用鲜竹茹清热除烦；生竹茹清热化痰；姜竹茹和胃止呕。不可不辨。

竹沥

新鲜的青竿竹、大头典竹、淡竹等竹竿经火烤灼，所沥出的液汁，为淡黄色之澄清汁液。生用冲服，不能久藏。近年用安瓿密封，贮藏备用。

别名：竹汁、淡竹汤、竹油。味苦性寒。归心、肺、肝、胃四经。清热滑痰、定惊利窍，常用量：20~60mg。

【临床应用】

1. 热痰咳喘。竹沥性寒滑利，既能清热，又具祛痰止咳之功，以治热痰咳喘，痰稠难咯者为宜，常与黄芩、半夏等清热化痰药配伍，如《天津市药品标准》竹沥化痰丸（竹沥、黄芩、陈皮、法半夏、金礞石、沉香、熟大黄、白术、甘草）用于湿热痰盛、顽痰壅滞、咳嗽喘促、胸膈阻塞、郁闷便燥等症。治肺热痰壅，亦可再加瓜蒌、枇杷叶同用。

2. 中风痰迷，惊痫癫狂。如清代孟河医派代表人物马培之的泻心温胆汤（朱砂拌麦冬、石菖蒲、黄连、琥珀、川贝、郁金、橘红、石决明、枳实、甘草、玄参、猪心血、竹沥）。该方泻心通阳、和胃化痰、镇惊安神，主治癫狂、神志昏乱、语无伦次、夜不成寐，或歌或笑或泣或悲。本方由甘草泻心汤、黄连泻心汤、温胆汤化裁而来。

近年来治疗乙脑、流脑之高热、痰迷、呕吐，用竹沥频饮。

3. 小儿惊风。小儿惊风属肝风夹热痰而致高热、神昏、惊厥，可与牛黄、羚羊角等清热解毒开窍息风药同用，亦可与犀角配伍。如《圣惠方》的竹沥磨犀角饮子（竹沥2合、犀角、捣犀角于竹沥内磨令浓），可治小儿心热惊悸、精神恍惚、卧眠不安、疮痘烦热多躁。

4. 子烦。妇女妊娠期出现烦躁心悸、头晕、胸闷、呕吐痰多等症，可与茯苓或茯神配伍，如《梅师方》的竹沥汤（茯苓18g、竹沥200mL、800mL水、合竹沥煎取400mL、分三服。不愈重做。）

竹沥性寒质滑，对寒咳及脾虚便溏者忌用。

天竺黄

天竺黄为禾本科植物青皮竹或华思劳竹等竿内的分泌液干燥后的块状物。秋冬二季采收，呈不规则颗粒或片状，表面灰蓝、灰黄、灰白或洁白色，半透明，体轻、质硬而脆，易碎。吸湿性强，味淡无臭。主产于云南、广东、广西等地。始载于《蜀本草》。

《开宝本草》"按《临海志》云：'生天竺国（印度），今诸竹内往往得之。'"《本草纲目》："……竹黄生南海镛竹（香港独有禾本科篃竹属植物，因以香港植物学家陈焕镛教授命名，故名"焕镛篃竹"）中，此竹极大，又名天竹，其内有黄，可以疗痰。"

别名：天竹黄、竹黄、竹膏、竹糖等。

【临床应用】

天竺黄味甘、性寒，归心、肝、胆经。清热化痰，清心定惊。常用量：5～10克，研面吞服，每次0.5～1克。

天竺黄性寒，既清心、肝之热，又能豁痰开窍，是清热化痰，凉心定惊之良药，味甘力缓，尤适用于小儿。小儿痰热急惊抽搐，常配胆南星、朱砂、青黛、牛黄等药，如《小儿药证直诀》的抱龙丸（天竹黄、雄黄、辰砂、麝香、天南星）。

施今墨认为天竺黄、半夏曲二药对药伍用，清热除湿，化痰止咳，最宜小儿痰热交炽，消化不良，或风痰将作，目睛吊滞。

另：治痰热癫痫，临床常配石菖蒲、僵蚕等药，以清热化痰，定痛止痉；治热病神昏谵语，常配犀角、生地黄、金银花等，清心凉血解毒。

痰热咳喘常配全瓜蒌、贝母、桑白皮、桔梗等药配伍。

用于小儿乳食积滞，食火内热，痰盛抽搐，大便秘结，可与大黄、南星等药配伍，如明代吴有性（又可）《瘟疫论》的太极丸（大黄、僵蚕、冰片、胆南星、蝉蜕、朱砂、麝香、天竺黄）。

竹茹、竹沥、天竺黄三药均性味甘寒，皆能清热化痰，治疗肺热咳喘、咳吐黄痰等症。

而竹茹善于清热化痰除烦，常用于胆火夹瘀，犯肺扰心所致的胸闷痰多，心悸失眠，惊悸等症；又能清胃止呕，治疗胃热呕吐，妊娠恶阻；甘寒凉血，还可用于吐血衄血崩漏等症。

竹沥性寒滑利，擅能清热豁痰。除治痰热咳喘，痰稠难咯，顽痰胶结之外，还多用于中风痰迷，惊痫癫狂及小儿惊风，妇女妊娠子烦等症。唯其性寒质滑，寒咳及脾虚便溏者不宜。

天竺黄，功用与竹沥基本相同。但化痰之力缓，又无寒滑之害，多用于小儿惊风，中风癫痫，热病神昏，乳食积滞等症。为治小儿痰热诸证之良药。

竹实（竹米）

竹子极少开花，大约50～120年间才开花一次，花小而洁白。竹子开花后，竹林便成片枯萎死亡。竹花开过后，便结成竹实（竹米），即竹子的种子，是竹延续后代的一种方式。传说中竹米是凤凰的食物，古代有凤凰"非梧桐不栖，非竹实不食"之说。《太平广记》描述竹米"其子粗，颜色红，其味尤馨香"，是一种稀奇而高营养的保健膳食，被尊为"绿色食品之贵族"。据研究证明，竹实除含淀粉、蛋白质、脂肪外，还含有锌、硒、铁、钙、碘、镁六种维生素和十八种氨基酸，具有清热解毒功效。《本草纲目》认为"竹米，通神明，轻身益气"，《本草纲目拾遗》称其"下积如神"，能助消化、消食积。

竹菌（竹荪）

竹菌是生长于竹林中的菌类，竹荪便是其中的一种真菌。

竹荪性寒味甘，无毒，归心、肺、肝、肾四经。滋阴养血，益气补脑，止咳化痰，清热利湿，对高血压、高血脂、高胆固醇、冠心病、动脉硬化及肥胖症均有良好疗效，且能抑制肿瘤的生长。

唯其性寒凉，脾胃虚寒者不宜服用。

竹荪营养丰富，香味浓郁鲜美，是满汉全席"草八珍"之一（猴菇菌、银耳、竹荪、驴窝菌、羊肚菌、花茹、黄花菜、云香信），是宴席中著名的山珍。湘菜中"竹荪芙蓉"是国宴的一大名菜，堪称色香味三绝。

竹笋

竹的幼芽，秋冬季节，竹芽尚未长出地面，挖出来的叫竹笋；春天，长出地面的叫春笋。一场春雨过后，春笋长得又快又多，有成语叫"雨后春笋"，常常用以比喻新事物大量涌现。竹笋长出十天之内为笋，嫩而能食，十天之后，则成竹。

竹笋是菜中珍品，它不仅细嫩、清脆、鲜美、爽口，而且营养丰富，是我国传统佳肴。它也富含多种维生素和人体必需的氨基酸，还具有低脂肪、低糖、多纤维的特点。竹笋作为食材，无论凉拌、煎炒或熬汤，均鲜嫩清香，都是人们喜欢的佳肴。作为药膳，也有着悠久的历史。

竹笋味甘、微寒、无毒，归胃、肺经。可清热化痰、益气和胃，治消渴、利水道，利膈爽胃。助消化，去积食，防便秘。

据《宫廷颐养与食疗粥谱》记载：鲜竹笋一个（脱皮切片），粳米（即大米）100g，加水煮成粥，每日服2次，有清肺除热利湿之功效，可用于消渴之久泻久痢。

说到竹笋，在古代二十四孝中，有一个"哭竹生笋"的故事：三国时江夏人孟宗，少年时父亲早亡，母亲又逢年老病重，医生嘱用鲜竹笋做汤调治。时值冬天，哪有鲜笋，无奈之下，一人跑到竹林，抱竹痛哭，俄顷，听的一声巨响，忽见地上长出数茎嫩笋，孟宗喜出望外，采出做汤，母亲喝后，果然病愈。

孟宗后官至司空（主管礼仪、祭祀、德化的官职）。这个故事，虽然有些荒诞，但其用意在于宣扬孝道，孝母真情，感动天地之意。

关于竹，以及它的九种药物，就介绍于此。最后用两句诗，作为这篇文章的结尾吧！

出世予人惠，捐躯亦自豪。

杏仁

杏原产于我国，在我国最早的一部农事专书《夏小正》（约成书于战国时期）中就有关于杏的记载，到北魏，贾思勰的《齐民要术》中，已详细描述了杏树的栽培技术。"杏花菖叶""望杏瞻蒲"便是与农事有关的成语，是说当杏树开花，菖蒲长叶的时候，是耕种的最好时机，告诫人们莫失农时，争取好的收成。

与杏有关的成语典故其实很多。

如杏坛，杏坛一词，最早见于《庄子·渔父》："孔子游乎缁帷之林，休坐乎杏坛之上（缁，zī，黑色。此处指林木茂密，如同帷幕。杏坛，指长有许多杏树的高地）。"杏坛便被后人认为是孔子讲学的处所。其实，《庄子》一书，多为寓言。《渔父》篇是庄子借渔父之口，批评孔子儒家思想的篇章，其中所言"杏坛"也是虚设之词。而今之杏坛，在山东曲阜孔庙大成殿前。据顾炎武《日知录》记载，是宋乾兴年间孔子第四十五代孙增修祖庙时，在讲堂旧基上修建而成，周围广植杏树，取"杏坛"之名。"杏坛"后世也泛指聚徒讲学之所。

现在全球有500多所孔子学院，都供奉孔子画像。画像两侧是一副楹联："泗水（古河名，流经曲阜）文章昭日月，杏坛礼乐冠华夷。"即是对孔子教育思想的颂扬。

杏园：我国的科举考试制度，始于隋朝开国皇帝隋文帝杨坚。他废除世族垄断的"九品中正制"，通过科考，层层选拔，录用人才，这是他在中国历史上的一大功绩。唐朝沿用了这个制度，"杏园"在今西安市西南，是唐朝皇帝赐宴新科进士的地方，当时的"杏园宴"很是壮观。宴会之后，进士们还要到慈恩寺游玩，在大雁塔的石壁上刻字留名，唐朝的知识分子把杏园宴和雁塔题名看作很荣耀的事情。当年的白居易二十七岁进士及第，和他考中进士的另十六人中，他最年轻，非常得意，写道"慈恩塔下题名处，十七人中最少年"。如今，西安大雁塔下的石碑上，还依稀可见当年进士们的题名。

"折桂探杏"和"桂枝杏苑"也是类似内容的成语。古时乡试（每三年在省城举行的考试）在农历八月举行，考中者称举人。八月秋季，恰逢桂花盛开时节，故考中亦称"折桂"；会试（每三年在京城举行的考试）在农历二月或三月举行，考中者称进士。二三月杏花盛开，故考中亦称"探杏"。

杏林：晋·葛洪《神仙传》记载：三国时，吴国人董奉，在钟离（今安徽凤阳）为人治病，不取病人钱财。重病治愈者，使其在后山栽杏树五株；病轻者一株。如此十年，计得杏树十万余株，郁然成林，是谓"杏林"。杏子成熟后，他以杏易谷，再以谷济贫，终成佳话，此事在《太平寰宇记》《凤阳县志》均有记载。后世不少医生效法董奉，也有许多"杏林美谈"，明代名医严子成治愈大书画家赵孟頫顽疾，赵孟頫曾作画《杏林图》赠送，赞扬其高尚的医德和精湛的医术。清代的征士放，有一首《杏林诗》讴歌杏林美德及抒发自己仰慕之情，诗曰："吾亦知医术，平生慕董君。药非同市价，杏以代耕耘。山下虎收谷，溪边龙出云。芳林伐已久，到此仰余芬。"虎收谷是指传说董奉曾为猛虎取喉间鲠骨，后来虎守杏林，以防偷盗的故事。

其他成语，如"桃腮杏脸""桃羞杏让"是形容女子美丽的容貌；"杏雨梨云""杏花春雨"则是形容景色之美。

"杏花"历来都是春色的代名词，南宋诗人杨万里的《杏花》诗里这样描写杏花："道白非真白，言红不若红，请君红白外，别眼看天工。"把个杏花描写的白里透红，娇嫩万分。宋代诗人叶绍翁有一首《游园不值》："应怜屐齿印苍苔，小扣柴扉久不开。春色满园关不住，一枝红杏出墙来。"意思是访友不遇，柴门紧闭，大概是主人怕我的木屐践踏了园里的青苔吧！但满园的春色是关不住的，一枝红杏已伸出墙外。叶绍翁的这首诗，本意是描写春色的，但后来"红杏出墙"却演变成女人不守妇道，私会情人的专用词语。元曲四大作家（关汉卿、马致远、王实甫、白朴）之一的白朴有一首《墙头马上》，即是描写李家千金小姐与裴家少年裴少俊匿居七年，被裴父发现赶出家门，后又几经周折，终成眷属，是一部反封建礼教的爱情故事。

我国除广东、海南等少数地区外，都出产杏，其中以新疆、河北等地所产量大质优。

杏仁分苦、甜两种，苦杏仁以入药为主；甜杏仁以食用为主。河北承德、张家口蔚县所产杏扁，即为甜杏仁，因以食用为主，通称"仁用杏"。承德山区杏仁产量全国第一，"承德露露"即以承德杏仁为原料制成。蔚县是一座历史古城，尧舜时期，蔚县即归冀州。秦始皇实行郡县制，将全国分为36郡，郡下设县，蔚县称代郡。蔚县出产丰富，其中杏扁已成一大富民产业。所产杏仁，以仁大质优，营养丰富，略带甜味，清香可口，被大众称道，曾被国家林业和草原局命名为"中国仁用杏之乡"。

新疆杏仁主要产于南疆，以喀什、和田、库车等地所产小白杏为上品。相传明代翰林院学士辛士逊，一次外出夜宿青城山道院，一位道长传授于他一长寿秘方，让他每天坚持吃七枚杏仁，必获大益。他遵照服用，直到老年仍身轻体健，耳聪目明，思维敏捷。如今，和田为"世界第四大长寿乡"，与这里人们喜吃杏仁不无关系。

相传乾隆皇帝的宠妃香妃，身体有特殊香气，也是因为她特别喜欢吃杏仁，大家认为杏仁有美容减肥的功效，众多嫔妃也纷纷效仿。

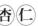

新疆天山以南，还产一种"壳杏仁"，正名"巴旦木"（波斯语，意为'内核'）。巴旦木是扁桃的内核，杏仁是杏的内核。扁桃和杏是两种不同的植物，不能混为一谈。但巴旦木营养价值也很高，富含多种营养物质，其营养价值是同重量牛肉的六倍，是维吾尔族传统的健身滋补品。

杏仁别名：苦杏仁、杏核仁、山杏仁、杏子、木落子、杏梅仁、坎子、德子、苦扁桃、草金丹、甜杏仁等。

处方名：生杏仁、光杏仁、杏仁、苦杏仁、炒杏仁、蜜杏仁、炙杏仁、杏仁霜、杏仁泥。

苦杏仁有毒，绝少生用。处方中杏仁、苦杏仁均为炒杏仁、蜜杏仁或炙杏仁。

光杏仁又名净杏仁，为生杏仁用沸水浸泡后，搓去皮尖入药者；炒杏仁为光杏仁用麸炒至微黄略带焦斑，筛去麸入药：蜜杏仁为光杏仁炼蜜炙后入药，润肺功能增强；炙杏仁为生杏仁用甘草水浸泡后，搓去皮尖，晒干入药；杏仁霜为光杏仁经压榨去油后，制成霜入药；杏仁泥为光杏仁捣成泥入药。

杏仁味苦、性微温、有小毒，归肺、大肠经。常用量：3～10克，宜打碎后下。苦杏仁有小毒，勿过量，婴儿慎用。

早在《内经·灵枢·五味》篇已将杏列为五果之一，并与脏腑之宜忌相配属："五果：枣甘，李酸，栗咸，杏苦，桃辛，……凡此五者，各有所宜……心病者，宜食麦、羊肉、杏、薤……"说明当时已将杏等五果应用于疾病的治疗和养生防病之中。

【临床应用】

1. 苦泄降气，止咳平喘。随配伍不同，杏仁可用于多种咳喘，配桑叶、菊花治风热外感咳嗽，如《温病条辨》的桑菊饮（桑叶、菊花、杏仁、桔梗、连翘、薄荷、芦根、甘草）；配桑叶、象贝母、沙参，治燥热咳嗽，如《温病条辨》的桑杏汤（桑叶、杏仁、象贝母、沙参、栀子、豆豉、梨皮）；配麻黄、桂枝，治外感风寒兼咳喘者，如《伤寒论》的麻黄汤（麻黄、桂枝、杏仁、甘草）；若风寒较轻，而咳喘咯痰较甚者，可配苏叶、前胡、陈皮、半夏等，如《温病条辨》的杏苏散（杏仁、紫苏叶、陈皮、桔梗、茯苓、半夏、前胡、枳壳、生姜、大枣）；配麻黄、生石膏、治肺热咳喘，如《伤寒论》的麻杏石甘汤（麻黄、杏仁、生石膏、甘草）；配麻黄、薏苡仁，治风湿，一身尽疼，如《金匮》麻杏苡甘汤（麻黄、杏仁、薏苡仁、甘草）。

关于杏仁和麻黄的配伍，清代周岩在《本草思辨录》中说得好，"杏仁者，所以为麻黄之臂助也。麻黄开肌腠，杏仁通肺络；麻黄性刚，杏仁性柔；麻黄外扩，杏仁内抑，二者合而邪乃尽。如麻黄汤治风寒，麻杏苡甘汤治风湿之类皆是"。麻黄宣肺，杏仁降气，二药相使，用治咳喘，确实效果甚佳。《局方》的三拗汤（麻黄、杏仁、甘草），明代张时彻《摄生众妙方》的定喘汤（麻黄、杏仁、黄芩、桑白皮、白果、苏子、款冬花、半夏、甘草）均属这样的麻黄杏仁配伍。

麻杏苡甘汤除治疗由风湿邪气引起的一身尽疼、发热、日晡所剧之外，对寻常疣、扁平疣（俗称瘊子）也有良效。我们曾用此方治愈多名疣病患者，且大多为青年女性。方中重用生薏苡仁（30 克以上），另加远志，效果更好。

2. 质润多脂，润肠通便。如《活人方》的养血润肠丸（当归尾、牛膝、麻仁、杏仁、枳壳、桃仁、红花、玄明粉）、《世医得效方》的五仁丸（桃仁、柏子仁、杏仁、郁李仁、松子仁），均为治疗老年体弱、孕产妇女津亏血燥，大肠液亏所致便秘。而《伤寒论》的麻子仁丸（麻子仁、大黄、厚朴、杏仁、白芍）则治胃肠燥热、大便硬结之便秘。焦树德先生以桃仁泥治大肠血秘；杏仁泥治大肠气秘。盖因桃仁有活血之功，杏仁有降气之效。

甜杏仁滋润之力较大，临床多用于虚劳咳喘之证。

苦杏仁有毒，《本草纲目》记载杏树皮能解其毒。甜杏仁无毒，可食用。

　　"松竹梅岁寒三友，桃李杏春风一家"。杏除药用之外，因其读音与"兴""欣"等字相近，故有"兴旺""欣欣向荣"之寓意，过去许多人家的坟地都栽种杏树，便是寄望后代子孙兴旺发达，欣欣向荣之意。

半夏

中药半夏为天南星科多年生草本植物半夏的块茎。

半夏，生于夏至日前后，夏至一阴生，此时天地间不再是纯阳之气，夏天过半，故名半夏。亦如《礼记·月食》所说："五月半夏生，盖为夏之半，故名。"

半夏辛温有毒，故将其列为下品。生半夏只宜外用，消肿散结。炮制不当，或用不得法，中毒的病例屡见不鲜。《南方主要有毒植物》亦载："半夏食少量可使口舌麻木，多量则喉舌烧痛、肿胀、呼吸迟缓而不整，最后麻痹而死亡。"

南宋洪迈的《夷坚志》记录了这样一则故事，杨立之自广府通判归楚州（江苏淮安），喉间生痈，既肿溃而脓血流注。晓夕不止，寝食俱废，医者为之束手。适杨吉老来赴郡守招，立之两子走往邀之。至，熟视良久曰："不须看脉，已得之矣。此疾甚异，须先啖生姜片一斤，乃可投药，否则无法治也。"语毕即去。子有难色曰："喉中溃脓痛楚，岂宜食姜？"立之曰："吉老医术通神，其言必不妄。试以一二斤啖我，如不能进，则屏去无害。"遂食之，初时傤为甘香，稍复加益，至半斤许，痛处已宽。满一斤，始觉味辛辣，脓血顿尽，粥饵入口无滞碍。明日，招吉老谢而问之。对曰："君官南方，必多食鹧鸪。此禽好啖半夏，久而毒发，故以姜制之。今病源已清，无用服他药也。"

相传，某年六月，唐太宗李世民带领太子李治到避暑胜地玉华宫避暑。一天，两人各吃一只烤竹鸡。当晚，李世民突发口渴，继而昏迷。随从御医诊断不明，束手无策，李世民性命垂危。当地官员举荐在五台山（后改为药王山）隐居的孙思邈前来救治（玉华宫和药王山均在铜川），李治立即派人快马加鞭请来孙思邈，这时李世民刚刚断气，玉华宫哭声一片。孙思邈近前查看病情后说："太宗食物中毒。"当即吓坏在场官员。李治道："父王和我各吃一只竹鸡，为何我却无事？"孙思邈诊脉后说："还有救，快端一碗姜水来！"姜水灌后，李世民渐渐苏醒。这时孙思邈说："竹鸡本无毒，但竹鸡爱吃半夏，此时正是半夏成熟的季节，人若食用吃了半夏的竹鸡，就可中毒。皇上即因此患病，怪不得大家。太子吃的那一只，应该未吃半夏，所以幸免。"众人听了恍然醒悟。

因为半夏有毒，所以半夏的炮制，就是一个重要的复杂事情。自古以来，都采用多种物料、多个流程进行炮制，来去除毒性。而且在整个炮制过程中都必须一丝不苟，严格把关，保证用药安全。现将几种炮制方法简要介绍于下。

（1）法半夏：取净生半夏，用凉水浸漂，避免日晒，大约浸泡10日后，再加白矾（每半夏100斤加白矾2斤），泡一日换水，至口尝稍有麻辣感，取出晾稍干。另取甘草碾粗块，加水煎汤，用甘草汤泡石灰块，再加水混合，除去石灰块，泡入半夏缸中，每日搅拌，使其黄色均匀，内无白心为度，捞出阴干备用（每半夏100斤，用白矾2斤，甘草16斤，石灰块20斤）。法半夏多用于和胃燥湿。

（2）姜半夏：净半夏照上法炮至口尝稍有麻辣感后，另取生姜切片煎汤，加白矾与半夏共煮透，取出，晾至六成干，闷润后切片，晾干备用（每半夏100斤，用生姜25斤，白矾12斤8两，夏季用14斤8两）。姜半夏偏于降逆止呕。

（3）清半夏：取净半夏，照上法半夏炮至口尝稍有麻辣感，加白矾与水共煮透，取出，晾至六成干，闷润后切片，晾干备用（每半夏100斤，用白矾12斤8两，夏季用14斤8两）。清半夏长于燥湿化痰。

历史上有不少擅用半夏的医家，如近代名家张锡纯，曾治一英国军医，呕吐不止，绝食多日，危在旦夕，日美医生均一筹莫展。张锡纯用小半夏加茯苓汤治之，一剂知，数剂而愈。

再如现在著名中医姜春华、朱良春等都是擅用半夏的前辈。

由半夏组成的方剂很多，下面举例说明其功效。

小半夏汤：出自《金匮》，半夏一升（约20克）、生姜半斤（约10克），痰饮停心下，胃气失和降，以致呕吐、食不下。呕多津伤致渴，渴则饮随呕去，故为"欲解"；若呕反不渴，是饮仍在心下，治宜化痰散饮、和胃降逆。方中半夏辛温，燥湿化痰涤饮，又降逆和中止呕，为君药；生姜辛温，降逆止呕，温胃散饮，且制半夏之毒。二药相伍，使痰去饮化，逆降胃和而呕吐自止。该方现已成为祛痰化饮、和胃止呕的常用配伍。

二陈汤：出自《局方》，半夏、橘红各15克、白茯苓9克、炙甘草4.5克。主治湿痰证：咳嗽痰多、色白易咯、恶心呕吐、胸膈痞闷、肢体困重；或头眩心悸、舌苔白滑或腻、脉滑。此证多由脾失健运、水湿不化、湿聚成痰。方中半夏燥湿化痰、和胃降逆；橘红理气行滞、燥湿化痰。二药皆以陈久者佳，即无过燥之弊，故方名"二陈"。二药用药相等，既能增强燥湿化痰之力，又体现治痰先治气，气顺痰自清之意。佐以茯苓健脾渗湿，健脾以杜生痰之源，渗湿以助化痰之力。煎时加生姜，既制半夏之毒，又助半夏化痰，化痰降逆、和胃止呕。少用乌梅，收敛肺气，配半夏、橘红散中兼收，防其燥散伤正之虞。再配甘草，健脾和中，调和诸药。

小陷胸汤：出自《伤寒论》，黄连一两（6克）、半夏洗半升（12克）、栝蒌实大者一枚（20克）。痰热互结之结胸证，胸脘痞闷，按之则痛，或心胸闷痛，或咳痰黄稠，舌红苔黄，脉滑数。治当清热化痰、宽胸散结。成无己《注解伤寒论》："苦以泄之，辛以散之。黄连栝蒌实之苦寒以泄热，半夏之辛以散结。"

半夏曲：中成药，由清半夏、白矾、六神曲、生姜汁、面粉组成。具有降逆止呕、止咳化痰功效。用于恶心呕吐、食欲不振、咳嗽痰壅等症，是家庭常备药。

半夏反乌头（半蒌贝蔹芨攻乌），故川乌、草乌、附子之类，当慎与半夏同用。

附：水半夏

水半夏与半夏均属南星科植物，都以干燥的块茎入药。水半夏辛温有毒，有燥湿化痰止咳等功效，亦与半夏功用相仿。故有人假充半夏用于临床。主产于广西壮族自治区。

有一年，我到广西南宁市宾阳县会诊，这里除让我领略到岭南风情外，还让我联想起一段流传至今的古代佳话。

公元1079年，宋神宗元丰二年，苏轼由徐州调任太湖滨的湖州。在他的《湖州谢上表》中，有些牢骚话，被御史台的御史们上奏，说苏轼"愚弄朝廷，妄自尊大"，由此又牵扯出苏轼以往的一些诗句，以及当时保守派和变法派的斗争，而获罪被捕。后因王安石等人说清，才免死被贬黄州（现湖北黄冈）。这便是有名的"乌台诗案"。所谓乌台，即御史台，因官署内遍植柏树，又称"柏台"，柏树上常有乌鸦栖息筑巢，乃称"乌台"。

此案受牵连人员很多，其中，诗人画家王巩，受牵连被贬滨州，即今广西宾阳。公元1100年（元符三年）朝廷大赦，诸人北归，王巩宴请苏轼叙旧，席间苏轼问歌女宇文柔奴，客居岭南如何？"广南风土，应是不好？"宇文柔奴平静地回答："此心安处，便是吾乡。"苏轼听后，非常感到意外，对宇文柔奴大加赞赏，并为之填下《定风波》一词："常羡人间琢玉郎（指王巩），天应乞与点酥娘（指肤如凝脂般光洁细腻的美玉，此处指宇文柔奴）。尽道清歌传皓齿。风起，雪飞炎海变清凉。万里归来颜愈少，微笑，笑时犹带岭梅香。试问岭南应不好？却道：此心安处是吾乡。"

宇文柔奴，出身医学世家，其父御医，被冤入狱，不久，父母双亡。其叔父将其卖入京城"行院"（行院以艺娱人，妓院以色娱人）。柔奴苦学艺技，很快声名远播。之后，其父好友陈太医闻听柔奴沦落行院，设法将其赎出，并教她医术，且颇有心得。后钟情王巩，做了王巩歌女。乌台诗案后，宇文柔奴独自一人，随王巩流寓宾州。在宾州五年，柔奴悬壶济世，成为一代女医，治愈患者无数，当地百姓誉为"神医"。

橘

橘，芸香科柑橘属常绿小乔木的果实，剥皮吃，甘酸多汁，人皆羡爱之。

橘、桔，同音同意，应为异体字。但北方人爱写"橘"，南方人喜写"桔"，"桔"也用作"橘"的简化字。另，"桔"和"吉"谐音，有人便常用"桔"，而弃用"橘"，以求其吉祥之意。其实，"矞"（音"育"）亦有祥瑞之意，只不过少有人知而已。同属植物还有橙和柚。

橘原产中国，早在战国中期之前成书的《晏子春秋》就有关于橘子产地的记载："橘生淮南则为橘，生于淮北则为枳，叶徒相似，其实味不同。"传入欧洲后，荷兰、德国曾将橘子称作"中国苹果"，16世纪才传入美国。我国南方各省均产橘，主产于广东、福建、四川、湖南、湖北、浙江等省。

关于橘的典故传说很多，现择选几则如下。

南橘北枳：晏子使楚的故事几乎尽人皆知，故不再赘述，成语"南橘北枳"就源于《晏子春秋·内篇杂下》。

晏婴，春秋时期齐国宰相，历史上著名的政治家、思想家、外交家，辅佐齐灵公、庄公、景公三朝，历时56年，"以此三世显名于诸侯"。晏子不仅辅佐君王，成就霸业；也能言善辩，出使不辱命，捍卫了国家尊严。而且节俭力行，谦恭下士，"食不重肉，妾不衣帛"，他一件皮袄穿了

30 多年。故此，被世人尊称为"晏子"（古代"子"表示对男子的尊称）。

怀橘遗亲：据范晔《后汉书》记载："陆绩，字公纪（三国时吴国吴县，今苏州人）年六岁，至九江见袁术。术出橘待之，绩怀橘三枚，及归，拜辞坠地，术曰：陆郎作来宾而怀橘乎？绩跪答曰：吾母性之所爱，欲归以遗母。术大奇之。"这便是古代二十四贤孝"怀橘遗亲"的典故。陆绩成年后，博学笃志，通晓天文历算，著《浑天图》，注《易经》，撰《太玄经注》。

千头木奴：千头木奴，是橘的一个别称。据东晋习凿齿撰写《襄阳耆旧记》记述：三国东吴大臣李衡，襄阳人，常常想添置家产，却遭妻子反对。李衡便密遣十个家奴在武陵龙阳泛州，种柑橘千株，临终前告诉儿子："你母亲反对我添置家产，我们才如此贫穷。然而我在州里有千头木奴，可供汝等日常用度。"李衡死后，其子将木奴之事告诉母亲。其母说："那一定是柑橘呀！"后来这些橘树成材，每年以橘易绢数千匹，家境由此富足。此后，便以"千头木奴"形容家境殷实，其也有赞誉柑橘之意。

龙蟠橘井：据晋代葛洪《神仙传》记述：西汉文帝时，桂阳县（今湖南郴州）苏耽为人虔诚，品德高尚，苏耽成仙临行时，其母曰："汝去，使我如何存活？"耽曰："明年天下疾疫，庭中井水，檐边橘树，可以代养。井水一升，橘叶一枚，可疗一人。"……来年，果有疾疫，远近悉求母疗之，皆赠以井水及橘叶，无不愈者。

瘟疫过后，一条蟠龙从井中沸腾而出，直入云霄。人们认定此龙便是苏耽所化，蟠于井中，守护拯救百姓，这便是"龙蟠橘井"的典故。与《杏仁》篇中讲到的"虎守杏林"都是医药界的美谈佳话。

橘，受到了历代无数文人墨客、英雄忠烈的颂扬和赞美。其中最为推崇和讴歌橘树的就数屈原的《橘颂》了。

"后皇嘉树，橘徕服兮。受命不迁，生南国兮。深固难徙，更壹志兮。绿叶素荣，纷其可喜兮……"

《橘颂》是我国第一首咏物抒情诗。屈原在这首诗中赞颂了橘树"受命不迁""深固难徙"的坚强品格，借以表达了自己矢志不渝的爱国情怀。

除《橘颂》之外，苏轼的《浣溪沙·咏橘》也是一首咏物词。借咏橘以抒发自己清新高洁的品格。值得一读：

"菊暗荷枯一夜霜。新苞绿叶照林光。竹篱茅舍出青黄。

香雾噀人惊半破，清泉流齿怯初尝。吴姬三日手犹香。"

橘，不仅"受命不迁""深固难徙"，其果实"香雾噀人""清泉流齿"。而且全身是药，下面分别论述橘皮、橘叶、橘络、橘核。

橘皮

橘皮，又名陈皮、广陈皮、新会皮，这些名称均为医生临床所习用。近代医家张山雷说："新会皮，橘皮也。以陈年者辛辣之气稍和为佳，故曰陈皮。"除橘皮外，中药还有枳壳、半夏、麻黄、吴茱萸、狼毒，均以陈年者入药，这即所谓的"六陈药"。李东垣《珍珠囊指掌补遗药性赋》中歌曰："枳壳陈皮半夏齐，麻黄狼毒及吴萸。六般之药宜陈久，入药方知奏效奇。"

中药治病，主要利用药物的"气"和"味"。六陈药之"气"均较强烈，刺激性大，而产生副作用。放置一段时间，其"气"得以挥发，治病效果才好，故用陈药。王好古曾曰："橘皮以色红日久者为佳，故曰红皮、陈皮。"

广东江门市新会区，所产陈皮呈三瓣状，内外表面呈棕褐色或黑色，纹理清楚，光泽鲜明，表面有无数大小均匀且凹入的油点，术语称"油室"。

新会，古称"冈州"，宋朝以前乃是荒蛮不毛之地。由于其地理气候的特殊性，是柑橘的起源地之一。在距今700多年前的宋朝，新会人便有了专门种柑取皮的历史。

在2011年首届"新会陈皮皇"评选中，一款1929年产的陈皮，以每斤55万元的价格拍卖成功，比黄金还贵重许多，2019年新会陈皮入选中国农业品牌目录。

陈皮性温，味辛苦；归脾、肺经。功可理气、调中、燥湿、化痰。常

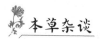

用量：3～10克。体内湿热者慎用。

【临床应用】

1. 脾胃气滞、脘腹胀满、恶心呕吐等症。陈皮辛香苦温，能散能降，具理气运脾、调中快膈之功。陈皮配生姜，名《金匮》橘皮汤（原方：橘皮四两，生姜半斤），橘皮理气和胃、通阳止呕；生姜温胃散寒止哕。二药为伍，治干呕哕，手足厥冷者。

橘皮配枳实、生姜，即《金匮》的橘枳姜汤（原方：橘皮一斤，枳实三两，生姜半斤），治胸中气塞、呼吸短促、心下硬满、呕吐哕逆。方中橘皮燥湿化痰，宣通气机；枳实导痰浊下行，减轻胸中痰浊堵塞之苦；生姜散冷积寒气，令脾胃调和，气机通畅。三药合用，行气开郁，和胃化饮，胸脘气塞之症自除。

橘皮配竹茹、黄连等药，如《温热经纬》的黄连竹茹橘皮半夏汤，主治幼儿脾胃失常、呕吐者；又如橘皮配竹茹、人参、生姜、大枣等药的《金匮》橘皮竹茹汤（原方：橘皮二升、竹茹二升、大枣三十枚、生姜半斤、甘草五两、人参一两），全方降逆止呕、益气清热，治胃虚有热之呕吐。现此方常用于治疗妊娠呕吐、幽门不全梗阻、膈肌痉挛等症。

橘皮配白术、白芍、防风，即《丹溪心法》的痛泻要方，该方补脾柔肝、调和肝脾，治脾虚肝旺、肝气乘脾之泄泻。症见肠鸣腹痛、大便泄泻、泻必腹痛、泻后痛减。

橘皮配四君子汤，即《小儿药证直诀》的异功散，治脾虚气滞、饮食减少、胸脘痞闷、食入作胀、大便溏薄、神疲气短等症。该方补中有行、醒脾助运、补而不滞。

2. 湿浊中阻、脘腹胀满，或肺失宣降、咳嗽痰多等症。陈皮归脾肺二经，故既能调中理气，又可燥湿化痰。陈皮配苍术、厚朴，如《局方》的平胃散（陈皮、苍术、厚朴、甘草）。燥湿运脾、行气和胃，主治湿滞脾胃，证见脘腹胀满、不思饮食、恶心呕吐、嗳气吞酸等症。

陈皮配半夏、茯苓，如《局方》的二陈汤（陈皮、半夏、茯苓、甘草、生姜、乌梅），主治痰湿咳嗽，症见咳嗽痰多、色白易咯，或兼恶心呕吐、胸膈痞闷、头眩心悸、舌苔白腻等。

橘核

橘核是橘的种子，将洗净的橘核，用盐水拌匀，稍闷，放锅内，文火炒至微黄色，取出晒干，捣碎备用。《本草纲目》："凡用橘核，须以新瓦焙香，去壳取仁，研碎入药。"

橘核味苦性温，归肝经。能行气、散结、止痛。常用量：3～10克。

治疗疝气、睾丸肿痛、偏坠，甚或脐腹引痛、疮毒溃烂，治以《济生方》的橘核丸（橘核、海藻、昆布、海带、川楝子、桃仁、厚朴、木通、枳实、元胡、桂心、木香，共为细末，酒糊为丸，如梧桐子大），每服9克，每日1～2次，空腹温酒或淡盐水送下，若寒甚者酌加小茴香、吴茱萸；瘀肿重者，加三棱、莪术；寒湿化热，阴囊红肿痒痛者，去桂心，加黄柏、土茯苓、车前子。

《内经》对疝气有不同的名称，如：癀疝、癫疝、颓疝等，均指同一病证。

橘核也可用于乳房结块（包括乳腺增生及乳癌初起），可配伍疏肝理气、化瘀活血药物，如香附、郁金、丹参、三棱、莪术、桃仁、红花、柴胡、瓜蒌等药。治腰痛，常配杜仲，如《济生方》的立安散（炒杜仲、橘核各等分）。

《本经逢原》："惟实证为宜，虚者禁用。以其味苦，大伤胃中冲和之气也。"

橘络

橘络，橘的果皮内层筋络。味甘苦，性平，归肺脾经。行气通络，化痰止咳。《纲目拾遗》："通经络滞气、脉胀、驱皮里膜外积痰、活血。"

临床可治咳嗽痰多、胸胁作痛。常用量：3～5克。

橘叶

橘树的叶子。味辛苦，性平，归肺经。疏肝行气、化痰散结。常用于乳痈、乳房结块、胸胁胀痛及癥瘕等症。

橘红

采摘成熟橘子，去掉橘皮内层的白色部分不用，取其干燥的外层果皮。化橘红为广东省化州市特产，是十大广药之一（阳春砂仁、巴戟天、广陈皮、化橘红、广佛手、沉香、高良姜、广藿香、广地龙、金钱白花蛇），是一味名贵中药。

橘红味辛苦，性温，归肺脾经。理气宽中、燥湿化痰、消食散结。常用量：3～10克。肺热咳吐黄痰者不宜使用。

临床上可祛痰止咳。橘红辛温，故适合因风寒引起的感冒咳嗽痰多等症。方如《妇人良方》的导痰汤（制半夏、橘红、茯苓、枳实、南星、甘草），主治咳嗽痰多、胸膈壅盛、饮食少思等症。

橘红也可消食化积。理气宽中、消食化积，适宜呕吐呃逆、饮食积滞等症。亦可散结，常用于乳房结块的治疗。

附：青皮

青皮即橘子未成熟的小果实，是芸香科常绿小乔木橘及其同属多种植物的幼果，或未成熟果实的果皮。最早收载于苏颂的《本草图经》。

5～6月间采集果实，洗净晒干（较大者用沸水烫过后十字形剖开）除去瓤肉，生用或醋炒用。

青皮味苦辛，性温，归肝胆胃经。可疏肝破气、散结消滞。常用量：3～10克。本品性烈耗气，气虚者慎用。李东垣："青皮有滞气则破滞气；无滞气则损真气。"

【临床应用】

1. 疏肝破气。青皮辛散温通、苦泄下行、色青入肝，善于疏肝胆、破气滞，性较峻烈。明代倪朱谟《本草汇言》曰："青皮破滞气，消坚积之药也。"治肝气郁滞、胁肋刺痛，可配伍柴胡、香附、郁金等。或用清代方肇权的《方氏脉症正宗》方：青陈皮各400克（酒炒），白芥子、苏子各200克，龙胆草、当归尾各150克，共为末，每早晚各服15克。此方适宜肝胆痰热较重者。

治乳房胀痛或有结块，可配柴胡、香附、郁金、山甲珠、丹参、三棱等药；治乳痈肿痛（乳腺炎），常配蒲公英、连翘、金银花、瓜蒌皮等药；治寒疝腹痛，可配乌药、小茴香、木香、橘核、荔枝核等药。亦可用李东垣《医学发明》的天台乌药散（乌药、茴香、木香、青皮、高良姜、槟榔、巴豆、川楝子），此方治寒凝气滞的小肠疝气、少腹痛引睾丸者。

2. 散结消滞。治食积不化，胃脘痞闷，常与山楂、麦芽、神曲等消食导滞药同用，如《沈氏尊生方》的青皮丸（青皮、山楂、麦芽、神曲、草果），治食痛饱闷、噫败卵气。

治气滞血瘀所致的癥瘕积聚，常配三棱、莪术、郁金等药，如《山东中医学术经验交流文选》方：夏枯草、玄参、生牡蛎、昆布、姜半夏、海藻、青陈皮、三棱、莪术。

蝉蜕

中药蝉蜕为蝉科昆虫黑蚱（蝉）羽化时的蝉壳，夏秋季自树枝上或树下采收，晒干备用。

蝉的生命过程很奇特，一生要经过卵、幼虫、成虫三个衍变阶段：每到夏天，雄蝉"知了知了"的鸣叫，是为了引诱雌蝉来交配，但交配后不久，完成繁衍使命，即刻死去。雌蝉在树枝中产卵，不久也相继而亡。隐藏在树枝中的受精卵要到来年夏天才能孵化成幼虫，幼虫随后掉落地下，钻入土壤中，以植物根茎的汁液为食，幼虫在土壤中，至少要生活三五年，北美洲有一种蝉在地下要渡过 13 年或 17 年。幼虫要在地下经过四次脱皮蜕变，然后才破土而出，脱去外壳。第五次蜕变，羽化为长有双翼的成虫，这才是我们见到的"蝉"。成年的蝉寿命短暂，仅仅存活 30 ~ 70 天。

幼虫羽化时，脱去的外壳，便是中药"蝉蜕"。

我国自汉代以来，以蝉之羽化蜕变，翼望人死后，也可以复活重生，于是将雕有蝉的玉佩（玉蝉）放入死者口中，称作"含蝉"。所以，蝉在古人心目中的地位很高。

至今，凡事能连续相承，连续不断，我们称其为"蝉联""蝉连"或"婵嫣"，也是将蝉的蜕变现象，比喻连续保持的事物，或连贯取得的成果。

　　蝉在古人的心目中，是一种神秘而圣洁的灵物，是栖于高枝，风餐露宿，不食人间烟火，品行高洁的象征，故很多文人每每以蝉自况。骆宾王的《在狱咏蝉》："西陆蝉声唱，南冠客思深。不堪玄鬓影，来对白头吟。露重飞难进，风多响易沉，无人信高洁，谁为表予心？"即以蝉比兴，以蝉寓己，抒发自己品行高洁，却遭牢狱的哀怨悲伤之情及期盼昭雪申冤的愿望。

　　还曾记得，那是一个夏末初秋的周末，与家人郊游，林间小憩，听得一片蝉鸣，突然想起杨万里的两句诗："荷凉欣暑退，蝉苦怨秋新。"便不自觉地吟出声来。旁边的小外孙听了便说："姥爷，我们学过柳永的《雨霖铃·寒蝉凄切》，难道蝉就是苦和寒的吗？""这倒也不尽然，你看白居易有一首思念好朋友元稹的诗，其中'故人千万里，新蝉三两声'，这里的蝉鸣，表达的是对好朋友的呼唤和与远方朋友相互思念的共鸣。再如唐朝诗人虞世南的《蝉》，是这样写的，'垂绥饮清露，流响出疏桐。居高声自远，非是借秋声'。这里的蝉鸣，抒发的是他升官后引吭高歌，自鸣得意的心情。蝉，或许也有自己的苦和乐，但人们是无从知道的。文人笔下蝉的苦和乐，只是文人情感的一种寄托和表露罢了。"我们边说边步出林荫，周围很静，只听得林间传来欢快的蝉鸣，"蝉噪林愈静，鸟鸣山更幽"，便是对这里最好的写照了。

　　回来的车上，小外孙又提议让我讲讲蝉蜕的药用功能。我觉得借此机会给家人们讲些中药知识，也是有益的事情。下面就是那次讲述的大致内容。

　　"蝉，俗称'知了'。蝉的鸣叫，是因雄蝉的腹部有一个发音器，能够连续地发出尖叫声，听起来好像喊'知了，知了'。佛家认为：'知'是智慧，是明实相；'了'是觉悟，是无我或放下。这是佛家修行禅悟的最高境界。其实，蝉鸣'知了'，并无禅透佛理的觉悟，而是雄禅向雌禅求爱，延续种族后嗣的一种本能而已。蝉由幼虫变为成虫，羽化时脱下的壳，便是'蝉蜕'，是一味很常用的中药。有的医生习惯写成'蝉衣''蝉退'

或'蝉壳'。教科书上，把蝉蜕列为辛凉解表药，其实蝉蜕不仅可治疗风热感冒，我在临床上更多地用它治疗咽痛、音哑、咳嗽、目赤、目翳，以及多种皮肤病。蝉衣有显著的抗过敏作用，也可用它治疗一些过敏性疾病。"我讲到这里，小外孙插嘴说："蝉爱鸣叫，所以能治音哑；蝉要蜕皮，所以善疗皮疹，还挺有趣呢！"我说："是这个道理，中医讲'以脏治脏'，也就是《易经》上说的'同声相应，同气相求''比类取象'的道理。"大家听了，觉得有些受益，要求我讲的更详细更系统些。"那好，你们可别嫌枯燥乏味啊！"

首先说，药物的性味和归经，直接决定或影响着药物的性能和功效，也是临床用药的主要依据。所以掌握药物的性味和归经，对临床辨证用药非常重要。蝉蜕味甘咸而性寒凉，主要归肝肺二经。

《幼学琼林》开篇即说："气之轻清上浮者为天；气之重浊下凝者为地。"孔子在解释《易经、乾卦、九五》时也说："本乎天者亲上，本乎地者亲下，则各从其类也。"蝉蜕质地轻清如纸，蝉本身又栖高枝而飞天，故其气轻清上浮以入肺经。性又寒凉，故有凉散风热，清利头目之功效，而治外感风热及温病初起，发热头痛等症。临床上常与菊花、薄荷等药配伍，如清代雷丰的《时病论》辛凉解表法（薄荷、蝉蜕、前胡、淡豆豉、瓜蒌壳、牛蒡子）。

风热火毒上攻，咽喉红肿疼痛，声音嘶哑，甚至失音，用蝉蜕疏散风热、开宣肺气，也有比类取象之意。临床常配伍薄荷、牛蒡子、桔梗、升麻、胖大海等药同用。

蝉蜕还是一味治疗麻疹的好药。北京近代儿科名医周慕新，就擅用甘寒之蝉蜕治疗小儿麻疹，我们临床也常用蝉蜕配伍葛根、升麻、牛蒡子、浮萍、西河柳等药治疗麻疹初起，透发不畅。

风疹及风热引起的皮肤瘙痒，蝉蜕疏风散热止痒。元代危亦林《世医得效方》用蝉蜕20个，薄荷一两，取名"蝉蜕散"治饮酒后身痒，奇痒不堪，抓至皮肤出血，痒止而后痛。该方也治阴囊肿大，秦伯未先生在

《中医临证备要》中写道："阴囊肿或连阴茎包皮通明，不痛不痒，多因坐地受湿，以小儿患者居多，用蝉蜕五钱煎汤洗涤。"此法证之临床，效如桴鼓。治疗风疹（荨麻疹）及风热所致的皮肤瘙痒，我们临床多用蝉蜕配伍白蒺藜、荆芥、薄荷、连翘等药，效果亦佳。

　　说到此，小外孙似乎想起了什么，突然说："姥爷，前几天，您给一位大姐姐看病，她的胳膊和小腿上长了许多小疙瘩。我看您开的处方上就有蝉蜕，那位大姐姐得的是什么病？""你这孩子，还很留心。你说的那位姑娘，得的病，西医叫'结节性痒疹'。""这种病，好治吗？""好吧！我就给你大致讲讲结节性痒疹的中医认识和治疗原则，以满足你的好奇心。结节性痒疹是一种慢性皮肤病，大多与昆虫叮咬有关。中医认为是体内湿邪郁滞，又感外界风毒，造成风毒湿邪凝聚，经脉受阻，气血壅滞，发于皮肤，就成此病。这种病，除了你见到的灰褐色结节外，主要症状是瘙痒难耐。中医的治疗原则是祛湿解毒，疏风止痒。病程较久者，可加活血软坚的药物。"小外孙关切地问："姥爷，您给大姐姐开的药方，真能治好她的病吗？""你别着急，她的病会好的。我开的药方，是在赵炳南老先生'全虫方'的基础上，又加了蝉蜕、川芎、虎杖。蝉蜕对受损皮肤有脱旧换新，促进代谢的作用，而且止痒效果很好，我治皮肤病经常用它。川芎为血中气药，除活血作用外，还有燥湿搜风的功用，所以也是常用药物。虎杖除活血之外，还有清热利湿解毒功效。这位姑娘患病已二年之久，所以我在全虫方的基础上又加了这三味药，肯定会有效的。这张方子大概是这样：全蝎6克，皂角刺12克，猪牙皂角6克，刺蒺藜20克，炒槐花15克，威灵仙15克，苦参6克，白鲜皮15克，黄柏15克，蝉蜕10克，川芎10克，虎杖15克。"

　　以上讲的几种病证，都与蝉蜕入肺经有关。下面讲到的病证就与肝经有关了。

　　蝉蜕入肝经，能清肝经风热，治疗目赤、目翳、多泪等症，常与菊花、木贼等配伍，如《局方》的蝉花散（蝉蜕、谷精草、白蒺藜、菊花、防风、草决明、密蒙花、羌活、黄芩、蔓荆子、山栀子、甘草、川芎、木贼草、荆芥穗，各等分，上药为末，每服 6 克，用茶水调服，食后及临睡时服）。该方主治肝经蕴热，风毒内侵，上攻眼目，翳膜遮睛，赤肿疼痛，视物不明，隐涩难开，多生眵泪，内外障眼诸证。

蝉蜕凉肝息风，定惊止痉，常用于因肝经风热所致的小儿惊哭夜啼及破伤风等症。其治破伤风，常配伍全蝎、僵蚕、钩藤等祛风止痉药，如《史全思家传方》的五虎追风散（全蝎、天南星、蝉蜕、僵蚕、天麻、朱砂）。

小儿夜啼，多因心肝两经蕴热所致。蝉蜕甘寒止惊，常与朱砂同用。如明代孙一奎的《赤水玄珠》，以蝉蜕 20 枚、辰砂少许为末，炼蜜丸令小儿吮服，效果甚好。究其道理，陈修园谓："蝉日出有声，日入无声，故止夜啼也。"也不外同气相求之理。

就这样，一路上，大家说说笑笑，还讲授了不少中药知识，度过了一个愉快而有益的周末。

远志

中药远志，最早载于《本经》，并列为上品。远志，因其有安神益志之功效而得名，如李时珍在《本草纲目》中所言"此草服之能益智强志，故有远志之称"。

远志的别名较多，《本经》有棘菀、葽绕、小草。宋陶穀《清异录·药谱》有"醒心杖"等别名。

棘菀：棘，本义指矮小而成丛莽的灌木（"丛莽"即茂密之意）。菀，读 wǎn，音晚，又读 yù，音欲，此处读 yù，亦茂盛之义。

葽绕：葽，读 yāo，音腰，茂盛之义。葽绕，指远志是一种茂盛而茎叶弯曲，相互缠绕的药材。

关于"小草"这个别名，还有一个历史故事。据南朝刘义庆《世说新语》载，东晋谢安本意是长期隐居东山（在今绍兴市上浦镇，古又称会稽山），后来朝廷多次征召，不得已，担任了征西大将军桓温的司马之职。当时友人送给桓温一些药草，其中有一味远志。桓温拿着远志问谢安："这种草药又叫小草，为什么一味草药有两个名称？"谢安没有即刻回答，在座的郝隆却应声回答："这很容易解释，隐于山中时叫远志，出山后就叫小草。"谢安听了，很觉惭愧。桓温看了看谢安说："郝参军这个失言不算坏，话也说得极有意趣。"这个回答实际是一语双关，讽刺谢安在隐居时志向高远，出仕后却像小草一样，随世沉浮，让人不齿！

谢安，字安石，41岁前隐居东山，41岁时出仕，成语"东山再起"即由此而来。之后，谢安挫败桓温篡位谋权；淝水之战，又以少胜多，战胜前秦苻坚，保卫了东晋的安全，建立了不世功业。

清朝思想家、改良主义的先驱、诗人龚自珍力主革新，大力支持林则徐禁烟，却得不到朝廷支持，报国无门，曾作《远志》诗，借药咏怀："九边（泛指边境）烂熟等雕虫（小技艺），远志真看小草同。枉说（白说）健儿身在手，青灯夜雪（孤寂清苦的境遇）阻山东（古地域名，函谷关以东）。"

唐代李白《梁园吟》最后两句："东山高卧时起来，欲济苍生未应晚。"也表达能像谢安一样东山再起，以济苍生的愿望。

远志还有一个别名叫"醒心杖"，见于北宋初年陶毂（谷）所著《清异录·药谱》（可查阅北京图书馆善本书胶片）。

《本草纲目》"记事珠谓之醒心杖"，此说有误。《记事珠》是唐末僖宗时人王仁裕著，笔记小说《开元天宝遗事》其卷上有关于《记事珠》一段记载："开元中张说为宰相，有人惠张说二珠，绀色有光，名曰'记事珠'，或有阙忘之事，则以手持弄此珠，便觉心神开悟，事无巨细，涣然明晓，一无所忘。"《记事珠》并非远志别名，它与远志别名"醒心杖"亦无关联。

关于远志的别名，大致如此。

关于远志的归经，历代医家说法不一。大多数医家认为远志归心、肾二经，能交通心肾，宁心安神，益精强志，如《本草正》："远志，功专心肾，故可镇心止惊，辟邪安梦，壮阳益精，强志助力。"唯李时珍认为："远志入足少阴肾经，非心经药也。"也有医家认为，远志应入肺经。《中国药典》即认为远志归心、肾、肺经。还有少数医家认为远志还能入肝、脾经，说法不一。就其性味及入药部分而论，远志以根入药，味苦辛，根部药多入肾经，苦入心，辛入肺，故远志应入心、肾、肺三经。此说也与

《药典》之规定相符。常用量：3~10克，外用适量。有溃疡病及胃炎者慎用。

【临床应用】

1. 守心安神。 临床多用其治疗心神不安，失眠健忘，惊悸怔忡等症。用于失眠健忘，常与人参、石菖蒲配伍，如《证治准绳》的不忘散（远志、人参、茯苓、茯神、石菖蒲），《医学心悟》的安神定志丸（远志、石菖蒲、茯苓、茯神、人参、龙齿），孙一奎《赤水玄珠》的读书丸（石菖蒲、菟丝子、远志、地骨皮、五味子、生地黄、川芎）。孙一奎称此方"健忘服之，日记千言"，补肾安神，开窍益智，该方治久病劳伤之健忘、失眠、耳鸣、腰酸，以及用脑过度所致之头痛等症；再如《备急千金要方》的孔圣枕中丹（远志、石菖蒲、败龟板、龙骨），亦治读书善忘，久服令人聪慧。

惊悸怔忡，梦寐不宁，神不守舍，常与朱砂、龙齿等镇惊安神药同用，如《济生方》的远志丸（远志、茯神、朱砂、龙齿、人参、石菖蒲、白茯苓）；症状较轻者，可用《局方》的平补镇心丹（熟干地黄、生干地黄、干山药、天门冬、麦门冬、柏子仁、茯神、辰砂、桔梗、石菖蒲、远志、当归、龙齿），或《摄生秘剖》的天王补心丹（生地黄、玄参、柏子仁、酸枣仁、远志、桔梗、五味子、当归身、天冬、麦冬、人参、丹参、白茯苓）。

2. 祛痰开窍。 常用于痰迷心窍所致的精神错乱，神志恍惚，以及惊痫等症。常与菖蒲、郁金、茯苓等药配伍，如《备急千金要方》的小定志丸（菖蒲、远志、茯苓、人参），主治心气不足，痰浊阻窍，证见心怯善恐，惊悸健忘，夜卧不安，甚则忧愁悲伤，语失伦次，嬉笑发狂等。或在此方基础上再加琥珀、郁金、朱砂，即《医学入门》定志丸。

《千金方》中有一名方"温胆汤"（竹茹、枳实、半夏、陈皮、生姜、甘草），治大病后虚烦不得眠，眩晕心悸，痰多呕吐等症，在此方基础上，陈无择《三因极一病证方论》加茯苓、大枣，为现在治痰通用方。我们治痰迷心窍所致的精神错乱，神志恍惚，惊痫及焦虑症、抑郁症，常以此方合《定志丸》治疗，效果颇佳。

3. 消散痈肿。治疗痈疽疔毒，乳房肿块，单味为末送服，或外用调敷。

有一年我回乡探亲，我三舅左乳内长一硬结，如红枣大，触之痛，医院建议手术，三舅拒绝手术。让我设法治疗，我当时亦无经验，偶然想到远志可以化痰消肿，祛除乳房肿痛，于是用远志研极细末，以酒调成稠糊状，敷于乳房硬核处，每日换药一次，岂料，十余天后硬结竟然消散。至此，对远志化痰祛瘀功效更有深刻体会。

远志的产地也较多，大致有山西、陕西、河南、吉林等地。最早记载远志产地的书籍是汉末的《名医别录》，"生太山及宛朐"。"太山"即泰山，"宛朐"即今菏泽县西南处。宋代苏颂《本草图经》亦云："远志，生泰山及宛朐川谷。今河、陕、京西州郡亦有之。"直至清代，吴仪洛《本草从新》开始记载山西为远志的道地产地，并称"山西白皮者佳"。之后《植物名实图考》《中国药材学》《中华本草》等书，以及大专院校《中药学教材》，均以山西为远志的主产区。

山西省为春秋时晋国所在地，故现在简称"晋"。晋国历史上有很多值得称道的故事，比如在公元前 620 年~前 545 年，晋国有一位名叫祁奚（字黄羊）的大臣，即今山西祁县人。因年事已高而请老（请求退休），晋侯问谁可接替他的职位，他举荐了名叫解狐的一位大臣。晋侯道："解狐可是你的杀父仇人！"祁奚道："君问可，非问臣之仇也。"解狐上任不久就亡故。晋侯又问谁可接替这个职位，祁奚又举荐了祁午。晋侯道："祁午可是你的儿子啊！"祁奚道："君问可，非问臣之子也。"这就是祁黄羊"外举不避仇，内举不避亲"的故事。《诗经》赞曰："唯其有之，是以似之，祁奚有焉（唯其有德行，才能举荐类似他的人）。"《史记》亦赞曰："祁奚可谓不党（不拉帮结派），外举不隐仇，内举不隐子。"

像祁奚这样的人，这样的举止，现在也应该不少吧！

苍术

中药苍术是菊科多年生草本植物南苍术或北苍术的根茎。

北苍术多呈疙瘩状或结节状，较粗短，去皮后呈黄棕色，质较疏松，断面纤维性，香气较弱，味微辛苦；南苍术多为连珠状圆柱形，稍弯曲，灰褐色或灰棕色，质坚实，断面黄白色，有散在的黄色油点，俗称"朱砂点"，气特异，味微甘辛苦。

北苍术主产于内蒙古、河北、山西及东北三省。南苍术主要产于江苏、湖北、河南等地。北宋苏颂曾说："术今处处有之，以茅山、嵩山者为佳""尤以产于江苏茅山一带者质量最好。"故名"茅苍术"，曾于1915年获巴拿马赛会金奖。

茅山位于江苏省镇江市句容市东南26公里处，风景优美，自然资源丰富，是中国的一座道教名山，道教上清派的发源地，被道家称为"上清宗坛"，有"第一福地，第八洞天"之美称。

早在西汉景帝时，陕西咸阳茅氏三兄弟：茅盈、茅固、茅衷。感叹人生苦短，曾作诗叹曰："春日才看杨柳绿，秋风又见菊花黄。荣华终是三更梦，富贵还同九月霜。"看破红尘，来到此地，修道养性，采药炼丹，济世活人，日久终成正果，位列仙班。后人在此建三茅道观，称他们为三茅真人，此山因而称为"茅山"。之后，东晋葛洪在茅山抱朴峰修炼，并著成《抱朴子》《肘后备急方》等书。南北朝时期，隐士陶弘景在茅山隐居四十余年，创立了道教茅山派。茅氏三兄弟被尊为茅山道教之祖师。

《本经》但言"术"，而未有苍白之分。陶弘景在《本草经集注》里指出术有白术、赤术两种，赤术即苍术。至宋代唐慎微《经史证类备急本草》（简称《证类本草》）始有苍术之名。

苍术别名：南苍术、茅术、茅苍术、赤术、北苍术、青术、山精、仙术、山蓟等。葛洪《抱朴子》记载：南阳文氏，汉末逃难华山中，饥困欲死，有人教之食术，遂不饥，数十年乃还乡里。颜色更少，气力轻胜。故术一名"山精"。

处方名：苍术、茅术、茅苍术、大苍术（以上均为炒苍术，又名焦苍术）；生苍术、制苍术，又名米泔苍术（为苍术用米泔水拌匀，待吸尽，再用文火炒至黄色入药）。

苍术味辛苦，性微温。归脾胃经。常用量：5～10克。

【临床应用】

1. 燥湿健脾。苍术芳香燥烈，归脾、胃经，有较强的燥湿健脾作用。凡湿阻中焦，运化失常，食欲不振，恶心呕吐，倦怠乏力，舌苔厚腻者，本品实为要药。临床上习用的平胃散，便是以苍术为君药，配厚朴、陈皮、甘草、姜枣组成，共奏燥湿健脾，理气和胃功效。由平胃散加减化裁的方剂很多，如加神曲、麦芽名"加味平胃散"，可消食化滞；加木香、黄连，名"香连平胃散"，可燥湿清热；去厚朴、加枳实、木香、藿香、香附、砂仁，名"香砂平胃散"，可理气开胃；平胃散与五苓散（茯苓、猪苓、泽泻、白术、桂枝）合方，名"胃苓汤"，可健脾利湿。其加减变化之多，不胜枚举，这些方剂，虽然治疗各有偏重，但均以健脾燥湿为其主治，故均以苍术为君药。

对于痰饮、水肿等脾湿偏重之证，亦宜应用苍术。现抄录南宋名医许叔微在《普济本事方》中的一段话，作为临证借鉴："予平生有二疾，一则脏腑下血，二则隔中停饮。血有时而止，停饮则无时而愈，始因少年时，夜坐为文，左向伏几案，是以饮食多坠向左边。午夜以后，稍困乏，则饮酒两三杯，既卧就枕，又向左边侧睡。气壮盛时殊不觉，三五年后觉酒只从左边下，漉漉有声，胁痛，饮食殊减。十数日，必呕吐数升酸水。暑月只是右边身有汗，浃浃常润。左边痛处绝燥。遍访名医及海上方服之，少有验……，予后揣度之，已成癖囊，如潦水之有科臼，不盈科不行；水盈科而后行者也。清者可行，浊者依然停蓄，盖下无路以决之地。是以积之五七日，必稍吐去而稍宽，数日复作。夫脾土恶湿，而水则流湿，莫若燥脾以胜湿，崇土以填科臼，则疾当去矣。于是悉屏诸药，一味服苍术，三月而疾愈。自此一向服数年，不呕不吐，胸膈宽，饮啖如故。暑月汗周体而身凉，饮亦中下。此前饮渍于肝，目亦多昏眩，其后灯下能书细字，皆苍术之力也。"

2. 寒湿痹证。苍术辛温苦燥，能祛风散寒除湿，可用于风湿痹症。又因其长于燥湿，故对痹症而寒湿盛者尤宜，方如清代汪绂（音服）《医林纂要探源》的苍术胜湿汤（苍术、羌活、防风、防己、木瓜、怀牛膝、肉桂、茯苓、甘草梢），此方主治寒湿脚痹。若痹痛属湿着夹热者，当用张元素《医学启源》的当归拈痛汤（当归、羌活、茵陈、防风、苍术、白术、知母、猪苓、泽泻、升麻、黄芩、葛根、人参、苦参、甘草），主治湿热相搏，遍身肢节烦疼，或脚气肿痛，脚膝生疮等症。

湿热下注，致足膝肿痛，痿软无力。常与黄柏配伍，寒温并用，如《丹溪心法》二妙散（黄柏炒、苍术米泔浸炒，各15克），主治湿热下注，筋骨疼痛，下肢痿软无力，足膝红肿疼痛，或湿热带下，或下部湿疮，小便短赤，舌苔黄腻者。若加牛膝，名三妙散，牛膝能补肝肾，祛风湿，引药下行，故三妙散以治下焦湿热之两脚麻木，痿软无力之证为主。再加薏苡仁，名四妙散，主治湿热下注之痿证。薏苡仁利湿舒筋，主入阳明经，阳明者主润宗筋，故符合《内经》"治痿独取阳明"之旨意。

3. 善解湿郁。郁病（郁证）大多由精神情志因素引起，气机郁滞是其主要病机。早在《金匮要略·妇人杂病脉证并治》中就论述了脏躁及梅核气两种属于郁证的病证。到金元时期朱丹溪提出"气、血、火、食、湿、痰"的六郁之说,并创立了六郁汤(陈皮、半夏、苍术、抚芎、赤苓、栀子、香附、甘草、砂仁)、越鞠丸(川芎、苍术、香附、栀子、神曲)等方剂。

越鞠丸中,香附行气解郁,以治气郁;川芎活血行气,以治血郁;苍术燥湿健脾,以治湿郁;栀子清热除烦,以治火郁;神曲消食和中,以治食郁。方中虽无治痰郁之专药,然痰饮多由脾湿引起,并与气、火、食有关。所以方中不另设治痰药,亦治病求本之意。蒲辅周曾说:"郁之为病,人多忽视,多以郁为虚。唯丹溪首创五郁六郁之治,越鞠丸最好。"

基于这样的认识,我重用苍术治疗鹅掌风多例,获效甚佳。最初,治疗鹅掌风,我也习用养阴润燥,或加祛风之药,罔效,或效而复发。鹅掌风初起,手掌多发水泡,若及时采用燥湿健脾药,其实并不难治。若未及时治疗或治不得法,手掌才渐渐变得皲裂如鹅掌,甚而出血。说明湿邪已被郁滞于内,久而化燥于外,湿郁不除,水液不得外达。简单润燥,已无济于事。此所谓"扬汤止沸,不如釜底抽薪",所以治疗鹅掌风,当解湿郁与养血燥并举。用方如下:苍术 20～30 克、首乌 20 克、熟地黄 15 克、当归 20 克、桑枝 10 克、牛膝 10 克、蝉衣 10 克。

除治疗鹅掌风,我们还用苍术治疗湿疹,神经性皮炎等皮肤病,处方如下:苍术 15～30 克、黄柏 10～15 克、苦参 10～15 克、白鲜皮 10～15 克、蝉衣 10～15 克、土槿皮 10 克。

4. 调经止带。带下病,是妇女常见的病证,其中脾虚湿盛是形成带下病的原因之一。而苍术功能燥湿健脾,故为治疗带下病的常用药物。常与白术、山药等配伍应用,如《傅青主女科》的完带汤(白术、山药、人参、白芍、车前子、苍术、甘草、陈皮、黑荆芥、柴胡),主治脾虚肝郁、湿浊带下,症见带下色白清稀如涕,面色㿠白,倦怠便溏,舌淡苔白,脉缓或濡弱。若湿热较重,带下色黄而稠者,加黄柏、龙胆草,以清热燥湿;若小腹冷痛,兼有寒湿表证者,宜加炮姜、小茴香等温中散寒之品;若肝肾不足,证见腰膝酸软,宜加杜仲、川断等补益肝肾之药;若带下过

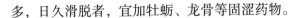

多，日久滑脱者，宜加牡蛎、龙骨等固涩药物。

临床上治赤白带下、滴虫病、尖锐湿疣，常在完带汤基础上重用苍术，再加黄柏、苦参、椿根皮、荆芥炭、芡实等药。

5. 疗目疾。苍术尚有明目功效，常用于夜盲症及内外翳障。单用或与黑芝麻、猪肝、羊肝等同用，如《圣惠方》以苍术与羊肝蒸煮同食治夜盲等眼疾。

6. 辟疫邪。据明代张衮（字补之，号水南）《水南翰记》载："范文正公（范仲淹）所居宅，必先浚井，纳青术（即苍术）数斤于其中，以避瘟气。"

现代药理研究认为，苍术除有降糖、兴奋肠蠕动等作用外，对结核杆菌（华佗曾用苍术治疗肺痨）、金黄色葡萄球菌、大肠杆菌、绿脓杆菌等亦有显著的杀灭作用。所以古人在端午节前后（这时的气温条件适宜于多种微生物的繁殖，各种传染病易于流行）有用苍术"辟疫邪"的习俗。或用苍术熏屋；或用苍术和辛夷、紫菀、细辛、苍耳、白芷等中药做成香袋，佩带于身上，或挂于室内，作辟疫除秽之用。

香袋，多称香囊。除辟邪之外，还是传递感情的信物。河南豫剧有一传统剧目《香囊记》，讲的是明朝兵部尚书之女王定云和落难公子张志成相爱，暗赠香囊，私订终身，后几经周折，终成眷属的故事。现在男女相爱，传递情意，就无须这样隐避和费事了。

薏苡仁

中药薏苡仁为禾本科多年生草本植物薏苡的成熟种仁，营养价值高，被誉为"世界禾本科植物之王""生命健康之禾"。

薏米在我国栽培历史悠久，是我国古老的药食皆佳的粮种之一。我国大部分地区均有出产，福建、湖南、江苏、河北为主要产地。尤其湖北蕲春泗流山等鄂北山区，所产薏苡仁颗粒大，腹沟深，煮后馨香糯软，是薏苡的传统产地，具有很高的食用和药用价值。

提到蕲春，该县以人才辈出著称。这里是"古代世界名人"伟大的医学家、植物学家、《本草纲目》的作者，李时珍的故乡。也是《康熙字典》的原著《黄公说字》的作者顾景星（顾景星字黄公）以及辛亥革命先驱、语言文字学家黄侃，现代文艺理论家、诗人胡风等许多名人的故里。

蕲春除盛产薏米外，还有著名的"蕲春四宝"：蕲竹、蕲艾、蕲蛇、蕲龟。这四种特产，驰名中外，且均可药用。

"薏苡明珠"是与薏米有关的一个成语。东汉伏波将军马援（伏波将军是一个封号，相当于现在的大将、上将等军衔），戎马一生，于东汉之初，决策陇西，西平诸羌，北击乌桓（亦作乌丸。古代民族，居于大兴安岭山脉南端，有北鲜卑，南乌桓之说），南征交趾（亦作交址。在今广西西南部及越南中北部）。为东汉的统一立下了不朽功勋。范晔《后汉书·

马援传》载："援在交址，常饵薏苡实，用能轻身省欲，以胜瘴气。南方薏苡实大，援欲以为种，军还，载之一车……"，就是这一车薏米，后却遭人诽谤蒙冤。在马援第二次兵伐交趾时，年已六十余。南蛮之地，气候酷热，瘴气流行，军士又不服水土，染疫甚众。不幸，马援也患重病而亡。马援死后，梁松等权臣诬告，马援先前带回的一车东西，全是明珠犀角等贪赃之物。光武帝刘秀不加辨认，震怒之下，不准马援尸骨埋入祖坟，情景异常凄凉。多年后，马援亲人屡屡上书申辩，才得以昭雪。后来便把蒙冤被谤，叫作"薏苡明珠"之谤。

与马援有关的成语，除"薏苡明珠"之外，还有：

马革裹尸：马援第一次从交趾胜利归来，在朋友们的欢庆宴会上，慷慨陈词。《后汉书·马援传》："男儿要当死于边野，以马革裹尸还葬耳。何能卧床上，在儿女子手中邪。"他第二次出征交趾，也实现了他"马革裹尸"为国捐躯的壮志。

穷当益坚、老当益壮：此语亦出自《后汉书·马援传》，"丈夫为志，穷当益坚，老当益壮"，是马援未成事之前，和朋友说的话。

画虎不成反类犬，刻鹄不成尚类鹜：马援对子侄后辈们的教育十分严格，这是他写给子侄们信中的话。切忌好高骛远，应当脚踏实地。犬，古代指无用的小狗；鹄，天鹅；鹜，鸭子。

马援，深受后人崇敬。唐朝，在桂林伏波山修建了"马援祠"，马援故乡陕西咸阳杨陵也建有"马援祠"，都表示后人对他的怀念。

就连孙中山先生给蔡锷将军的挽联里也借用了伏波将军马援的名号："平生慷慨班都护，万里间关马伏波"（班都护，指东汉时投笔从戎的班超，也是陕西咸阳人；间关，这里是形容行路艰辛、崎岖）。孙中山先生以班超和马援评价和纪念蔡锷将军，也说明班超和马援在孙中山心中有着很崇高的地位。

与薏苡仁有过关联的古代英豪，还有南宋民族英雄、豪放派词人辛弃疾。辛弃疾，字幼安，号稼轩，山东济南历城人，被后人称作"词中之龙"。与苏轼合称"苏辛"，与李清照并称"济南二安"（李清照，宋代女词人，号"易安居士"，济南章丘人，婉约派代表词人）。

辛弃疾空怀报国之志，不受重用，晚年归隐江西上饶。长期郁郁寡欢，肝气郁结，水湿停滞，而成"疝"。据宋代张师正《倦游录》载：辛稼轩忽患疝疾、重坠、大如杯。一道人教以薏珠（薏苡仁）用东壁黄土炒过，水煮为膏服，数服即消。程沙随病此，稼轩授之，亦效。（程沙随：程迥，南宋经学家。沙随，地名，今河南宁陵县。程迥沙随人）。薏苡仁，功能除湿健脾，脾运健，湿浊除，则疝肿自消。

我非常崇拜辛弃疾，中学时背诵过他几首诗词，现在还依然记得一些："马作的卢飞快，弓如霹雳弦惊。了却君王天下事，赢得生前身后名。可怜白发生！""茅檐低小，溪上青青草。醉里吴音相媚好，白发谁家翁媪？大儿锄豆溪东，中儿正织鸡笼。最喜小儿无赖，溪头卧剥莲蓬。""何处望神州？满眼风光北固楼。千古兴亡多少事？悠悠。不尽长江滚滚流。""众里寻他千百度。蓦然回首，那人却在，灯火阑珊处。"有的悲壮，有的风趣。读来全是享受！

薏苡仁的别名很多，如：解蠡（出自《本经》）、起实、赣米（出自《别录》）、感米（出自《千金》）、薏珠子（出自《本草图经》）、回回未、草珠儿、菩提子、赣珠（出自《救荒本草》）、苢实（出自《本草纲目》）、薏米（出自《药品化义》）、薏仁（出自《本草新编》）、薏苡仁（出自《临证指南》）、苡米（出自《本草求原》）、草珠子（出自《本草名汇》）等等。

薏苡仁味甘淡，性微寒，归脾胃肺经。它既是一味中药，也是一种粮食。作为粮食，营养丰富，且易消化吸收。食用方法大概有：

（1）薏米粥：早在唐代昝殷的《食医心镜》中就记载有'薏苡仁粥'，即用单味薏苡仁为末煮粥，日日食之。治久风湿痹，筋脉挛急水肿等。我们也用薏米和大米各半同煮熬粥，有健脾和胃、除湿利水的作用。

（2）薏米白果汤：可用薏米二两，白果十枚，煮汤，用少量白糖或冰糖调味。有健脾除湿、清热化痰的作用。

（3）六米粥：薏米、江米、大米、小米、黑米、玉米各等量熬粥。有健脾利湿，补肾润肺功效。

（4）八宝清补汤：薏米、淮山药、莲子、大枣各两份、百合、沙参、芡实、玉竹各一份。共煮成汤，加少量冰糖，连汤带渣食用。是暑天及阴虚火旺体质者的清凉补品，有健脾化湿、滋阴润肺、除烦安神作用。

（5）薏米七味汤：薏米二两、绿豆、莲子肉、百合、荸荠、银耳各一两，鲜荷叶一张。加水炖熟成汤，加少量冰糖调味，清凉甜润，健脾止泻，养心安神。

唐代孟诜《食疗本草》记载，薏苡仁去干湿脚气（现在又称香港脚，即脚癣），且大验。可见其祛湿热的作用，早为人所知。

到清代陈士铎的《本草新编》就说得更加清楚了："薏苡最善利水，不至耗损真阴之气。凡湿盛在下身者，最宜用之，视病之轻重，准用药之多寡，则阴阳不伤，而湿病易去。故凡遇水湿之症，用薏苡仁一二两为君，而佐之健脾祛湿之味，未有不速于奏效者也。倘薄其气味之平和而轻用之，无益也。"

【临床应用】

1. 小便不利、水肿。 薏苡仁淡渗利湿，兼能健脾，功能近似茯苓，凡水湿滞留，尤其脾虚湿胜者最为适用。临床常配茯苓、猪苓、泽泻、车前等药。薏苡仁性微寒，能清利湿热，可用于湿热淋证，如《杨氏经验方》单用薏苡仁（子、叶根皆可）煎服。治沙石热淋，也可加海金砂，滑石等药。

2. 脾虚湿胜之食少泄泻。 薏苡仁配利湿健脾药，如苍术、白术、茯苓、山药、芡实等。施今墨先生的"苋苋饮"就是由马齿苋、扁豆、薏苡仁、乌梅炭、木香、甘草、禹余粮、白术等组成，治慢性腹泻效果亦佳。

3. 邪在气分、湿邪偏胜。 薏苡仁还可用于湿温病，症见头痛身重，胸闷不饥，午后身热，苔白不渴，脉濡等。常与杏仁、蔻仁、半夏、厚朴等药同用，如《温病条辨》的三仁汤（白蔻仁、生薏苡仁、杏仁、滑石、白通草、竹叶、厚朴、半夏）；或清代石寿棠《医原》的藿朴夏苓汤（藿香、半夏、厚朴、赤苓、淡豆豉、杏仁、生薏苡仁、白蔻仁、猪苓、泽泻）。两方比较，藿朴夏苓汤有藿香、半夏、猪苓、赤茯苓、豆豉，芳香化湿透表之力较强；而三仁汤有通草、滑石、竹叶，清利湿热之功较胜，更适用于湿渐化热，而表证不大显著者。

4. 舒筋脉、缓挛急。可用于风湿痹痛，筋脉挛急之症，如配麻黄、杏仁、甘草，为《金匮》的麻杏薏甘汤，治风湿病，一身尽疼，发热，日晡所剧者。

麻杏苡甘汤除治风湿痹痛，筋脉挛急之外，临床还常用其治疗扁平疣、湿疹等皮肤病，取得很好效果。该方也有美容作用。

5. 清热排脓。故用其治疗肺痈，肠痈。治肺痈（肺脓疡）咳吐脓痰，如《千金方》的苇茎汤（苇茎、冬瓜子、薏苡仁、桃仁）。治肠痈（阑尾炎）内脓已成，身无热者或慢性反复发作者，可用《金匮》的薏苡附子败酱散（薏苡仁、附子、败酱草），方中重用薏苡仁，利湿排脓，败酱草清热祛瘀，轻用附子扶助阳气，以散寒邪。亦可再加牡丹皮、桃仁、大黄、芒硝等，即成《金匮》的大黄牡丹皮汤（大黄、芒硝、牡丹皮、桃仁、冬瓜子），可治肠痈初起，右腹疼痛拒按，或右足屈而不伸，恶寒发热者。

经方大师胡希恕先生用薏苡附子败酱散治疗皮炎、痂癞、鹅掌风等病，效果颇佳。根据病情，可适当加用金银花、连翘、栀子、甘草等药。我在临床治疗鹅掌风习惯重用苍术、首乌等药。前面篇章已经论述，不再重复。

薏苡仁力量较缓，用量需大，多在30克左右，且宜久煎，久服。除健脾炒用外，其余均宜生用。

最后，借用李时珍《本草纲目》中的一段话，作为本篇结语："薏苡仁，阳明药也，能健脾益胃。虚则补其母，故肺痿肺痈用之。筋骨之病，以治阳明为本，故拘挛筋急，风痹者用之。土能胜水除湿，故泄泻水肿用之。"

山药

说到山药，就想到浙江绍兴的传统名点"八珍糕"。八珍糕是由山药、茯苓、芡实、薏苡仁、砂仁、白扁豆、莲子肉、糯米粉和白糖精制而成。米黄色，小长方形，每块 100 多克，口感香甜松脆。益脾胃、助消化、增食欲。

八珍糕，源自明代陈实功《外科正宗》。其组成：人参、山药、茯苓、芡实、莲肉各六两，糯米三升，粳米七升，白糖一斤半，白蜜一斤。书中还有一首方歌："八仙糕为何因设，健脾养胃兼止泻。参苓山药芡实莲，白糖米粉延生说。"这是治疗脾胃虚弱、精神差、饮食无味及平时无病或久病，但脾虚食少、易呕吐的一张食疗方。

到了清朝乾隆年间，御医在陈实功八仙糕的基础上又增加了白术、白扁豆、薏苡仁三味药，乾隆晚年经常服用此糕，他能有 89 岁高寿，与常服此糕恐不无关系。

到慈禧时，太医李德立又将处方改为山药、茯苓、芡实、莲子肉、薏仁、扁豆、麦芽、藕粉，另加白糖，做成糕点，献给慈禧。慈禧服后，脾运健旺，食量大增，精力充沛，并改名为'八珍糕'。后流传民间，即为今日之绍兴名点。

山药是一种药食两用的保健佳品，除了作为八珍糕的主要材料外，将它单独熬成浓粥，经常食用，具有健脾补肺、固肾安神、延年益寿之功效，故有"神仙粥"之称。东晋罗含撰写的《湘中记》记载："永和初，有采药衡山者，道迷粮尽，过息岩下，见一老公，四五年少（形态像二十岁的少年），对坐执书。告之以饥，与其食物如薯蓣，指教去所。五六日至家，而不复饥。"看来山药确有健脾强神的作用。

日常生活中，我们常常用山药做菜，不仅味美，且营养价值很高。如清炒山药，白洁香脆，益气养阴，健脾润肺；山药紫薯相配，色香味俱全，健脾养心，营养丰富，具有保健功效；山药蓝莓相配，酸甜可口，老少咸宜，既是凉菜，又是饭前甜点。紫薯和蓝莓都富含多种微量元素，尤其是硒元素和花青素。花青素是天然强效自由基清除剂，经常食用，能起到强心、健脑，保护视力，延缓衰老，抗疲劳，抗癌防癌的多重作用。

张子和《儒门事亲》还记载了一个'山药茯苓包'的做法：将山药粉、茯苓粉等量，置于大碗中，加冷水适量成糊状，慢火蒸30分钟后取出，加适量面粉和好，发酵成软面。再用白糖、猪油、果脯等作馅，包成包子，蒸熟。有健脾、补心、涩精等功能，适用于不欲饮食、消渴、遗尿、遗精、早泄等症。

山药，《本经》之上品药，本名'薯蓣'。一再避讳，才有'山药'之名。正如寇宗奭在《本草衍义》中说："薯蓣因唐代宗名豫，避讳改为薯药。又因宋英宗讳曙，改为山药。"唐代宗李豫，即电视剧《大唐荣耀》中的广平王李俶，登基后改名李豫。这个李豫在平叛安史之乱中有功，但在感情问题上却不是电视剧中那样忠贞，珍珠从长安失踪后，他其实无心寻找，以致珍珠最终也不知所踪，成为历史悬案。宋英宗赵曙，这个在位仅仅五年的皇帝，倒算得上是一位不错的皇帝，他的上一任皇帝宋仁宗赵祯无后，赵曙是过继来当了皇帝的。但对养父赵祯却很孝顺，对其生父濮安懿王赵允让的名分问题，也特别认真和重视，由此引发了当时朝廷持续18个月的论战，这就是北宋史上有名的"濮议"事件。最终议定濮王称皇孝（死去的父亲曰孝）。赵曙不仅至孝，而且政绩也不错，他任用贤臣，如韩琦、欧阳修、司马光等人，励精图治。特别是任命司马光设局专修《资治通鉴》，并给予大力支持，极大地改善了司马光编修史书的条件。司马光为了报答英宗的知遇之恩，在漫长的十九年里，将全部精力都耗费在了《资治通鉴》的编纂上。

司马光为官多年，却始终恶衣蔬食，他常说："食不敢常有肉，衣不敢有纯帛。"他在洛阳编写《资治通鉴》时，每值酷暑难当，就在房下挖一地窖，穴居其间，被人笑称"穴处者"，传为佳话。

山药的别名也较多，如土薯、山薯、山芋等，《吴普本草》亦名其为"玉延"。陆游诗句"久因多病疏云液，近为长斋进玉延"，其中云液指扬州名酒，玉延即是山药。

山药是薯蓣科多年生草本植物薯蓣的块根，河南、河北、山西、山东及中南、西南地区均有出产，其中以河南焦作所产山药质量最好，药效最高，为"四大怀药"之一，其中尤以温县铁棍山药为山药中之上品。另，北京、山东等地所产山药，形体粗壮，身材挺直，水分多，非常脆嫩，故有'水山药'之称。

山药味甘性平，归脾肺肾三经。益气养阴，补脾肺肾。

【临床应用】

1. 脾气虚弱，食少便溏或泄泻。山药既补脾气，又益脾阴，且涩能止泻，常与人参（或党参）、白术、茯苓等同用。如《局方》的参苓白术散（人参、白术、白茯苓、甘草、山药、莲子肉、白扁豆、砂仁、薏苡仁、桔梗、大枣）。

2. 肺虚咳喘。山药补肺气、益肺阴。适用于肺虚久咳或虚喘，可配伍《内外伤辨惑论》的生脉散同用，加强益气养阴功效。

3. 肾虚遗精滑精。山药既能补肾，又兼固涩作用，临床常在《医方集解》的金锁固精丸（沙苑子、蒺藜、芡实、莲子须、龙骨、牡蛎、莲子粉）的基础上加山药同用。

治尿频遗尿，常配益智仁、乌药，即《校注妇人良方》的缩泉丸。

治妇女带下过多，如因脾虚有湿者，常配苍术、白术、车前子等。如《傅青主女科》的完带汤（苍术、白术、山药、陈皮、甘草、车前子、白芍、党参、柴胡、荆芥穗）。若白带黄，有湿热，再加黄柏；或用《傅青主女科》的易黄汤（黄柏、芡实、山药、车前子、白果）。如属肾虚失固，多配伍熟地黄、山萸肉、菟丝子等补肾收涩药同用。

4. 消渴（糖尿病）。临床常配黄芪、葛根、苍术、天花粉等。如《医学衷中参西录》的玉液汤（生黄芪、葛根、知母、天花粉、生山药、生鸡内金、五味子）。也可大量单味山药（一日250克）水煎代茶饮用。

近代名医张锡纯善用中药对药。现将其有关山药的对药，摘要抄录于下。

山药滋阴，人参补气；山药敛液，人参生津。二药同用，除补气生津外，还有补肾敛冲精功效。张锡纯用二药配伍，常治阴阳两虚、喘逆气促、真气欲脱之证，或吐衄过多，血脱而气亦将脱之证，或久痢不愈，因而身体羸弱者等多种病证。

山药、生地黄：山药味甘性平，补脾肺，敛肾精；生地黄性寒，微苦微甘，善清热凉血。二药相佐，滋阴清热，功效益彰。张锡纯常用于治疗虚劳发热、消渴、膏淋等病。

山药、玄参：山药色白入肺，玄参色黑归肾；山药汁浓滋阴，玄参性寒清热。二药并用，滋阴清热，润肺止嗽。张锡纯用其治疗肺肾阴虚、虚劳咳嗽之证。

山药、黄芪：山药补肺气，益肺阴，且补脾固肾；黄芪补气升阳，益水之上源。二药相伍，益气养阴，肺肾双补。张锡纯常用其治疗虚劳咳喘或精气不固、消渴等证。

有关山药的话题，大略如此。最后用张景岳在《本草正》中，一段较为公允的话，作为本篇的结语：“山药能健脾补虚，滋精固肾，治诸虚百损，疗五劳七伤。第其气轻性缓，非堪专任。故补脾肺必主参术；补肾水必君茱地；涩带浊须故纸同研；固精泄仗菟丝相济。"

常用量及用法：煎服 10 ~ 30 克；量大可达 60 ~ 250 克；研末吞服，每次 6 ~ 10 克。补阴宜生用，健脾止泻宜炒黄用。

禁忌：本品养阴能助湿，故湿盛中满或有积滞者忌服。

白术

白术是菊科多年生草本植物，其根茎入药。苍术也是菊科多年生草本植物，根茎入药。白术归脾胃二经，苍术也归脾胃二经；白术性味苦温而甘，苍术性味苦温而辛；白术功能健脾燥湿，又能止汗安胎，苍术燥湿健脾却能祛风湿发汗。二药同中有异，就像一家两兄弟，性格纵有差异，但总也不离其宗。早在《本经》就将"术"列为上品，但无苍，白之分。仲景方中亦只有白术，而无苍术。说明汉代以前，苍术尚未列为药材使用，或是苍白术混用，至梁代陶弘景《名医别录》始将术分赤白两种，但仅是颜色形态之分，而无功用主治之别。就像兄弟俩尚未分家，共掌家事，共荣共辱一般。直至宋代唐慎微《证类本草》才正式提出苍术之名，并对苍术的形态、功效有了确切的描述。至此，可以说哥俩正式分家，分道扬镳，各行其是了。

至于苍术和白术的功效优劣，历代医家论述颇多。李士材认为：苍术"宽中发汗，其功胜于白术；补中除湿，其力不及白术；大抵卑坚之土（五运六气术语，卑监之土，即已土，土运不及。王冰："土虽卑少，犹监万物之生化也。"）宜于白术以培之；敦阜之土（戊土，土运太过），宜于苍术以平之。"张隐庵也认为："白术性优，苍术性劣；凡欲补脾，则用白术；凡欲运脾，则用苍术。"这是以补泻论优劣，未必恰当。但说明白术健脾力强，苍术燥湿功著。所以临床上，苍白二术虽均能健脾燥湿，但湿盛的实证，多用苍术，如平胃散之用苍术；脾弱的虚证多用白术，如五苓散之用白术。

苍术另有论述，这里只说白术。

白术主要产于浙江，是浙八味（白术、白芍、贝母、白菊、延胡索、玄参、麦冬、郁金）之一，故别名有"浙术"之称。浙江又以于潜、嵊洲、新昌、金华、天台等地产量最大，其中又以于潜品质最好，故特称"于术"。白术在冬季，其下部叶子已枯萎，上部叶子变脆时采挖最佳，故又称"冬术"。

白术的功效，主要是补气健脾、燥湿利水、止汗安胎。常用量及用法：5～15克。燥湿利水宜生用，健脾补气宜炒用，健脾止泻宜炒焦用。本品伤湿伤阴，只适用于中焦有湿，如属阴虚内热或津液亏耗燥渴者，均不宜服。

古人对白术的功效，颇多赞誉。《本经》将其列为上品，称其"久服轻身延年"。《抱朴子》亦云："欲长生，服山精。山精，术也。"还有古人赞其："味重金浆，芳逾玉液。百邪外御，五脏内充。"（金浆玉液：道家说是一种用金和玉溶于朱草而成的仙药，也指美酒。）均言其品质之优，功用之广。

张元素称白术之功效有九："温中一也，去脾胃中湿二也，除胃中热三也，强脾胃进饮食四也，和脾生津液五也，止肌热六也，四肢困倦嗜卧，目不能开，不思饮食七也，止渴八也，安胎九也。"

现将古今医家运用白术的经验，简介于下。

（1）白术配麻黄：如《金匮》的麻黄加术汤，该方治"湿家身烦疼"。麻黄发汗祛湿，白术健脾祛湿除痹。此方亦可用苍术，祛湿除痹功效更强。

（2）白术配桂枝：如《伤寒论》的苓桂术甘汤，治痰饮病。其痰饮之形成，乃因中焦阳虚，脾失运化，饮停中焦，清阳不升，故头晕目眩；上凌心肺，则心悸、胸满，或短气而咳。该方温阳健脾化饮，方中茯苓甘淡性平，健脾利湿；桂枝温阳化饮；"病痰饮者，当以温药和之。"白术健脾燥湿，脾气健运，则湿去而不能复聚；甘草调药和中。该方温而不热，利而不峻，实为治痰饮之和剂。

（3）白术配附子：如《伤寒论》的真武汤，温阳利水，是治疗脾胃阳虚、水温泛滥之基本方。药仅五味，附子温肾助阳，化湿行水，配白术健脾燥湿，茯苓淡渗利水，使水湿从小便而去。生姜既助附子温阳散寒，又合苓术宣散水湿。白芍除能利小便之外，尚有缓急止痛、敛阴柔筋之效。再如《济生方》的附术汤，附子配白术、杜仲，治湿伤肾经，腰肿冷痛，小便不利。附子温阳散寒，配白术健脾燥湿利尿，杜仲补肝肾、壮腰膝。三药合用，共奏祛湿散寒，温经止痛之效。

（4）白术配茯苓：如《伤寒论》的五苓散，该方温阳化气，利水渗湿。治疗外有表证，内停水湿。方中茯苓、猪苓、泽泻均渗湿利水；白术健脾燥湿；桂枝解表化气。五药配伍，蓄水、痰饮所致诸证自除。

（5）白术配泽泻：如《金匮》的泽泻汤，即泽泻、白术两味。治"心下有支饮，其人苦冒眩"。是指因水停心下，清阳不升，浊阴上犯，故头晕昏眩。泽泻利水而不伤阴，使水饮下行，清阳上升；白术健脾，崇土以制水，使水饮之源断绝。凡水饮内停，清阳不升，清窍失养之证，皆可酌情使用，如梅尼埃病等。

（6）白术配干姜：如《伤寒论》的理中丸，由人参、甘草、白术、干姜组成。出自《伤寒论》"霍乱，头痛发热，身疼痛，热多饮水者，五苓散主之；寒多不用水者，理中丸主之；吐利止，而身痛不休者，当消息和解其外，宜桂枝汤小和之""大病瘥后，喜睡，久不了了，胸上有寒也，当以丸药温之，宜理中丸。寒多，不饮水者，理中丸主之"。从上述条文看出，本方所治诸证，皆由脾胃虚寒，升降失常所致。方中干姜温中祛寒，扶阳抑阴，振奋脾阳，又以人参之补，益气健脾，以白术之燥，健脾燥湿，以炙甘草之和，益气和中。四药相配，一温一补一燥，使脾胃阳气振奋，寒邪祛除，则运化升降功能恢复，诸证自愈。本方在《金匮》中作汤剂，名"人参汤"。

（7）白术配甘草：如《金匮》的甘姜苓术汤，又名"肾着汤"。所谓肾着，并非肾本脏之病，乃寒湿外袭，痹着于腰部，以致腰下冷痛，如坐水中，腰冷沉重，如带五千钱。治当温中散寒，使寒湿之邪，温而化之。方中干姜，温中祛寒，茯苓淡渗利湿，白术健脾燥湿，甘草和中益气。四药合用，温阳散寒除湿，暖土以制水。

（8）白术配当归：如《金匮》的当归芍药散，主治"妇人怀妊，腹中疞痛""妇人腹中诸疾痛"。本方主治肝脾不调之腹痛，脾虚湿郁，为肝木所乘，气血壅滞，可致腹中疞痛（疼痛、绞痛或绵绵作痛），故治疗当抑木扶土、理气祛湿。方中以芍药为主药，量最大，抑肝止痛；当归、川芎调理气血；再以白术，健脾扶土；茯苓、泽泻利水渗湿，肝郁脾虚，气滞湿阻为本方之病机所在。

（9）白术配黄芪：如《金匮》的防己黄芪汤，治风水或风湿。表虚不固，风湿伤于肌表，水湿郁于肌腠，故汗出恶风、身体沉重、肢节疼痛。方中防己祛风行水，黄芪益气固表，两药相伍，祛风除湿而不伤正，益气固表而不恋邪，使风湿尽去，表虚得固。白术补气健脾燥湿，既助防己祛湿行水，又攘黄芪益气固表，甘草和中，姜枣调和营卫，药诸相伍，祛风除湿益气健脾并用，扶正祛邪兼顾，风湿去而诸证除。再如危亦林《世医得效方》的玉屏风散，由黄芪、白术、防风三味药组成，有益气固表止汗功效。常用于表虚自汗，汗出恶风，面色㿠白等症。方中黄芪补脾肺之气，固表止汗，白术健脾益气，助黄芪益气固表，佐以防风祛风散邪，有补中寓疏，散中寓补之意。

（10）白术配人参：如《卫生总微》的白术膏，组成：白术、茯苓、人参、滑石、泽泻。主治小儿暑月中热或伤暑伏热，头目昏痛，霍乱吐泻，腹满气痞，烦燥作渴，小便不利；并治小儿脾胃不和，腹胀气痞，不美乳食。方中白术配人参，补气健脾，再加茯苓、滑石、泽泻清热利湿，共治小儿脾胃虚弱，暑湿内伤之证。再如《局方》的四君子汤，是益气健脾的基本方剂。方中除人参（或党参）甘温益气，健脾胃之外，白术和茯苓相须为用，健脾祛湿之功更著，炙甘草益气和中，调和诸药。四药相配，温而不燥，补而不峻。由其加减之方很多，前篇已有论述。

（11）白术配防风：如《丹溪心法》的痛泻要方，由白术、陈皮、白芍、防风四药组成。主治肝强脾弱之泄泻，其特点是肠鸣腹痛、大便泄泻、泻必腹痛、泻后痛减。《医方考》解释曰："泻责之脾，痛责之肝；肝则之实，脾则之虚。脾虚肝实，故令痛泻。"方中白术苦温，补脾燥湿，配陈皮辛苦而温，理气燥湿，醒脾和胃，共奏健脾和胃、燥湿止泻之功。白芍酸寒，柔肝缓急止痛，防风除祛风胜湿之外，更有解痉止痛功效，配白芍以缓肝止痛。另如《玉屏风散》中白术与防风相配，补气固表，已如前述。

（12）白术配陈皮：如《医学入门》的白术膏，仅白术、陈皮两药，煎膏。主治脾胃不和，饮食无味，大便泄泻。常用其治疗小儿脾胃不和，腹胀气瘩，不思乳食。再如前述《痛泻要方》亦有白术与陈皮的配伍，不再重述。

（13）白术配枳实：如《脾胃论》的枳术丸，由枳实、白术两药组成，有健脾消食、行气化滞功效。白术健脾益气，助脾运化；枳实破气化滞，消痞除满；荷叶烧饭为丸，取其升清阳，以助白术健脾。此方攻补兼施，寓攻于补。

（14）白术配苍术：如前所述，白术、苍术都具有健脾燥湿功效，但白术偏于健脾，苍术重在燥湿，两药合用，治疗脾虚湿困之病证，其健脾燥湿功效更强，方如傅青主的完带汤。

（15）白术配薏苡仁：如陈士铎《石宝秘录》有一药方：白术三两，芡实二两，薏苡仁三两，治腰痛，三药均祛湿气，湿去则腰膝自利。陈修园《医学从众录》亦重用白术、薏苡仁治疗腰痛。白术、薏苡仁均入太阴脾、阳明胃，太阴脾，主肌肉，外通皮肤而内属经脉，阳明胃主润宗筋，束骨而利机关。二药合用，治腰痛重着之证，每获良效。另，陈士铎云："如人腰痛，用白术二三两，水煎服，一剂而痛减，再剂而痛如失。"此外，可配穿山甲，效果更好。

（16）白术配半夏：如《医学心悟》的半夏白术天麻汤，方由半夏、白术、天麻、茯苓、橘红、甘草、生姜、大枣等药组成。治风痰所致的眩晕、头痛等症。朱丹溪认为："无痰不作眩""治痰法，实脾土，燥脾湿是治其本。"又说："善治痰者，不治痰而治气""气顺则痰饮化而津液行"。故方中除以半夏燥湿化痰，降逆止呕；天麻平肝息风而止眩晕外，更用白术、茯苓健脾祛湿，以资生化之源；橘红理气化痰，气顺则痰消；甘草和中，姜枣调脾胃，生姜兼制半夏之毒。诸药相须相佐，而成化痰息风、健脾祛湿之常用方剂。

（17）白术配黄芩：如《妇科玉尺》（沈金鳌《沈氏尊生书》之一）的安胎丸，即黄芩、白术两味，功能清热安胎，被誉为'安胎圣药'。若妊娠胎动不安，而兼气滞胸腹胀满者，白术可配苏梗、砂仁、陈皮等理气药；若兼少气无力者，可配党参、茯苓、炙甘草等补气药；若兼血虚、头晕心慌者，可配熟地黄、当归、白芍等补血药；兼胎元不固，腰酸腹痛者，多与杜仲、川断、阿胶等同用，以增强保胎作用。

白术是临床常用药，依病情需要，能与白术相配伍的药物还很多。以上所述，仅仅是最常见的几种配伍关系，不可仅囿于此。

另外，白术除健脾燥湿、补气利水、止汗安胎的功用之外，还有润肠通便的功效。

《灵枢·口问》云："中气不足，溲便为之变。"所言"溲便为之变"，即包括腹泻和便秘。白术既能补益中气，理应有止泻和通便的双重作用，且《金匮》用白术通便已有先例。在《金匮要略·痉湿暍病脉证治第二》中即云："伤寒八九日，风湿相搏，身体疼烦，不能自转侧，不呕不渴，脉浮虚而涩者，桂枝附子汤主之；若大便坚，小便自利者，去桂加白术汤主之。"方中白术用至二两，可见汗多津伤而致脾虚便秘，而用白术，确有生津润肠通便之功效。后世医家在这方面也多有论述。清代张璐在《本经逢原》中说："白术得中宫冲和之气，补脾胃药以之为君，脾土旺则清气升而精微上，浊气降而糟粕输。"张山雷在《本草正义》中也说："白术最富脂膏，故虽苦温能燥，而亦滋津液……万无伤阴之虑。"王旭高在《医书六种》中同样说："白术生肠胃之津液，大便硬是肠之津液干枯，故加白术。"

临床所见便秘者甚多，并非全是白术所宜。我们认为用白术治便秘需注意以下三点。①便秘患者，必是气虚脾弱，且有内湿蕴结之象，而舌苔腻，舌质淡，或舌体胖大是脾湿内蕴的客观指标。另大便虽困难，而并不干结，临床称之为"便难"。②通便用白术，须用生白术。③宜用较大剂量，以二三两为宜。一般剂量有止泻作用。

最后用黄宫绣的一段话，作为此篇的结语："白术缘何专补脾气，盖以脾苦湿，急食苦以燥之；脾须缓，急食甘以缓之。白术味苦而甘，既能燥湿实脾，复能缓脾生津。且其性最温，服之能以健脾消谷，为脾脏补气第一要药。"

茯苓

中药茯苓为多孔菌科真菌茯苓的菌核，多寄生于松科植物赤松或马尾松等树根上。菌核的黑色外皮，叫茯苓皮。菌核皮层下淡红色疏松的一层，叫赤茯苓。菌核内部的白色部分，称白茯苓。即通常所说的茯苓。菌核中间带有松根的部分，叫茯神。各部分名称不同，功能亦有差异。

茯苓主产于云南、安徽、湖北、河南、四川等地，以云南所产质量最优，处方多称"云苓"。其次，湖北、安徽的产量也很大。湖北省黄冈市罗田县，素有"茯苓之乡"的称谓。这里还是旅游观光、纳凉避暑的好去处，罗田县和安徽交界处，有一国家 AAAAA 级旅游景区叫"天堂寨"。天堂寨所在的大别山，是中国南北水系的分水岭。山北的水往北流，注入淮河；山南的水往南流，汇入长江。在天堂峰顶，北可望中原，南可眺荆楚，巍巍群山尽收眼底。天堂寨在唐代以前名"多云山"。元末明初，农民起义领袖徐寿辉、陈友谅曾在此占山为王，号称"红巾军"。因山顶有一天然水塘，起义军称之为"天塘"，所建山寨便称"天塘寨"，后为图吉利，取其谐音，便名"天堂寨"。这里气势磅礴，景色壮观，有"植物之王国""天然之氧吧""动物之乐园""云雾之海洋""圣水之世界""杜鹃花的领地""娃娃鱼的故乡"这么多美妙的头衔。且出产丰厚，盛产板栗、甜柿、云雾茶。药材除茯苓外，苍术、金银花、天麻、灵芝、尖贝、绞股蓝等产量也很丰裕。

传说成吉思汗当年在中原作战，曾遇阴雨连绵，数月不断。蒙古兵不服水土，大多染上水湿证，兵败垂成。成吉思汗万分着急，后来听说罗田茯苓能治水湿证，便派人到罗田运来大批茯苓，煮给将士服用，果然奇效，终于打了胜仗。之后，罗田茯苓便成为朝廷贡品。

茯苓最早载于《本经》，且列为上品。

茯苓的别名很多：《本经》又名"茯菟"，《史记》名"茯灵"，《广雅》名"茯蕶"，《唐本草》名"伏苓""伏菟"，《记事珠》名"松腴"，《酉阳杂俎》名"绛晨伏胎"，《滇海虞衡志》名"云苓"，《本草纲目》名"茯菟"，《广西中药志》名"松薯""松木薯""松苓"等等。

早年间，听过这样一件事：有一富商找到北京名医施今墨先生看病。施先生诊脉之后，该富商拿出一张处方，说是前些天经天津某医生诊治，用的是这张方子，服了三剂，无效。施先生看这张处方共四味药：人参、白术、茯苓、甘草，是很普通的四君子汤，且与富商的病，药证相符，建议继续服用此方，富商不允，非请施先生重新开方，施先生无奈，只好挥笔也写下了四味药：鬼盖、杨桴、松腴、国老，并嘱患者此方至少服用半月，富商欢喜而去。二十余天后又高兴而返，还带了很多礼品，说病已痊愈，特来感谢！施先生说：你不该感谢我，应该感谢当初给你看病的那位天津医生，因为我开的药和他开的药是一样的，只不过换了别名而已。

中药别名虽多，但都有其意义和根据。施先生开的四味药，鬼盖是人参的别名。出自《本经》，因人参的生长，"其草背阳向阴，故曰鬼盖"（《本草纲目》语）。杨桴是白术的别名，源自《本草纲目》。桴乃鼓槌之名，术其状如桴，扬州地区多种白术，故名杨桴。松腴乃茯苓别名，也源于《本草纲目》，腹部肥肉下垂曰腴，茯苓寄生于松树，以丰满、肥大者为佳故名。国老是甘草别名，来源于《名医别录》，国老乃帝师之称，虽非君而为君所宗。甘草能安和草石而解诸毒，即享国老之称。所以中药别名，都有其考究和来源，绝不可杜撰和臆造，更不可借别名，来哗众取宠，标榜自己见多识广，应该尽量使用《中国药典》或教科书上的通用名为好。

我国是世界上最早发现并应用茯苓的国家，早在成书于春秋时代的《诗经》就有关于茯苓的记载，如《简兮》篇就有"山有榛，隰有苓。云谁之思？西方美人，彼美人兮，西方之人兮。""隰"是指低湿的地方，说明茯苓是生长在低凹潮湿的环境中。成书于西汉时期的《淮南子》也记载"千年之松，下有茯苓，上有菟丝"，已指出茯苓是寄生于松树的根部。成书于东汉时期的《本经》将茯苓作为上品药收录，并记述了其主要功用。南北朝时，陶弘景辞官隐退，当时的梁武帝肖衍曾赐他"月给上茯苓五斤，白蜜二斗，以供服饵"。说明茯苓已成为当时珍贵的食品。唐宋以后，服食茯苓已很普遍，认为它有祛病延年、养颜美容的功效。"茯苓饼"就是苏东坡的杰作。以九蒸胡麻，用去皮茯苓，少入白蜜并饼食之。当时的茯苓饼可能比较厚实，到了清朝，提倡"糕贵乎松，饼利于薄"，后来的茯苓饼就薄如蝉翼了。相传，一次慈禧患病，不思饮食，厨师们选用健脾渗湿安神的云南茯苓，配以松仁、桃仁、桂花、蜂蜜、精工细作制成夹心薄饼，形如满月，白似雪，薄如纸，馨香珍美，色香味俱佳。慈禧吃后，胃口大开，并以此赏赐近臣，茯苓饼也成了宫廷名点。后来传入民间，成为京华风味小吃。

宫廷御膳里还有一种"延年茯苓糕"的小吃，这种小吃来自闽南。前些年，我到福建厦门出差，就品尝到这种"茯苓糕"。在小吃店的大蒸笼里，揭开一层层的白纱布，就见洁白如雪，温润如玉的茯苓糕，冒着丝丝热气，散发着淡淡清香，切一块放在嘴里，软软绵绵的，香甜不腻，还有股嚼劲儿，煞是好吃。据顺治五年，清兵攻陷同安城（现在的厦门市同安区），大肆屠杀汉人。郑成功带领民众抵抗，为便于联络，就在茯苓糕内夹带字条，传递消息。又因茯苓与复明谐音，所以当时茯苓糕又叫"复明糕"。此外，同安城还是陈嘉庚、孙中山的如夫人陈粹芬等许多名人的祖籍所在地。

前面提到苏轼的茯苓饼，苏轼的弟弟苏辙（唐宋八大家之一）和茯苓也有着不解之缘，曾作《服茯苓赋（并叙）》，文中写道："余少而多病，夏则脾不胜食，秋则肺不胜寒。治肺则脾病，治脾则肺病，平居服药，殆不复能愈……"，直到三十多岁后，在《抱朴子》及其他古书的启发下，才认识到茯苓可以固形、养气、延年而却老。他服食茯苓后，颜如处子，绿发方目（绿发即乌黑的头发），神止气定，浮游自得。终年73岁。在宋代也算得上高寿。

茯苓味甘淡，性平。归心脾肾三经。利水渗湿，健脾安神，为利水渗湿要药。凡水湿痰饮停滞皆可用之，且利水而不伤气，祛湿尚能健脾。故脾虚失运，水湿停蓄者用之，有标本兼顾之效。常用量：10～15克。用于安神，可以朱砂拌用，处方写朱茯苓或朱衣茯苓。肾虚多尿、滑精、津伤口干者慎用。

【临床应用】

1. 小便不利、水肿及停饮等水湿证。治疗水湿证，茯苓常与猪苓、泽泻等同用，如明代皇甫中《明医指掌》的四苓散（茯苓、泽泻、猪苓、白术），如兼湿热，常加车前子、木通。若水热互结，热伤津液，小便不利，可用《伤寒论》的猪苓汤（猪苓、茯苓、泽泻、阿胶、滑石）。如脾虚运化失常，而致水湿停蓄，常与白术、桂枝配伍，因白术有健脾燥湿之功，桂枝有温经通阳之效，方剂如《伤寒论》的五苓散（茯苓、泽泻、猪苓、白术、桂枝）或《金匮》的苓桂术甘汤（茯苓、桂枝、白术、甘草）。两方均温阳健脾、利水化湿。而苓桂术甘汤治痰饮停蓄中焦，水逆在中焦以上，故心悸、眩晕，用甘草、桂枝温补结合；五苓散治疗水饮停蓄下焦（蓄水证），膀胱气化不利，小便不行，故加用泽泻、猪苓，而不用甘草。若因脾阳不足，水湿内停，尿少，肢肿、腹泻、便溏、舌苔白腻而润，脉沉迟者，可用宋代严用和《济生方》的实脾饮（白术、厚朴、木瓜、木香、草果、大腹皮、茯苓、干姜、制附子、炙甘草、生姜、大枣）。如脾肾阳虚、寒湿内停，可配附子、生姜，如《伤寒论》的真武汤（茯苓、白术、附子、白芍、生姜）。

2. 脾虚证。茯苓健脾，可用于脾虚内弱，食少便溏者，常与党参、白术、甘草等同用。如《局方》的四君子汤［党参（或人参、太子参）、茯苓、白术、炙甘草］，或《局方》的参苓白术散（人参、白术、茯苓、甘草、山药、莲子肉、白扁豆、砂仁、桔梗、薏苡仁、大枣）。

若积劳虚损、气血两亏、心脾不足、形瘦神疲、食少便溏；或病后虚弱者，可用《局方》的人参养荣汤（丸）（人参、白术、茯苓、炙甘草、熟地黄、当归、白芍、黄芪、桂心、五味子、远志、陈皮）。《红楼梦》中的林黛玉，身体面庞"怯弱不胜"，从能吃饭起便吃药，经常以药为伴，而经常服的药便是人参养荣丸。

再有秦可卿染病，太医张友士给她开了一张方子就是益气养荣补脾和肝汤（人参、白术、云苓、熟地黄、当归身、白芍、川芎、黄芪、香附、醋柴胡、淮山药、阿胶、延胡索、炙甘草）。方中四君子汤（人参、白术、茯苓、炙甘草）和四物汤（熟地黄、当归、白芍、川芎），合用即为八珍汤，气血双补。加香附以和肝调经，加醋柴胡以疏肝解郁，升举阳气。延胡索配川芎以活血行气，方中再加莲子、大枣以健脾养心安神。正合秦可卿思虑伤脾，心神不宁之证。全方在补益同时尚有和解之功，可谓药病相符。可见曹雪芹对中医药的研究，也有很深的功底。

3. 心悸、失眠。茯苓的安神作用，与它归心经有关（临床治疗心悸、失眠等心神不安之证，常用茯神，效果更好）。常配伍酸枣仁、远志、朱砂等药，如《济生方》的归脾汤（龙眼肉、酸枣仁、茯神、白术、炙甘草、黄芪、人参、木香、生姜、大枣）。明代薛己《校注妇人良方》又补入当归、远志两味。也可用清代程国彭《医学心悟》的安神定志丸（石菖蒲、远志、茯苓、龙齿、茯神、人参）。

4. 脱发。现代名医岳美中先生有一名方"一味茯苓饮"，专治秃发，即将茯苓500克至1000克研细末，每服6克。日二次服，白开水送服。服2～3月后，新发自生。岳老认为：秃发多因水气上泛巅顶，侵蚀发根，使发根腐烂而枯落。茯苓能上行，渗水湿而导饮下降，湿去则发生。岳老常喜用此方治秃发病，说明茯苓有美容养颜功效。

5. 皯（gān）。皯指皮肤黧黑枯槁、颜面黑斑。大多因为脾运不健，水湿流行，溢于肌肤颜面所致。茯苓健脾渗湿，源清则流自洁，气血津液充沛，故斑消而肤泽。早在《补缺肘后方》即有记载："白蜜和茯苓涂上，满七日。"用茯苓末和蜂蜜做成面膜，七日后黑斑自行消退。

茯苓的功效大致如上所述。下面介绍一张健脾祛湿，保健养颜的食疗方，相传乾隆皇帝下江南，江南气候潮湿炎热，有四位大臣水土不服，再加整日舟车劳顿，相继病倒，随行御医束手无策。有一当地僧人毛遂自荐，献出一方："莲子、芡实、淮山药、茯苓四药等量，炖猪肚"，四大臣服后，竟然痊愈。之后，凡官员南巡，皆以此方炖食，民间称之为"四臣汤"。后来此方传至台湾，台湾话，"臣"与"神"发音相似，以讹传讹，竟了现在流传的"四神汤"，四神汤的用药配伍，亦有不同，有无莲子而加党参的；有无芡实而有薏仁的，可根据情况，自行取舍。四神汤单独煎煮，口感较涩。荤食者除用猪肚搭配外，也可用猪排骨、猪小肠同煮；素食者可加豆类，一起煮粥服用。

赤茯苓

性味与茯苓（白茯苓）相同，归心、脾、膀胱经。功用以行水、利湿热为主，治小便不利、淋浊、泻痢及胸胁胀满消渴等病证。临床上习惯认为白茯苓偏于健脾，赤茯苓偏于利湿。明·李中梓《本草通玄》："赤茯苓但能泻热利水，并不及白茯苓之多功也。"

茯苓皮

性味同茯苓，归肾、膀胱经，功利水消肿，多用于水肿，常与生姜皮、桑白皮、陈皮、大腹皮同用。即《华氏中藏经》五皮饮。

茯神

亦称"抱木神"，性味同茯苓，归心、脾二经，功能宁心、安神、利水。治心虚惊悸、健忘、失眠、惊痫、小便不利等症。明代贾九如《药品化义》曰："茯神，其体沉重，重可去怯。其性温补，补可去弱。"方如宋代杨倓《杨氏家藏方》的茯神丸〔人参、茯神、黄芪、熟地黄、当归、酸枣仁、朱砂（一半入药，一半为衣）。上药各等分，为细末，炼蜜为丸，如梧桐子大。每服30丸，煎人参汤下〕。治心虚血少，神不守舍，睡卧不宁。

讲到茯神，想到唐宋八大家之一的柳宗元的一篇《辨茯神文并序》。说的是，柳宗元因心绪郁闷，心悸不安，去求医问药。医生让他服宁心安神的茯神，即可治愈。结果按医嘱服用茯神后，非但无效，反而病情加重。他去找医生理论，医生看了他带去的药渣，生气地说：这哪里是茯神，分明是地里的芋头，卖假药的骗了你，你反而来责备我。为这事，柳宗元写了《辨茯神文并序》一文。最后几句是："今无以追兮，后慎观之。物固多伪兮，知者盍寡。考之不良兮，求福得祸。书而为词兮，愿瘝来者。"这件事说明假药古已有之，只是今天更加猖獗泛滥罢了！

附：土茯苓

中药土茯苓为百合科多年生常绿藤本植物土茯苓的块根，长江流域南部各省均有分布。

土茯苓，作为药用，最早载于明代李时珍的《本草纲目》，正如近代医家张山雷所言："自濒湖《本草纲目》始以药入本草。"但其历史却相当久远，早在南北朝的陶弘景就曾有言："南中（当时应指云南、贵州、四川等地）平泽有一种藤，生叶如菝葜（百合科藤本落叶攀附植物，伞形花序，圆形，淡绿色，属祛风湿药），根作块有节，味如薯蓣（山药），亦名禹余粮。言昔禹行山乏食，采此充粮，而弃其余，故有此名。"今尚有仙遗粮、冷饭团之名，亦其遗意。土茯苓以其根茎入药，因其形状与茯苓相似，故名土茯苓。

味甘淡，性平。归肝、胃经。解毒、除湿、利关节。常用量：15～60克。

《本草纲目》："惟忌饮茶。"

【临床应用】

1. 梅毒或因梅毒服汞剂而致肢体拘挛者。李时珍在《本草纲目》中说："土茯苓气平味甘而淡，为阳明本药。能健脾胃，去风湿。脾胃健则营卫从，风湿去则筋骨利，故诸证多愈，此亦得古人未言之妙也。今医家有搜风解毒汤，治杨梅疮，不犯轻粉。病深者月余，浅者半月即愈。服轻粉药筋骨挛痛，瘫痪不能动履者，服之亦效。其方用土茯苓一两，薏苡仁、金银花、防风、木瓜、木通、白鲜皮各五分、皂荚子四分。气虚加人参七分，血虚加当归七分，水二大碗煎饮，一日三服。"

擅于使用土茯苓治疗梅毒的医家，当数张山雷。他称土茯苓为梅毒要药，他说："土茯苓淡而无味，极其平和之物，断非少数所能奏绩。今专用大剂，采取鲜根，熬膏长服，并以为日食常用之品，能食至数十百斤，以多为贵，则一味自可治最重最危之症""多服此药，永无后患。"

另：《中医临床经验资料汇编》所载复方土茯苓汤（土茯苓、金银花、白鲜皮、甘草、威灵仙）亦可应用。

2. 火毒痈疖、热淋尿赤涩疼之症。土茯苓有解毒除湿功效，《本草正义》："土茯苓，利湿去热，能入络，搜剔湿热之蕴毒。"《本草正》："疗痈肿、喉痹、除周身寒湿，恶疮。"《滇南本草》："治五淋白浊。"土茯苓治疮毒多与金银花同用；治淋浊多配伍木通、蒲公英、萹蓄等清热利尿之品。

3. 头痛头风。清代顾靖远在《顾松园医镜》中特别推崇土茯苓治疗头痛头风，他说："此头风方中用之有神效。"明代缪希雍在《先醒斋医学广笔记》中有一头风神方："土茯苓四两（忌铁），金银花三钱，蔓荆子一钱，玄参八分，防风一钱，明天麻一钱，辛夷花五分，川芎五分，黑豆四十九粒，灯心草二十根，芽茶五钱，河水、井水各一盅半，煎一盅服"。方中重用土茯苓，亦为众多医家治头痛头风之共识。

山楂

小时候，每到冬天，最喜欢吃的零食，就数山楂做的冰糖葫芦了，甜甜的，酸酸的，脆脆的。现在想起来，还直流口水！尤其是春节逛庙会的时候，买一串"九龙斋"的冰糖葫芦，那是最惬意和值得炫耀的事情了。

时过境迁，如今冬天的零食多了，冰糖葫芦也就不再是孩子们的专宠。而像我这样年纪的老人，口齿不济了，对于冰糖葫芦也只有回味的份儿了。

相传，冰糖葫芦还有一个历史小故事：南宋时期，宋光宗赵惇（音敦），宠幸的黄贵妃生病，脘胀腹痛，不思饮食，日渐面黄肌瘦，精神萎靡。赵惇心急如焚，传遍太医，百般调治，毫无起色，不得已，张皇榜，征召天下名医。有一走方郎中，揭榜应召，为黄贵妃诊脉后说：只需山楂、冰糖一起煎熬，每饭前吃十枚，十数日必见效果。治法如此简单，皇帝和贵妃均将信将疑，但舍此又百无良法，再者此药也不难下咽。只好如法炮制，照方服药。服药不到半月，黄贵妃的病，竟然大有转机，不日而瘥。后来，此方流传民间，人们又将山楂串联起来，就成了"冰糖葫芦"。

据清代富察敦崇《燕京岁时记》记载，冰糖葫芦，乃用竹签，贯以山里红、海棠果、葡萄、麻山药、核桃仁等，蘸以冰糖，甜脆而清凉。其中尤以山里红（山楂）制作者多。

　　山楂除作为冰糖葫芦的主要原料外，还可制作山楂糕、果丹皮。说到果丹皮，也有个典故：清朝时候的果丹皮，叫"果子丹"，其薄如纸，可以用来书写书信。军中也常用它书写军书，传递消息，用后便可吃掉，既能充饥止渴，又不泄密。据载康熙三十六年，康熙平定噶尔丹，御驾亲征，三次亲征，终于打败噶尔丹。战争期间军队来往密信，就写在果子丹上。为此，随行大臣高士奇，就有一首写果子丹的诗："绀红透骨油拳（油拳及下句中的粉蜡，均为纸的名称）薄，滑腻轻碓（音吨，舂米工具）粉蜡匀。草罢军书还灭迹，嘴来枯思顿生津。"

　　作为药材，山楂越来越时髦起来。现代研究，它具有降血脂、调血压、强心、减肥、抗癌的作用，所以受到人们的青睐。

　　山楂的名称很多。《尔雅》称"杋"（音求）"梁梅"；南宋诗人范成大的《桂海虞衡志》称"赤枣子"；朱丹溪《本草衍义补遗》称"山楂"。民间的称谓还有很多，如山里红、红果、胭脂果、映山红果等等。直至李时珍《本草纲目》才把名称统一起来，此后药名概称"山楂"。

　　山楂的处方用名：由于炮制不同，常用的处方用名有：山楂、生山楂；炒山楂、焦山楂；山楂炭、黑山楂。

　　山楂味酸甘，性微温，归脾、胃、肝三经。消食化滞，活血散瘀。常用量：5～30克。

【临床应用】

1. 消食化滞。山楂尤为消油腻肉食积滞之要药。《本草纲目》："食肉不消，山楂肉四两，水煮食之，并饮其汁。"又载："煮老鸡、硬肉，入山楂数颗即易烂，则其消肉积之功，益可推矣。珍邻家一小儿，因食积黄肿，腹胀如鼓，偶往羊杋（即山楂）树下，取食之至饱，归而大吐痰水，其病遂愈"。现在，民间煮鸡炖肉，仍有放几枚山楂的习俗。

　　治食积不化，临床常与神曲、麦芽一起应用，称作"三仙"，有很好的消食化滞作用，其中麦芽偏于消面食，神曲善于消谷食，山楂主要消肉食，三药合用，消导作用明显增强。小孩喜欢吃的大山楂丸，便是由这三味药组成，方中重用山楂，消导之中，以消肉食为主，且兼活血行瘀功效。朱丹溪的保和丸（莱菔子、山楂、神曲、陈皮、半夏、茯苓、连翘），消导之中又兼和中化湿之效。

若因伤食而引起腹痛泄泻，可用焦山楂适量，研末调服，有消食止泻功效。相传杨贵妃当年，脘腹胀满，泄泻频仍，久治无效，有位道士，用棠棣子（即山楂）十枚，红糖半两，熬汤饮服，杨贵妃照此熬服，不日而愈。这是传说，非史料记载，但焦山楂，用于伤食吐泻，确有良效。

2. 活血化瘀。山楂用于产后恶露不尽、瘀阻腹痛，起祛瘀生新作用。《本草衍义补遗》讲："治妇人产后儿枕痛，恶露不尽，煎汁入砂糖，服之立效。"我们临床治产后诸病，经常在傅青主"生化汤"（当归、川芎、桃仁、炮姜、炙甘草、黄酒一小盅兑服）中加焦山楂，以助其消瘀导滞，推陈出新之力。

治疝气偏坠，临床多用山楂核。明代胡濙（读营）《卫生易简方》载：与小茴香、橘核等同用治疝气。我们临床也常用严用和《济生方》的橘核丸（炒橘核、海藻、昆布、海带、川楝子、桃仁、厚朴、木通、枳实、元胡、桂心、木香）加山楂核、荔枝核、小茴香、乌药治疗疝气偏坠。

《本草纲目》还记载："治老人腰痛及腿疼，用崇棣子（即山楂）、鹿茸等分为末，蜜丸梧桐子大，每服百丸，日二服。"此方有温通补肾活血功效。

对于山楂的活血化瘀作用，张锡纯在《医学衷中参西录》中说的好："山楂，若以甘药佐之，化瘀血而不伤新血，开郁气而不伤正气，其性尤和平也。"说明山楂是一味有效而平和的祛瘀生新药。

山楂消肉食，降血脂，燃脂肪，故有减肥功效，所以现在为年轻女子钟爱，就很好理解了。

在全国老中医药专家学术经验精选《方药传真》中，录有笔者几首小方，亦并抄录于下，以供参考。①生山楂 10～15 克、鸡内金 6～10 克、谷麦芽各 10～15 克、炒莱菔子 10 克，治小儿消化不良、厌食、腹痛腹泻。

大人亦可服用。②生山楂 15～30 克、丹参 15～30 克、黄芪 30 克、远志 10～15 克、节菖蒲 10～15 克。治冠心病、心律不齐、心绞痛。③生山楂 15～30 克、丹参 15～30 克、黄芪 30～40 克、草决明 10～15 克、炒莱菔子 15～20 克、何首乌 10～20 克。治高血压、高脂血症。④焦山楂配生化汤，治产后恶露不尽，瘀阻腹痛。

莲

小时候，背诵了周敦颐的《爱莲说》之后，深深地被莲花那种"出淤泥而不染，濯清涟而不妖"的君子品格和端丽风姿所感染，脑海深处便留下了"爱莲""敬莲"的印记。长大后，我性格中多少有些"清高"的毛病，或许与《爱莲说》的启蒙教化有一定的关系吧！

中学时，读朱自清先生的《荷塘月色》，"曲曲折折的荷塘上面，弥望的是田田的叶子。叶子出水很高，像亭亭的舞女裙。层层的叶子中间，零星地点缀着些白花，有袅娜地开着的，有羞涩地打着朵儿的；正如一粒粒的明珠，又如碧天里的星星，又如刚出俗的美人。微风过处，送来缕缕清香，仿佛远处高楼上渺茫的歌声似的……"美则美矣，但细细品味，除了感受到荷花的冰清玉洁之外，这月下荷花，总显得有些朦胧、阴郁和苍茫。这难道是"君子"性格里的另一方面，抑或是当时作者的心理写照呢？

偶尔到佛教寺庙里逛逛，发现莲花与佛教有着不解之缘。大雄宝殿里，佛祖释迦牟尼、阿弥陀佛、观世音菩萨都端坐在莲花宝座之上，其余菩萨或手执莲花，或脚踏莲花，或作莲花手势，或向人间抛洒莲花，就连寺庙的墙壁、栏杆、拜垫等物件上面，都有各色的莲花图案。还有，西方极乐世界称"莲邦"，佛国称"莲花国"，佛教庙宇称"莲刹"，佛座称"莲台"，就连坐姿亦称"莲花坐"，所穿袈裟也称"莲花衣"……一切都离不开莲花，好似佛即是莲，莲即是佛。这可能是喻示着佛教的教义与莲花"出淤泥而不染，濯清涟而不妖"的品格正相吻合吧！

大学时，上中药课，老师讲到"莲子"，我才知道，莲不仅外观娟美，品质高洁，而且全株尽是药材。它生前示人以美，死后尚施惠于人，是真正君子之所为！

莲花也称荷花，是睡莲科莲属多年生水生草本植物。考古证实，远在地球上出现恐龙以前，我国就生长着莲花。《诗经·郑风》还说，"山有扶苏（桑树），隰有荷华"，说明只要有水的地方，就有绽放着的荷花。

莲花虽是印度的国花，但那是指睡莲。睡莲和莲花是同科不同属的植物，睡莲是睡莲科睡莲属多年生水本植物。二者区别在于：莲花的花和叶高挺于水面之上，就如朱自清先生描绘的那样，亭亭玉立，风姿绰约；睡莲的花和叶则仅浮于水面，叶片上有明显的 V 型缺口，有花中睡美人之称，其花朵可泡茶或制作香水。

莲花有许多好听的别名，诸如芙蕖、芙蓉、菡萏（音旱旦）、泽芝、红蕖、藕花、净友、青莲、六月花、水宫仙子等等。

旧时，苏州人还把农历六月二十四定为荷花的生日，反映了民间对荷花的喜爱。这一天，荷花盛开，人们欢聚在苏州葑（音凤）门外的荷花荡，观荷纳凉。荷花荡中画船游，箫鼓之声传九霄，傍晚若再飘些细雨，年轻人在雨中追逐嬉闹，那又是一派怎样的欢乐景象！

清初文学天才李渔称赞荷花"无一时一刻不适耳目之观；无一物一丝不备家常之用"。确实，它不仅全身是药，而且还是食疗、美容的佳品。

莲子

莲子是莲的成熟果仁，主产于湖南、福建、浙江、江苏等地，其中湖南的湘莲、福建的建莲、浙江的宣莲，并称我国三大名莲。

湘莲：湖南湘潭有"中国湘莲之乡"的称谓，是历代皇室贡品，其

"寸三莲"是驰名中外的莲中珍品。因湘莲颗粒呈椭圆形、均匀、饱满，三粒成熟的莲子竖向对接，长度为寸，故称"寸三莲"，也被称为"中国第一莲子"。除湘潭外，韶山、株洲、衡阳等地亦有出产。

建莲：产于福建北部山区的建宁、建阳、浦城、崇安等地，尤其建宁西门外"百口莲塘"，池池相连，泉水潺潺，池水冬暖夏凉，最宜莲子生长。建莲历史悠久，据《建宁县志》载，五代时梁朝，建宁即栽培莲子，距今已有一千多年历史，被称为"莲中上品"。

宣莲：主产于浙江武义柳城（旧宣平县）、金华等地。宣莲粒大肉厚，酥松易煮，营养丰富，药用价值亦高，清朝列为朝廷贡品。

还有，江苏所产莲子称"湖莲"，品质也好，是道地中药材。

莲子别名：莲实、莲米、莲肉、水芝丹。味甘涩、性平。归脾、肾、心经。补脾止泻，益肾固精，养心安神。常用量：6～15克。大便燥结者不宜服用。

【临床应用】

1. 脾虚久泻，食欲不振。 明代李中梓《医宗必读》："脾土强者，自然胜湿，无湿则不泻，故曰湿多成五泄。"《临证指南医案》亦曰："脾宜升则健，胃宜降则和。"莲子甘平补脾，涩能收敛，且长于升清降浊，故为健脾和胃、祛湿止泻之佳品。多与人参、白术、茯苓、山药等同用，如《局方》的参苓白术散。

2. 肾虚遗精滑精。 莲子肉有补肾固精功效，正如清代黄元御《玉楸药解》中所说："莲子甘平，甚益脾胃；而固涩之性，最宜滑泄之家，遗精便溏，极有良效。"临床常配沙苑子、龙骨、牡蛎等同用，如《医方集解》的金锁固精丸（沙苑子、芡实、莲须、龙骨、牡蛎、莲子粉），该方除治遗精滑泄外，亦可用于妇女肾虚带下，崩漏等症。

若下元虚冷，便泻滑精、小便白淫，可配附子、巴戟天等药，如《证治准绳》的莲实丸（莲子肉、附子、巴戟天、补骨脂、山茱萸、覆盆子、龙骨）。或用国家中医药管理局"茯菟丸"（茯苓、五味子、山药、菟丝子、莲子）治心肾两虚所致遗精尿浊、妇女白带，有养心补肾、固精止遗之功效。

另，遗精滑泄患者，平素可服莲子芡实粥（莲子30～50克、芡实10～15克、大枣200～300克，三味同熬，不宜过稠）。有健脾宁心、补肾涩精之效。

3. 虚烦、惊悸、失眠。 莲子养心益肾，交通心肾，常配麦冬、茯神、柏子仁、远志等清心安神药同用，如清代李文炳《仙拈集》的安神汤（人参、莲子或石莲肉、莲须、麦冬、远志、芡实）。

长期失眠者，亦可与桂圆各二两同煮成粥，有养心、安神、健脾、补肾功效。

石莲子

石莲子又名甜石莲、壳石莲、带皮莲子。

石莲子为10月间莲子成熟时，割下莲蓬，取出果实晒干；或修整池塘时，拾取落于淤泥中的莲实，洗净晒干即得。清代张璐《本经逢原》曰："石莲子本莲实老，于莲房堕入淤泥，经久坚黑如石，故以得名。"

石莲子味苦性寒，无毒。入心、胃、膀胱三经。可清心除烦、开胃进食、涩精止泄。常用量：9～12克，清湿热宜生用，清心安神连心用。虚寒久痢及无湿热而虚寒者勿服。

清代陈其瑞《本草撮要》："味苦，入手少阴经，功专清心除烦，开胃进食。治噤口痢，淋浊诸证，无湿热而虚寒者勿服。"

【临床应用】

1. 噤口痢。这是痢疾较严重的一种症候，多由湿热痢、疫痢演变而成；或是湿热痢、疫痢病程中的一个阶段。因患痢疾而饮食不进，食入即吐或呕不能食而得名。石莲子能清心除烦，开胃进食，常与石菖蒲、黄连等药同用，如清代程钟龄《医学心悟》的开噤散（人参、川连、石菖蒲、丹参、石莲子、茯苓、陈皮、陈米、冬瓜仁、荷叶蒂），泄热和胃、化湿开噤，治虚人久痢、呕逆、食不得入。

2. 心火上炎，湿热下盛，小便涩赤，淋浊崩带遗精等症。可用《局方》的清心莲子饮（黄芩、麦冬、地骨皮、车前子、炙甘草、石莲子、白茯苓、炙黄芪、人参）。心经虚热、小便赤浊，可用南宋杨士瀛《仁斋直指方》的莲子六一汤（石莲子六两、炙甘草一两，为细末，每服二钱，灯心草煎汤调下。）

3. 治肾虚遗精白浊，或尿有余沥，用《局方》的茯菟丸（白茯苓、菟丝子、石莲子）。

4. 《仁斋直指方》用石莲子为末，入少许豆蔻末，米汤乘热调服。治反胃。

5. 治产后胃寒咳逆，呕吐不食或脘腹胀满。可用南宋陈自明《妇人良方》石的莲散（石莲肉两半、白茯苓一两、丁香五钱，共为末，每服二钱，姜汤或米汤调下，日三服。）

莲须

莲须为莲花中的花蕊。

别称：白莲须、莲蕊须、莲蓬须、荷花蕊、莲花蕊、金樱草等。

处方名：莲须、莲花须。

夏季莲花开放时，晴天采收，晒干或阴干备用。莲须味甘涩、性平，归心、肾经，可清心固肾、涩精止血。常用量：1.5～5克。

【临床应用】

1. **心肾不交、阴虚火旺**，症见梦遗滑精、遗尿尿频等。李时珍曾说："莲须甘涩，清心止血，通肾固精"，莲须常与芡实、龙骨、牡蛎等药同用，如《仁斋直指》的固精丸（知母、黄柏、牡蛎、龙骨、芡实、莲须、茯苓、远志、山萸肉），治阴虚火旺，肾虚泄精，心神不安。或用《医方集解》的金锁固精丸（沙苑蒺藜、芡实、莲须、龙骨、牡蛎、莲子粉）。

2. 虚热烦闷。见吐血、衄血、崩漏、便血，取其清心除烦、收涩止血功效。临床常与旱莲草、白及、白茅根、紫珠等药同用。

莲子心

莲子心是莲的成熟种子的绿色胚芽，秋季采收莲子时，从莲子中剥出、晒干、备用。

莲子心味苦、性寒。归心、肝、肾经。清心去热、止血、涩精。《温病条辨》："莲心，由心走肾，能使心火下通于肾，又回环上升，能使肾水上潮于心。"莲子心虽从莲子中剥出，但其功用稍有偏重，莲子偏于健脾止泻，莲子心却重在清心除烦。常用量：1.5~3克。

【临床应用】

1. 治温热病，发汗过多，耗伤心液，邪陷心包，现烦热、神昏、谵语。常与玄参、麦冬、竹叶等同用，如《温病条辨》的清宫汤。

2. 治劳心吐血，可选宋代王璆（音球）的《百一选方》，莲子心、糯米、共为细末，酒调服。

3. 肾阴不足、心火偏旺而致失眠健忘、遗精滑泄，莲子心善于交通心肾，滋阴降火。临床常配交泰丸（黄连、肉桂）同服；亦可单味研面服用；或配伍夜交藤、合欢花、茯神等亦可。

用莲子心泡水喝，可治便秘。据传，乾隆皇帝每年到承德避暑山庄，常用荷叶露珠水泡莲子心，当茶饮用，清暑除烦，生津止渴。

莲房

莲的成熟花托，秋季莲子成熟时采收，剥去莲子，晒干备用，又名莲蓬、莲蓬壳、芙蓉。

佛教的释迦牟尼佛、阿弥陀佛和观世音菩萨就坐在莲蓬之上。相传东晋南朝，有一名叫子夜的女子，写了一首《古乐府诗·子夜四时歌》，其中的《子夜夏歌》是这样的："朝登凉台上，夕宿兰池里。乘月采芙蓉，夜夜得莲子。青荷盖渌（音鹿作清澈讲）水，芙蓉葩（音趴，华美之意）红鲜。郎见欲采我，我心欲怀莲。"诗中芙蓉即莲房，音同"夫荣"，有谐音双关之意。莲子音同连子，亦为谐音双关，寓多子多孙，儿孙满堂之义。

莲房味苦涩，归肝经，可化瘀止血。常用量：5～10 克。

【临床应用】

1. 崩漏、下血、尿血。如清代张璐《本经逢原》所说，"莲房，功专止血。故血崩、下血、溺血，皆烧灰用之"。方可用张从正《儒门事亲》的莲壳散［棕榈皮（烧灰）、莲壳（烧灰存性）各半两，香附子（炒）三两，共为末，米饮调下三、四钱，食前服，治血崩］。《圣惠方》以荆芥、莲蓬壳（烧存性）各等分，为细末，每服三钱，食前，米汤调下，治室女血崩。亦可用单味莲房，烧存性，研末，每服二钱，治经血不止。

2. 唐代陈藏器《本草拾遗》以莲房酒煮服之，治血胀腹痛，产后胎衣不下。历代还有莲房治痔疮、乳裂、黄水疮、湿疹，或单服或烧灰外敷的记载。不再一一详述。

荷叶

池面风来波潋潋，波间露下叶田田。谁于水面张青伞，罩却红妆唱采莲。

这是北宋文学家欧阳修的《荷花赋》七绝，前两句写荷塘全景：微风吹来碧波荡漾，碧波下茂密的荷叶上滚动着晶莹的露珠。接下来两句，是作者的想象：那亭亭玉立的荷叶，就好似谁在那里撑起的绿伞，而在那绿伞下面，罩着的是红装少女在动情地唱着《采莲曲》！碧波绿叶，少女红妆，多么鲜丽的一幅画面！

荷叶即莲的叶片，以叶大、整洁、色绿者为佳。荷叶的表面附着无数个微米级的蜡质乳实结构，用电子显微镜观察这些乳实，可以看到每个微米级乳实的表面又附着许许多多与其结构相似的纳米级颗粒，科学家将其称为荷叶的微米—纳米双重结构，正是这些微小的双重结构，使荷叶表面与水珠儿或尘埃的接触面积非常有限，便产生了水珠在叶片上滚动并带走灰尘的现象，而且水不留滞在荷叶上面。

荷叶的别名：芙蓉、芰荷、夫容、扶渠、芙渠、蕸等等。

处方用名：莲叶、鲜荷叶、干荷叶、荷叶炭。

荷叶味苦涩，性平，归肝、脾、胃经。可清暑化湿，升发清阳，凉血止血。常用量：3～10克。

【临床应用】

1. 暑热病。暑病多指炎夏感受暑邪所致的热性病，古称"中暍"。治宜清暑化湿，荷叶常配银花、扁豆花、西瓜翠衣，如《温病条辨》的清络饮（鲜荷叶、鲜银花、西瓜翠衣、鲜扁豆花、丝瓜皮、鲜竹叶心），本方清透暑热，治暑湿经发汗后，暑证减退，余邪未解，现头昏微胀、身热、口渴不甚、目不清等症。鲜荷叶解暑清热治痢疾，以荷叶包六一散（滑石甘草）；或荷叶包甘露消毒丹（滑石、黄芩、茵陈、石菖蒲、川贝母、木通、藿香、射干、连翘、薄荷、白豆蔻），治之。均取其清暑利湿功效。

2. 出血证。荷叶有升阳止血之功，常与生地黄、侧柏叶等同用，如《妇人良方》的四生丸（生地黄、生柏叶、生荷叶、生艾叶），治血热妄行所致的吐血、衄血、咯血等。

3. 减肥。我国自古就认为荷叶为减肥瘦身药，因其有利尿通便作用。戴原礼在《证治要诀》云："荷叶服之，令人瘦劣，单服可以消阳水浮肿之气。"现代研究，荷叶中的荷叶碱含有多种化脂生物碱，能有效分解体内脂肪，并排出体外。并且，荷叶碱能密布人体肠壁，形成一层脂肪隔离膜，阻止脂肪吸收，防止脂肪堆积，从而达到减肥瘦身作用。

4. 健脾消滞。荷叶常配白术、枳实，如张洁古的枳术丸（白术、枳实、以干荷叶裹陈米煨饭为丸），用于脾胃虚弱、饮食停滞。症见脘腹痞满，不思饮食，食少不化等症。

5. 雷头风。荷叶有清热化湿、升阳凉血之功，雷头风是指头痛、头面红肿赤痛，兼有似雷鸣之响声，由湿热郁结于头面所致，临床常配苍术、升麻，刘完素《素问病机气宜保命集》之清震汤即此三味药组成。

藕节

宋代女词人李清照的《如梦令》："常记溪亭日暮，沉醉不知归路。兴尽晚回舟，误入藕花深处。争渡，争渡，惊起一滩鸥鹭。"词中那种悠然怡悦的意境，给人一种自然之美的享受。再看苏轼的《菩萨恋·回文夏闺怨》，"柳庭风静人眠昼，昼眠人静风庭柳。汗香薄衫凉，凉衫薄汗香。手红冰碗藕，藕碗冰红手。郎笑藕丝长，长丝藕笑郎"，同样是写藕，却是那么的诙谐风趣！

我国民间有"小暑吃藕"的习俗，"黄鳝、莲藕、绿豆芽"被称为"小暑三宝"，是难得的清凉消暑食品。南方水乡人，将鲜藕用小火煨烂，切片加适量蜂蜜，当凉菜吃，清脆可口，解暑驱热。每当此时，我便记起宋代诗人陶弼的《咏藕》中"自愧尘泥贱，得蒙尊俎陪。与君消酷暑，瓜李莫相猜"的诗句来。

我国南北朝时期，已普遍种植莲藕，距今已有3000余年历史，著名的藕品大概有以下几种。

苏州的荷藕：色白如雪，嫩脆甜爽，生吃可与鸭梨媲美，有"雪藕"之称。

广西贵县大红莲藕：身茎粗大，生吃尤甜，熟食特绵，乾隆下江南，指名要吃贵县大红莲藕。

湖北洪湖藕：鲜美爽口，驰名中外，被誉为水中之宝。

杭州西湖藕：白嫩如少女之臂，美其名曰"西湖臂"。

此外，安徽的雪湖贡藕、江苏宝应的美人红、南京的大白花都是藕中上品。

把莲藕横向切开，周边有九个孔的即九孔莲藕。有七个孔的即七孔莲藕。九孔莲藕又称田藕，脆嫩多汁，宜炒菜，涮锅及拌凉菜；七孔莲藕，也称塘藕，又叫红花藕，含淀粉较多，性质软糯，适合煲汤，做藕泥。

中药藕节为莲的地下茎的节，秋冬季挖藕时，切下节部，洗净晒干，生用或炒炭用。

藕节的别名：光藕节、藕节疤、玉节、玉玲珑、玉臂龙等。

味甘涩、性平；归肝、肺、肾经。有收敛止血之功。藕节收敛止血，兼能化瘀，故止血而不留瘀，可用于多种出血证。常用量及用法：10～15克。生用止血化瘀，炒炭用收涩止血。

治咯血、嗽血，常与川贝母、白及、枇杷叶、黄芩等配伍，如《证治准绳》的白及枇杷丸（白及、枇杷叶、藕节、阿胶、鲜生地黄汁），该方治肺阴不足，干咳咯血之症；或用清代康应辰《医学探骊集》的生地养阴汤（生地黄、川贝母、青黛、栀子、黄芩、万年灰、藕节、木通、甘草），方中万年灰，为古建筑物的石灰性硬块制成的蒙药，又称城墙土，有清热止血功效，此药现在很少再用。

治尿血、血淋，常与小蓟、蒲黄、竹叶、滑石等配伍，如《济生方》的小蓟饮子（生地黄、小蓟、滑石、木通、蒲黄、藕节、淡竹叶、当归、山栀子、甘草），该方治热结下焦之血淋，尿血。

治吐血，可用《杂病源流犀烛》的干藕节散，即以干藕节研面，每服方寸匕（相当于1克左右）酒送下，一日二次，治跌坠瘀血，积在胸腹之吐血者。

绿萼梅

中药绿萼梅是蔷薇科乔本植物梅树的干燥花蕾。

李时珍《本草纲目》称本药为白梅花，自清代赵学敏《本草纲目拾遗》始称绿萼梅。

该药性味酸涩，性平，入肝胃二经，中药书籍大多将其归属理气药。有疏肝解郁、理气和胃、调理气机的功效。主要用于肝胃气机郁滞造成的胸胁胀满，胃脘痞闷，纳呆嗳气等，常与柴胡、香附、香橼、佛手等配伍应用。

绿萼梅还有理气化痰功效，可治痰气交阻的梅核气，常与八月札、瓜蒌皮、合欢花、陈皮等疏肝悦脾、理气化痰药配伍应用。也可在《金匮》的半夏厚朴汤（半夏、厚朴、苏叶、茯苓、生姜）方中加绿萼梅，治疗梅核气（《金匮》称炙脔）之效果会更好。

此外，《本草纲目》载有梅花汤，用白梅花一两朵，蜂蜜一匙，沸水冲服，有清热生津润喉功效。也可于大米煮粥时加少许绿萼梅，有助脾升阳之功效。

《本草纲目拾遗》载：生鸡蛋开一孔，入绿萼梅花将开者七朵，封口，饭上蒸熟，去梅花食蛋，每日一枚，服七日，治瘰疬。

梅花有红、白两种。白梅花主产于江苏、浙江；红梅花主产于四川、湖北，用药以白梅花为佳。南朝陶弘景《名医别录》说："梅实生汉中川谷。元朝道士吴全节，将梅从江南移至北京，并在齐化门（现在朝阳门外）建'漱芳亭'栽种，后被称'梅花道士'"。

江南气候最宜梅花生长，故现在江南有很多梅园胜地。如：武汉东湖磨山梅园、南京梅花山梅园、上海淀山湖梅园、江苏无锡梅园，并称"中国四大梅园"。其他还有，广州流溪河梅园、苏州光福梅园、昆明黑龙潭公园梅园、韶关梅岭梅园、成都草堂祠梅园、青岛梅园等等均是赏梅胜地。

梅花耐寒，早春开放，与松、竹并称"岁寒三友"。梅花色泽洁白，香气清雅，有"花中君子"之称，故为历代文人所颂扬。毛泽东《咏梅》中"风雨送春归，飞雪迎春到。已是悬崖百丈冰，犹有花枝俏。俏也不争春，只把春来报。待到山花烂漫时，她在丛中笑"，讴歌了梅花傲雪凌霜，坚贞献身的情操。

年末岁首，正是踏雪寻梅的季节，历代骚人墨客都把梅和雪联系在一起。宋代王安石《梅花》："墙角数枝梅，凌寒独自开。遥知不是雪，为有暗香来。"宋代卢梅坡《雪梅》："梅雪争春未肯降，骚人搁笔费评章。梅须逊雪三分白，雪却输梅一段香。"南朝文人陆凯，曾在杭州孤山剪下一枝梅花，特意托人捎给远在长安的好友范晔（《后汉书》作者），并附上一首小诗："折花逢驿使，寄与陇头人。江南无所有，聊赠一枝春。"这首脍炙人口的小诗，用"一枝梅"作为春的象征，祝福朋友，春天即将来临！

自古文人，若论酷爱梅花者，宋代诗人陆游陆放翁应该当仁不让。他的那首《卜算子·咏梅》词，以梅自况，表达了自己心中的不屈和坚韧，暗喻词人抗金不悔的精神。前面所录毛泽东的《咏梅》词，就是对陆游《咏梅》的唱和。他的这首词是："驿外断桥边，寂寞开无主。已是黄昏独自愁，更著风和雨，无意苦争春，一任群芳妒。零落成泥碾作尘，只有香如故。"他的另一首《梅花》诗："闻道梅花坼晓风（在东风中开放），雪堆遍满四山中。何方可化身千亿？一树梅花一放翁。"面对目不暇接的千亿棵梅树，诗人竟愿化身千亿个自己，去一一领略。可见陆游对梅花是何等酷爱，何等情深！

酷爱梅花，除陆游外，还更有甚者。林逋，字君复，后人称和靖先生，北宋著名隐逸诗人。性孤高、喜恬淡，不趋荣利，隐居杭州西湖，终生不仕不娶，性喜植梅养鹤，自谓"以梅为妻，以鹤为子"，人称"梅妻鹤子"。他在西湖孤山遍植梅树，约360株之多，每日就以梅树所结梅子售钱度日。林和靖除爱梅外，还特别善于养鹤，每当外出游湖，客人来了，家仆开笼放鹤，他见鹤飞来，便知有客来访，就返棹回家。他和客人饮酒吟诗时，鹤便起舞助兴。林和靖作诗随就随弃，从不留存，是有心人窃收记之，得300余首传世。其《山园小梅》诗中"疏影横斜水清浅，暗香浮动月黄昏"两句，描绘出梅花清幽香逸的风姿，被誉为"千古咏梅绝唱"。

以参命名的中药大概有人参、党参、太子参、西洋参、沙参、玄参、丹参、三七参、拳参、苦参等。这些参并非同一科属，功用也有的截然不同。其中人参、西洋参、三七参属五加科植物，党参属桔梗科，太子参属石竹科，丹参为唇形科，玄参为玄参科，沙参为伞形科，拳参为蓼科，苦参为豆科。即使同一科属的人参、西洋参、三七参功用也不相同。

那么，这些不同科属、功用迥异的药物，为何都用"参"命名呢？其理由大致有二。①古人对中药的命名，不以科属，而多以形态，凡以"参"命名的中药，都以其植物的块根入药，在硕大的块根下面均有几许须根。繁体字"参"，最早的象形字形：👋（甲骨文）、🌿（金文）、🌱（小篆）及 🐾（隶书）。故凡有较大块根且下有须根的药材，均以"参"命名。此其理由之一。②在中药禁忌十八反中，"诸参反藜芦"，现在临床仍遵守此戒，说明诸参尽管性味、归经、功用、主治不同，但其间确有类同的内容和联系，此其均以"参"命名的理由之二。鉴于此，本书将上列诸参及其附药紫参等置于同一篇中论述。

人参

人参为五加科多年生草本植物人参的根，野生者名野山参，人工培植者名园参。主产我国东北各省，为"东北三宝"（人参、貂皮、乌拉草）之首，而以吉林抚松县产量最大，质量最好，因此称"吉林参"。

人参性味甘、微苦、微温。归脾、肺二经。

人参反藜芦，畏五灵脂，恶皂荚。服用人参期间不宜喝茶、吃萝卜，以免影响药力。

春秋时，著名的政治家、军事家、道家、经济学家范蠡著《计然传》，本书第一次指出人参产地："人参出上党，状类人者善"（上党，潞州，今山西长治）。后因土质和生态环境的改变，现在该地区已不出产人参。

郭沫若主编的《甲骨文合集》第六册，就有象形文字"参"，甲骨文是殷商时代（公元前16世纪）的文字。由此可见，人参至少在3600多年前，即为人们熟知和应用。

1972年11月，在甘肃武威发现的汉代古墓中（公元前206年~220年），有汉代医学简牍92枚，其中有三枚写有人参组成的药方，这些简牍是人类应用人参最早的文献。

西汉元帝时，黄门令史游，撰《急就篇》，《急就篇》又名《急就章》是一本儿童的启蒙读物，其中所载药物"条"即"参"，可见当时使用人参已很普遍。

《本经》将人参列为上品，认为能"补五脏、安精神、定魂魄、止惊悸、除邪气，明目开心益智，久服轻身延年。"金元四大家之朱丹溪《本草衍义补遗》指出人参反藜芦的配伍禁忌，明代李时珍《本草纲目》对人参的名称、形态、产地、炮制、功能、主治都做了详细论述。

人参的别名（主要指处方用名）大约有：红参、白糖参、生晒参、吉林参、野山参、高丽参、别直参（朝鲜半岛所产红参）。

人参是一味常用的补气药。中医所说的"气"，是指人体及其五脏六腑的活动能力，所谓"气虚"即人的机体或某一脏腑的功能不足，补气药即是能增强机体或脏腑活动能力的药物。

【临床应用】

人参的功能主要有补元气、益脾肺、生津液、安神智。

1. 大失血、大吐泻以及大病之后元气极虚，而出现虚脱，甚至休克，脉微欲绝之证，急用人参一味（20～30克）浓煎顿服，即"独参汤"，此方为补气固脱之良方。若兼见汗出肢冷等亡阳表现，可加附子同用，回阳固脱，名"参附汤"。

2. 脾气不足，运化无力，而见倦怠无力，食欲不振，脘腹痞满，呕吐泄泻，常配白术、茯苓、炙甘草同用，如四君子汤。

3. 肺气亏虚，而见呼吸短促、行动乏力、动则气喘、自汗脉虚等症，多与核桃、蛤蚧等药同用，如《济生方》的人参胡桃汤（人参、胡桃、生姜）、《卫生宝鉴》的人参蛤蚧散（人参、蛤蚧、杏仁、甘草、知母、桑白皮、茯苓、贝母）。

4. 津伤口渴，甚至消渴（糖尿病）。若由于热病，气津两伤，身热口渴，汗多，脉大无力（四大：大热、大渴、大汗、脉洪大），多与石膏、知母、甘草、粳米同用，如《伤寒论》的白虎加人参汤。若热之后，气阴两伤，口渴、多汗、脉虚弱者，可与麦冬，五味子同用，即《内外伤辨惑论》的生脉饮。

5. 心神不安，失眠多梦，惊悸健忘，气血两虚之证。多与当归、龙眼肉、酸枣仁等养血安神药同用，如《济生方》归脾汤（龙眼肉、酸枣仁、茯神、白术、炙甘草、黄芪、人参、木香、生姜、大枣、当归、远志），后两味为《校注妇人良方》补入。

6. 虚人外感，祛邪扶正，可在祛邪方中加入人参，益气解表、宣肺化痰，如《局方》的参苏饮（木香、苏叶、葛根、半夏、前胡、人参、茯苓、枳壳、桔梗、甘草、陈皮）。

人参除作为一味常用的补气药外，还被人们誉为吉祥之物。唐代姚思廉所著《梁史》中，记述了南朝隐士阮孝绪在深山中寻找人参，为母治病的故事：孝绪母病，急需人参医治，传说钟山（即南京市区东紫金山）所产，孝绪亲历幽险，累日不见。忽一日见一鹿前行，孝绪感而随后，果获人参，母服病愈。可见参与鹿都是人们心中的吉祥之物。

人参除煎剂或散剂服用之外，尚可含化服用。清代乾隆皇帝是历代帝王中的长寿者，89 岁方逝，他就有酷好人参的习惯。据乾隆朝《上用人参底簿》记载，他每日平均进服人参 3 克之多。慈禧也长期嚼化人参，享年73 岁，在帝王嫔妃中也算长寿者。据现代研究，人参确有抗衰老、延年益寿之功效。

清朝历代皇帝对人参情有独钟，这是有原因的。据张元济《四部丛刊·大清一统志》记述了一个传奇故事："长白山东有布里津山，山下有池，曰布勒瑚哩。相传有三仙女浴于池中，神鹊衔朱果置季女衣旁，季女唅口中，忽已入腹，遂有身孕。寻产一男，生而能言，体貌奇异，及长，母告以吞朱果之故，因赐之姓'爱新觉罗'，名之曰'布库哩雍顺'。后此男孩顺流漂至三姓争雄之地，他对战乱中民众说：'我仙女所生，天生我以定汝等之乱者。'且告以姓名，众曰：'此天生圣人也，不可使之徒行。'乃交呼为异，迎至家。三姓者，议推为主，以女妻之，奉为贝勒，其乱乃定。遂居长白山东鄂多里城，号曰满州，是为开基之始……其后传至肇祖原皇帝，是此山实为我皇清亿万年发祥重地。"

满族的祖先，是天帝最小的女儿食朱果（人参）后所生，并赐姓爱新觉罗（满语，爱新为金，觉罗为姓）。满族及其统治者均认为他们是天神的后代，可见满族祖先同人参有着多么奇妙的渊源。

乾隆酷爱人参，一生曾撰写很多有关人参的诗词，其中有一首《咏人参》诗是这样写的："性温生处喜偏寒，一穗垂如天竺丹（是否即天竺葵?）。五叶三桠云吉拥，玉茎朱实露甘溥（音团，露多貌）。地灵物产资阴骘（阴德之意），功著医经注大端。善补补人常受误，名言子产（春秋时郑国大夫，执政 23 年，施行改革，为郑国带来新气象）悟宽难。"诗中"善补补人常受误"一句别有深意。

历来服人参误补而罹难者，屡见不鲜，就连唐宋八大家之一的苏东坡亦因误食人参而殁。古代众多文人喜欢并通晓中医药，如白居易、杜甫、柳宗元、陆游、曹雪芹等比比皆是。尤其苏东坡，他不仅酷爱中医药，有《苏学士方》《苏沈良方》流传于世。宋元祐五年（1090 年）正月，杭州瘟疫时，苏东坡自制《圣散子》药方（肉豆蔻 9 克，猪苓 15 克，石菖蒲 15 克，良姜 15 克，独活 15 克，炮附子 15 克，麻黄 15 克，厚朴 15 克，藁本 15 克，芍药 15 克，枳壳 15 克，柴胡 15 克，泽泻 15 克，白术 15 克，细辛 15 克，防风 15 克，藿香 15 克，姜半夏 5 克，茯苓 15 克，炙甘草 30 克），令百姓防疫救治。"所全活者至不可数"，一时竟名动天下。

宋徽宗靖国元年（1101 年），苏东坡从流放地海南回归常州。时值酷暑，一日与大书画家米芾游太湖，兴致所至，开怀纳凉，畅饮冰水，半夜即暴泻。本当服用清热解暑之剂，却自选黄芪等温补药，熬粥服用。三日后，米芾又设宴款待，苏东坡赴宴归来，病情加重，高烧齿衄，胸腹痞满，他仍不延医诊治，自己又服人参、黄芪等温补之品，二十余日后，与世长辞，年仅 66 岁。

人参虽为"百草之王"，有"久服轻身延年"之说，但用不得法，无异于饮鸩止渴。如何使用人参，李时珍在《本草纲目》中说的较为全面，建议参阅之。

人参叶

味苦，微甘，性寒，功能解暑邪、生津液、降虚火。适用于暑热口渴，热病伤津，胃阴不足，虚火邪痛等证。用量 5～10 克，煎服。

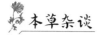

人参芦头

又称参芦，是人参的根茎，古人用以催吐。现代研究，参芦益气升提作用很强，可用以治疗久泻，脱肛等阳气下陷之证。

党参

党参为桔梗科多年生草本植物党参及同属多种植物的根，因主产于我国山西上党盆地而得名。产于忻州五台县名台党参，产于长治（秦代称上党郡，隋代称潞州）者名上党参、潞党参。除山西外，我国北方各省及大多数地区均有栽培。

党参味甘，性平。入脾、肺二经。《计然传》和《名医别录》都讲人参原产上党，所以很多医家和学者就认为古代之人参即今之党参。如张锡纯就认为"古之人参其为今之党参无疑也。"当然也有医家认为两者科属不同，功用有别，不可混同。如吴鞠通就明确党参不可代替人参使用。这种争论，一直延续至今，尚无定论。我们认为，人参和党参，科属不同，本是两类植物，两种药材，但性味、归经、功用均大同小异，各有优劣，临床上又往往相互替代。所以，这种无谓的争论，似乎没有多大价值。近代医家张山雷在《本草正义》中说的好："（党参）力能补脾益胃，润肺生津，健运中气。本与人参不甚相远，其尤可贵者，则健脾运而不燥，滋胃阴而不湿。润肺而不犯寒凉，养血而不偏滋腻。鼓舞清阳，振动中气，而无刚燥之弊。"

党参是最常用的补中益气药，适用于中气不足，食少便溏，四肢倦怠等症，如四君子汤。若脱肛、内脏下垂（胃下垂、肾下垂、子宫脱垂、重症肌无力之眼睑下垂等），可与黄芪、升麻等补气升提药配伍使用，如李东垣之补中益气汤（黄芪、党参、白术、当归、橘皮、炙甘草、升麻、柴胡）。

党参补益肺气，适用于肺气亏虚引起的气短咳喘、言语无力、声音低微等症，如《永类钤方》的补肺汤（黄芪、党参、五味子、桑白皮、熟地黄、紫菀）。

党参用于热病伤津，气短口渴，有益气生津功效，常取代人参与麦冬、五味子同用，如生脉饮。

重病后，阴血不足，血不养心，症见心慌、心悸、虚烦少眠、大便干涩、脉结代者，配炙甘草、阿胶等，如《伤寒论》的炙甘草汤（炙甘草、生姜、党参、生地黄、桂枝、麦冬、麻仁、大枣、阿胶）。

现代研究证明，人参和党参均有降低血糖作用，故可用于消渴证（糖尿病）的治疗，常配天花粉、知母、苍术、玄参、麦冬、五味子、山药、黄芪等药。

党参除补气之外，尚有养血功能，用于气血两虚、心慌气短、面色萎黄等症，可与熟地黄、当归等药为伍，如八珍汤。

此外，党参还可与解表药同用，治虚人外感，如参苏饮（党参、苏叶、葛根、前胡、半夏、茯苓、陈皮、甘草、枳壳、桔梗、木青、生姜、大枣）。

党参也可与攻下药同用，治疗体虚里实之证，如清代刘鸿恩《医门八法》的参归承气汤（枳实、厚朴、川军、党参、当归、神曲、山楂）。

总之，党参与人参功用相似。但补气力量逊于人参，故益气固脱、挽救虚脱之功力远不及人参。而党参性味甘平，补气而不刚燥，益气又兼养血，为人参所不如。而且人参价昂，党参价廉，更便于普通百姓使用。

党参其他功效及使用宜忌，与人参相同，不再赘述。

太子参

太子参名称的由来，还有一个传说：相传春秋时期，郑国（今河南）

五岁的王子天资聪慧，却身体羸弱，国王甚是忧心。宫中御医屡治不效，张榜求医亦是枉然。忽一日，一白发老者飘然而至，并献药曰："献药救治王子，非图赏赐，乃为国计耳。"并嘱："王子幼体稚嫩，难受峻补，需缓以图功，服此药百日后必当显效。"三月后，王子果然形体丰盈，精神健旺，等国王再觅老者时，已踪迹全无。国王询问众人此药何名，都皆摇头，一大臣曰："药有参类之性，拯救太子之身，就叫太子参吧！"太子参由此而得名。

古代本草书籍记载的太子参，与现在应用的太子参不同。《本草纲目拾遗》："太子参即辽参之小者，非别种也""味甘、苦，功同辽参。"指的是五加科人参之小者。现在应用的太子参系石竹科植物，与人参非为一物。

上面传说如果真有其事，王子所服太子参也应该是人参之小者。因为现在所用的太子参，最早载于1939年出版的《中国药用植物志》。

太子参又名孩儿参、童参，石竹科多年生草本植物的根，味甘微苦、性平，亦归脾肺二经。功用近似人参、党参，补益脾肺，益气生津。但力量较弱，是补气药中一味清补之品。

临床常配伍山药、扁豆等药同用，如《局方》的参苓白术散（白术、白茯苓、甘草、山药、莲子肉、白扁豆、砂仁、薏苡仁、人参、桔梗、大枣）中以太子参易人参，治小儿脾虚夹湿、形体羸瘦、饮食难化、面色萎黄或吐泻痞满等症，效果更佳。此外，宋代钱乙《小儿药证直诀》的异功散（人参、白术、茯苓、炙甘草、陈皮）治小儿脾胃虚弱而兼气滞。症见饮食减少、消化不良、大便溏薄、胸脘痞闷等症，方中人参更换太子参，补而不燥，用药更为稳妥。《医宗金鉴》的肥儿丸（人参、白术、茯苓、黄连、胡黄连、使君子肉、神曲、麦芽、山楂、炙甘草、芦荟）可治小儿疳积、腹痛、消瘦、面色萎黄等，方中人参也常以太子参取代。

总之，太子参健脾益肺，补气生津，是功力较小的清补之品。小儿稚阳稚阴之体，易虚易实，病情转化快。最忌大热大寒，大补大泻。故治小儿疾病，在诸补气方中代替人参，太子参更觉妥当。

西洋参

人参早在我国秦汉时代，已为人们熟知和应用。《本经》将其列为365种药材之上品，极为推崇。到明末清初，由于李时珍《本草纲目》及其他医家著述的极力推介和赞誉，服用人参成为当时的一种时尚，每年有成千上万人到长白山挖掘人参，致使东北人参到了濒临灭绝的地步。到康熙38年（1699年），康熙皇帝为了表示对祖先发祥地的崇敬，防止乱采乱挖人参，诏令禁止在长白山采伐森林，并对人参的采挖发放采票，有力地保护了人参的生态环境，但也在一定程度上造成了人参供不应求的情况。在这种情况下，朝鲜的高丽参、日本的东洋参以及北美的西洋参相继传入中国，所以西洋参传入中国的历史并不久远，也就300多年的历史。

西洋参原产于北美原始森林，当地印第安人很早就采食其叶，作为清热解毒药使用。传入中国后，美国、加拿大商人在当地大量收购西洋参运往中国，换取大量黄金。因此，西洋参在北美有"绿色黄金"之称。

西洋参传入中国后，清廷御医依据中医理论，对其性味、归经、功用、主治进行了研究鉴定。清初王昂撰写《本草备要》初稿已成，尚未付梓之时，将西洋参列入新增药品，称"西洋参，苦、甘、凉、味厚气薄。补肺泻火，生津液，除烦倦，虚而有火者相宜。"这是古今中外首次将西洋参收录于医学文献中，以后本草书籍均称西洋参性凉味苦微甘，归肺胃二经，功能补阴生津止渴。认为人参属温补，西洋参属凉补，功效各有短长。

现在中药教科书认为西洋参味苦微甘、性寒，入心、肺、肾三经，功可补气养阴，清火生津。

西洋参能补气养阴，清肺火，可治阴虚火旺、肺失清肃而喘咳痰血之症，临床配麦冬、阿胶、贝母等养阴清肺化痰药同用，如清喻昌《医门法律》的清燥救肺汤（桑叶、石膏、甘草、胡麻仁、阿胶、枇杷叶、人参、麦冬、杏仁），方中人参改用西洋参，益气养阴、清燥润肺之功效更好。

热病或暑热津气两伤，身热汗多，口渴心烦，小便短赤，体倦少气，精神不振，脉虚数，可用王孟英《温热经纬》的清暑益气汤（西洋参、石斛、麦冬、黄连、竹叶、荷梗、知母、甘草、粳米、西瓜翠衣）。

津液不足，口干舌燥，本药可单味水煎或噙化，有良好的养阴生津作用。

本品尚有清肠止血作用，可治肠热便血，如《类聚要方》载西洋参和龙眼肉同蒸服用，有清肠止血之功。

西洋参为外来药物，而且传入中国年代较晚，所以历代很少有以西洋参配伍的成方。近年来，国人多以其含化或泡水服用。

西洋参忌铁器，反藜芦。不要与浓茶、咖啡等一起饮用。

三七

三七别名三七参、参三七、田七、田三七、滇三七、山漆、金不换等。

三七为五加科多年生草本植物三七的根，主产于云南、广西。现在很多省份均有引种栽培。

因与人参同为五加科植物，故有"北参南七"之说。说起"北参南七"还有一个感人的传说：在很久很久以前，一条千年孽龙，头枕东北长白山，尾垂西南开化府（今云南文山），兴风作浪，洪水肆虐，冲垮了房屋，卷走了牛羊，毁坏了农田，大地成汪洋，人间变地狱。天宫一对孪生姐妹，目睹人间灾难，毅然降落人间，姐姐北上长白山，妹妹南下开化府，奋力苦斗孽龙三七二十一天，最终两姐妹与孽龙同归于尽。从此，姐姐长眠于长白山，妹妹安卧于开化府。冬去春来，年复一年，忽一日，长白山和开化府同时长出相似的"神草"。生长于长白山者，长成"人参"，生长于开化府者，即是"三七"，继续为人治病，造福人间，这便是"北参南七"的传说。

查遍中药名录，唯有"三七"由两个数字组成其名称。这又为何？考其缘由，大概有以下几种原因。①《孟子·离娄上》："今之欲王者，犹七年之病，求三年之艾也。"战国时期，孟子认为夏朝和商朝的灭亡，是因为桀和纣失去百姓的拥护，所以君主只有长期推行仁政，才能统一天下。而今欲称王称帝者，就像患了七年的病，而企求生长三年的艾草来救治一样，是永远不能如愿以偿的。世人因崇敬孟子，因而以这句话中的"三"和"七"来命名这种神草为"三七"。②从三七的生长条件看，它生长在三分潮湿、七分干燥的土壤中，又需三成阳光、七成阴天。③三七的外观形态，有三道节子，七片叶子的特征。④从栽种和收成比例看，三七病害繁多，栽种不易，多是三分收获七分损失。⑤《马关县志》云："三七者，必种后三年始成药，七年乃完气。"⑥《广西通志》亦载有："三七恭城（广西瑶族自治县，隶属桂林市）出，其叶七茎三故名。三成光，七成阴之环境；又长三年，需七年挖采；三月出苗七月收成；三分栽七分管，而称三七。"

这些都应成为"三七"名称之缘由吧！三七名称的由来说法不一，正如诗云："缘何人叫名三七，且说而今各不一。露滴风摇秋色里，花放三枝七叶时。"

三七，最早生长在云南文山壮族苗族自治州的深山密林中，"春苗如翠，秋实似火"，民间谓之"神草"。三七对环境条件的要求较为严格，适宜于冬暖夏凉的气候，又喜半阴半湿的土壤，不耐严寒，又惧怕酷热。而云南文山州及广西与文山交界处，具备这样环境，适宜三七生长，故而为野生三七的发祥之地。如今栽培三七，也必须具备这些条件，多在土丘缓坡或人工荫棚下栽种。

明代以前，中原医家尚不知三七为何物，首次记载三七的医学著作是明朝李时珍的《本草纲目》（1596 年）。对三七的性味、功效有较为确切的表述，并称其为"山漆""金不换"，"谓其能合金疮，如漆粘物也……金不换，贵重之称也。"之后，赵学敏《本草纲目拾遗》中说"人参补气第一，三七补血第一。味同而功亦等，故称人参三七为药中之最珍贵者。"

到清代，许多医书中，以三七为原料的药方逐渐增多。《外科全生集》（王维德著，1740年刊）的"嶂峒丸（处方见后），《洞天奥旨》（又名《外科秘录》，清陈士铎著）中的"完肤丹"（三七末一两，乳香末二钱，陈年石灰一两，血竭三钱，妇人裤裆末一钱，人参二钱，各为细末，掺上即止血生机），都是以三七为主要药物的方剂。

民国张锡纯对三七更有新的见地，在《医学衷中参西录》中说："三七……善化瘀血，又善止血妄行，为血衄要药。兼治便下血，妇女血崩，肠中腐烂，浸成溃疡。为其善化瘀血，故又善治女子症瘕，月事不周。化瘀血而不伤新血，允为理血妙品，立能血止痛愈。若跌打损伤，内连脏腑经络疼痛者，敷之可消。"

20世纪初，学界有"参茸桂七"的说法，将三七并入名贵药材之列。

三七的功效，可以用"生打熟补"来概括。所谓"生打"即指生用三七粉有止血活血、散瘀消肿、强心定痛，治疗跌打损伤的作用。所谓"熟补"即指熟三七（将三七与菜油一起放锅中，温火加热至三七变黄）有补血理血、强身健体的功效。《中药大辞典》（1997年）也指出，三七功用补血，去瘀损，止血衄，能通能补，功效最良，是方药中之最珍贵者。三七生吃，去瘀生新，消肿定痛，并有止血不留瘀血，行血不伤新血的优点；熟服可补益健体。

三七止血作用最强，所以教科书将其列为止血药。可用于身体内外的各种出血，不论内服外敷，效果均好。而且止血不留瘀，是众多止血药（尤其是炭药）无可比拟的优点，对出血而兼有瘀滞者尤为适宜。可单味三七研面吞服，也可配合花蕊石、血余炭同用，如《医学衷中参西录》的化血丹（三七、花蕊石、血余炭）。

三七活血祛瘀、消肿止痛，可用于跌打损伤，瘀滞肿痛，尤长于止痛，其余气滞血阻风湿诸痛，不唯可用，且收效亦捷，如以疗伤止血著称的"云南白药"中三七即为其中主药。再如《外科全生集》的嵝峒丸（三七、大黄、阿魏、儿茶、天竺黄、血竭、乳香、没药、雄黄、山羊血、冰片、麝香、牛黄、藤黄），为治跌打损伤之名药，也是以三七为主药。《红楼梦》里，贾宝玉踢了袭人一脚，就让人取黄酒和山羊血嵝峒丸来，虽说小题大做，却也说明该药已为当时民间熟知。

三七用于痈疡肿毒或跌打肿痛，消散之力亦佳。黄宫绣称其"能化血为水"，张锡纯认为"一味三七，可代《金匮》之下瘀血汤，而较下瘀血汤尤为稳妥"。

近年来，三七广泛用于治疗心绞痛、心律失常及降压降脂等疾病。许多中成药，也多有三七配伍，如复方丹参滴丸、复方丹参片、稳心颗粒、心宝丸、心可宁胶囊以及降压的心脉通胶囊、降脂的通脉降脂片等均有三七的成分。

熟三七以补血强身为主要功效，多用于食欲不振、失血贫血、疲劳体弱等证。单味熟三七，每次 3～6 克，温开水送服，另可以做成药膳，起到保健治疗的目的。

在这里介绍几个食疗方。（1）三七米粥：三七粉 10 克，大米 50 克，白糖适量。大米淘净，加清水适量，煮沸后，加入三七粉，煮至粥服食。功效补血理血，行气止痛。（2）三七蛋汤：三七粉 5 克，鸡蛋一个，葱姜椒盐等调料适量。将鸡蛋在碗中打匀，加三七粉一起调匀，锅中加清水适量，煮沸后加入葱姜椒盐等调料，纳入鸡蛋三七液，煮沸即成。功效化瘀止血。（3）三七炖瘦肉：瘦肉一小块，三七五小块，大枣一个，盐水油各适量。将瘦肉切片，和三七、枣一起放入锅里，加水盐油适量，文火炖两三小时即可。功效补血健脾。（4）三七炖鸡：三七 10 克，母鸡一只，葱姜椒盐等调料适量，将三七切片、母鸡洗净，将三七放于鸡腹中，置锅内，加清水适量，武火煮沸后，加葱姜椒盐等调料，文火炖至鸡肉烂熟后，服食。用于血瘀腹痛、产后恶露不尽、痛经等病。（5）三七猪肾汤：

猪肾一对，三七 30 克，川断 15 克，牛膝 10 克，枸杞 10 克，盐生姜适量。将猪肾、药材、调料一起放入砂锅，炖 30 分钟即可。喝汤，猪肾切片吃。可强腰补肾，对腰膝酸软疼痛有效。

丹参

丹参也是一味古老的中药，早在战国时期的《本经》就将其列为上品，之后历代医家亦多有论述。

丹参是唇形科多年生草本植物，其根入药。主产于我国河北、安徽、江苏、四川等省。

处方名称较多，常用的有：紫丹参、赤参、炒丹参、酒丹参、醋丹参、丹参炭、鳖血丹参等。

性味：苦、微寒。归心、心包、肝经。

丹参活血祛瘀，通行血脉，擅调妇女经血，常与红花、桃红、益母草等配伍应用。民间"丹红酒"是以丹参 60 克，红花、月季花各 15 克，白酒 500 克浸泡上三药，每次饮 10 ~ 20 毫升，可用于血瘀经闭、痛经、胸痹心痛等病。《妇人良方》的丹参散单用丹参为末，每服二钱（约 6 克）酒调下，治妇人经水不调，或前或后，或多或少，产前胎动不安，产后恶血不下。若经血涩少，产后瘀血腹痛，或闭经腹痛，可用丹参 30 克配益母草、香附各 10 克，水煎服。

气滞血瘀所致脘腹疼痛以及厥心痛，可与行气之檀香、砂仁配伍，如清代潘霨《医学金针》的丹参饮（丹参 30 克，白檀香、砂仁各 4.5 克，水煎服）。清代王清源《医方简义》的丹参蠲痛丹（丹参、广木香、川椒、川连各等分，炒香为末，炼蜜为丸，如梧桐子大），每服 6 克，酒送下。两方均有祛瘀理气止痛功效。

若治疗癥瘕积聚，可与三棱、莪术、泽兰、鳖甲、生牡蛎、归尾、桃仁、红花、山楂、苍术、香附等药配伍。前人亦有单味丹参，久服治腹中病块者，如《沈氏尊生》的丹参散。

治疗妇女乳房肿痛，丹参既能凉血，又能散瘀，常与金银花、连翘等清热药配伍，如《医学衷中参西录》的消乳汤（知母、穿山甲、瓜蒌、丹参、乳香、没药、银花、连翘）。

若由于痰浊夹瘀所致头晕头痛，头重如裹、胸闷肢麻，失眠心悸、口苦口腻等症。可用荷丹片（荷叶、丹参、山楂、番泻叶、补骨脂）化痰降浊、活血化瘀。

由肝火旺而致胁肋疼痛、口苦目赤，可用《医级》的丹栀饮（牡丹皮、栀子、丹参、忍冬藤、生甘草）治之。

肢体关节疼痛，如属热痹，症见关节红肿疼痛，可与清热消肿、祛风通络药物配伍，如忍冬藤、秦艽、赤芍、桑枝、威灵仙等。

温热病热入营血，本品既能活血凉血又能养血安神，若见高热谵语、烦躁不安或斑疹隐隐，舌质红绛等可用《温病条辨》的清营汤，或用明代徐春甫《古今医统》的丹参饮（丹参、当归、炒白术、天冬、麦冬、贝母、陈皮、知母、甘草、石菖蒲、黄连、五味子），此方有养血清火、化痰安神之作用。

若皮肤赤热或瘾疹瘙痒或搔破生疮，可用王肯堂《证治准绳》的丹参散（丹参、人参、苦参、雷丸、防风、炮白附子、白花蛇舌草，上药为细末），每服 6 克。

岳美中老先生有一张治疗尿蛋白的经验方，一并抄录于下：生黄芪 30 克，党参 30 克，白术 30 克，怀山药 30 克，莲须 30 克，丹参 30 克，川芎 10 克，制大黄 5 克，六一散包 10 克，蒲公英 30 克，水蛭 10 克，全蝎 5 克，蜈蚣二条，蕲蛇 5 克，地龙 10 克，炙甘草 6 克。此方补脾益肾、搜风化湿、通瘀活络，治疗慢性肾炎甚为有效。

沙参

沙参也是一味古老的中药，《本经》将其列为上品。《本经》及其后历代医家医籍中所载沙参，均指现在的南沙参，直至明朝倪朱谟的《本草汇言》才首先记载有北沙参。清代张石顽的《本经逢原》始对南北沙参有较明确认识："南北两种，北者质坚性寒，南者体虚力微。"赵学敏的《本草纲目拾遗》也认识到"南沙参功同于北沙参而力稍逊"。现今处方中之沙参，均指北沙参，若需用南沙参时，当写明"南沙参"，以资区别。

南北沙参，科属不同，产地各异，功效亦有差别。故下面分别论述。

南沙参

南沙参为桔梗科沙参属多年生草本植物，其根入药。

味甘微苦，性微寒，入肺、胃经。其别称主要有泡参、白沙参、泡沙参等。

南沙参主产于安徽、江苏、四川、湖北、湖南、江西等省，特别是安徽的滁州、江苏的白容、四川的巫山所产南沙参更为著名。

说到巫山，我回想起退休前，有一次到重庆出差。返回时，坐游轮驶过巫峡时，大家瞻望神女峰的情景："神女峰！"大家不约而同地呼喊着神女峰，争相观看这座扑朔迷离，令人神往的山峰。只见那云雾缭绕的山峰上，有一石柱，酷似亭亭玉立含情脉脉的古装仕女，那衣袂那裙带，似乎被江风吹的飘飘欲飞……

神女峰，又名望霞峰，是巫山十二峰之最。一根巨石突兀于青峰彩霞之中，宛若一个妩媚动人的少女，凝望着滚滚东流，奔腾不息的江水，故而得名"神女峰"。又因她每天第一个迎来灿烂的朝霞，又最后一个送走绚丽的晚霞，又有"望霞峰"之称。巫山十二峰千姿百态，而以神女峰最秀丽动人。而今三峡大坝落成，长江水位升高，滔滔江水直逼神女裙袂，"神女应无恙"而有"当惊世界殊"之感觉吧！

在古代神话中，神女峰是王母娘娘幼女瑶姬的化身。瑶姬曾助大禹开鑿河道，疏瀹积水。水患消除后，瑶姬和她的十一个姐妹，毅然留在巫山，为行船保平安，为百姓驱虎豹，为农夫施云雨。久而久之，她们便化成了十二座奇秀绝美的峰峦，耸立在巫峡两岸，称为"巫山十二峰"。瑶姬所立山峰最高，便是"神女峰"。神女峰对岸，飞凤峰下尚留存授书台，相传是瑶姬将治水天书上的《清宝经》授予大禹之处。

神女峰闻名于世，不仅是由于她的形貌酷似少女，更与战国时楚国文人宋玉的《高唐赋》《神女赋》有关。《高唐赋》和《神女赋》是内容相互衔接的姊妹篇，《高唐赋》描写楚怀王梦中和神女相会的故事；《神女赋》叙述楚襄王追求神女却被神女拒绝的故事。《高唐赋》重在描写巫山山水之壮丽；《神女赋》主要描绘神女形神之娴丽。宋玉之两赋辞丰意雄，侈丽闳衍，从而使神女峰的传说留传至今。

在古代神话中，还有神女未嫁而夭亡，死后葬于巫山之阳，其精魂化为瑶草的传说。据传服用瑶草的果实就能得到别人的爱怜，另说服食瑶草能医治百病，长生不老。在《民说·物记》一书中又说："茶在中华传统养生学、医药学中，均视为珍品，古来有瑶草之称。"历来文人颂扬瑶草的作品也很多，如元好问又有"春风来时瑶草芳，绿池珠树宿鸳鸯"的名句。

南沙参盛产于巫山，是否与神女瑶姬之精魂瑶草有关，就不得而知了。但南沙参确确实实是一味清肺祛痰、养阴润肺的良药。

【临床应用】

1. 外感温燥，症见头痛身热、口渴、干咳无痰或痰少而黏。常与杏仁、象贝等配伍，如《温病条辨》的桑杏汤。

2. 肺热阴虚，燥咳或劳嗽咯血，常配麦冬、玉竹、桑叶等，如《温病条辨》的沙参麦冬汤（南沙参、麦冬、天花粉、玉竹、生扁豆、生甘草、冬桑叶）。

3. 虚热肺痿，症见咳嗽气喘、咽喉不利、咯痰不爽或咳唾涎沫；胃阴不足，症见呕吐、纳呆、呃逆、口渴咽干，舌红少苔，脉虚数。可用《金匮》的麦门冬汤（麦冬、人参、半夏、甘草、粳米、大枣），将方中人参改用南沙参。

岳美中老先生云：咳而痰不出者，肺燥胜而痰涩。燥则（宜）润，涩则（宜）疏，润肺利气是制方之本。若不知疏痰润肺，反用宣法，越宣越燥，势必干咳不止；若不知痰涩当疏，则痰黏难愈。为此，自拟一方，定名润肺汤，药用沙参、马兜铃、山药、牛蒡子、桔梗、枳壳，亦可随证加入橘红、杏仁、贝母、瓜蒌等味。此方用沙参润肺益气，马兜铃开豁结痰，是一开一阖；用山药滋脾补虚，牛蒡子宣散结气，是一补一泻；用桔梗引气排痰，枳壳下气降气，是一升一降。六药合用，相反实相成。咳而喉痒加橘红；痰多咳甚加杏仁、贝母；喘者加瓜蒌仁，但必新炒，定喘之力方大，陈久者不良。本方既能滋阴润肺，又能疏泄壅塞。润肺则咳止，气展则痰豁，对于咯痰不爽，干咳频繁之症，一般连服七剂，即有确效。

另介绍一个小儿口疮验方：南沙参 6 克，玉竹 6 克，天花粉 6 克，扁豆 6 克，大青叶 6 克，水煎服，每日一剂。

北沙参

北沙参为伞形科多年生草本植物，其根入药。

味甘微苦、性凉，归肺、胃二经。

其别名主要有莱阳参、莱胡参、辽沙参、海沙参等。

北沙参主产于山东、内蒙古自治区、河北、辽宁等地。

山东省莱阳市高格庄镇胡城村所产的沙参品质最好。故莱阳沙参又被称为"莱胡参"，莱阳属温带海洋性气候，土壤多砂砾，其土质似砂比砂细，似土却比土软，非常适宜沙参生长。

除山东莱阳外，内蒙古自治区的喀喇沁旗，也是盛产北沙参的地区，其北沙参产量占全国总产量的三分之二。尤其牛家营子镇，更称为"沙参、桔梗之乡"（桔梗产量占全国总产量的五分之一）。喀喇沁旗位于赤峰市，喀喇沁蒙语是"守卫者"之意，在喀喇沁旗有一座很有名的陵园——

王子坟（现在王子坟村更名"新乃里"）。

王子坟乃清朝喀喇沁右旗的王陵。相传康熙年间，喀喇沁右旗首领色棱来到牛家营子镇，见这里山川秀丽，田野肥沃，禽兽繁多，"棒打狍子瓢舀鱼，野鸡飞落饭锅里"，便请风水先生查看地势，果然是块风水宝地，风水先生说："此山下阴宅，定可出真龙天子。"色棱即暗中将其母尸骨移埋于此地，并大修坟茔。之后有一夜，康熙突然梦见一条龙在天上飞舞，在大殿上任意穿行，便觉是不祥之兆。经刘庸查八卦，观天象，发现喀喇沁右旗王爷是条闹龙，只因王爷家的坟地风水太硬，是块龙兴之地。只有破了那里的风水，才能制住闹龙，江山稳固。于是康熙下旨，令喀喇沁右旗王爷进京，以表彰王室的功绩为名，赐青石牌楼一座，雕龙碑二尊，又令刘庸为钦差，前往喀喇沁右旗立碑树牌。青石牌楼的顶端有四个望天猴，寓意仰望天庭，忠心效主，雕龙碑实为"吊龙碑"。刘庸遵旨立好牌楼，安好雕龙碑，仍不放心，又将一把"龙泉剑"命人安放在坟茔后的巨石之下。当天夜里，王子坟狂风大作，暴雨倾注，山摇地动，洪水奔流，第二天，东沟里的溪水染成了红色。至此，王子坟总算安定了下来，清朝统治也延续了250余年。这当然只是个传说，姑且说来听听而已。但就因为这个传说，现在的喀喇沁旗王子坟竟成了一个热闹的旅游景区。

【临床应用】

1. 滋阴舒肝。用于肝肾阴虚、肝气郁滞之证，症见胸脘胁痛，咽干口燥，口苦吞酸，舌红少津，脉细弱或虚弦，可配生地黄、枸杞等，如《柳州医话》一贯煎（北沙参、麦冬、当归、生地黄、枸杞子、川楝子）。

2. 生津滋阴。用于热病伤津或热退胃阴未复证，症见口渴、食欲不振或消渴病，常与麦冬、玉竹配伍，如《温病条辨》的益胃汤（麦冬、生地黄、玉竹、北沙参、冰糖）。

3. 豁痰平喘。肺肾虚亏，水泛为痰，或年迈阴虚，多痰喘息，可用马培之《青囊秘传》的金水济生丹（北沙参六两，大生地黄八两，当归四两，白芍二两，茯苓二两，杏仁四两，半夏二两，新会陈皮二两，炼蜜为丸，每服3钱，日2~3次服）。

费伯雄《医醇賸义》亦载金水济生丹，主治肺脾虚之甚者，火升体羸，咳嗽失血，咽破失音，此为碎金不鸣，症极危险。方由下列药物组成：天冬、麦冬各一钱五分，生地黄五钱，人参一钱，沙参四钱，龟板八钱，玉竹三钱，石斛三钱，茜草根二钱，蒌皮三钱，山药三钱，贝母二钱，杏仁三钱，淡竹叶十张、鸡子清一个，藕三两煎汤代水。

4. 养阴清热。 温病热邪已入营血，斑疹已出，壮热渐退，大阴已伤，可用清代庆恕《杂证要法》的养阴复液汤（大生地黄、生鳖甲、生龟板、玄参、麦冬、北沙参、杭白芍）。

5. 滋补肺肾。 肺肾双亏，见喘咳痰血，将成痨瘵者，可用黄镐京《镐京直指》的蛤蚧固金汤（熟地黄、淮山药、冬虫夏草、茜草根、炙蛤蚧、茯苓、驴胶、北沙参、川贝母、白石英、女贞子），水煎服。

6. 滋阴清热、软坚散结。 阴虚潮热，见潮热盗汗，五心烦热，两颧红赤，口燥咽干，舌红少苔，脉细数等，可用清代江涵暾《笔花医镜》的蒿皮四物汤（生地黄、北沙参、炙鳖甲、当归身、白芍、青蒿、地骨皮、牡丹皮、甘草，水煎服）。另，沙参配麻黄，治秋燥咳嗽或咳嗽初起之咽干口渴者，甚效。

综上所述，南北沙参，功效相似，但毕竟科属不同，虽都具有养阴清肺之功效，而南沙参侧重祛痰止咳，北沙参还有养胃生津的作用。《本草求真》云："沙参有南北二种，北沙参质坚性寒，南沙参体虚力微。"还有新鲜沙参，处方写鲜沙参，质润多液，为滋阴清热之品，常与鲜石斛、鲜生地黄用于温病伤阴、化火生风之际，有除热存阴之功效。李时珍称其为清火保金之药，对胃热脾燥之症，亦具清养之功。

玄参

贵州遵义是我国玄参的主要产地之一，所谓"道真玄参"就产自遵义道真仡佬苗族自治县。

由遵义想到一个成语："夜郎自大"。夜郎是我国秦汉时期，西南边陲的一个小国，夜郎国的皇宫就建在遵义市高坪镇的一座山上。"夜郎自大"的故事出自《史记·西南夷列传》，"滇王与汉使者言曰：'汉孰与我大？'及夜郎侯亦然，以道不通故，各自以为一州主，不知汉广大"。这里说的是：公元前122年，汉武帝为寻找通往身毒（今印度）的通道，曾派遣使者到达现在云南的滇国，滇王问使者："汉与我谁大？"后来汉使者途经夜郎国，夜郎国王也这样提问。后即以"夜郎自大"比喻坐井观天，妄自尊大。

据《史记·西南夷列传》记载及后世考古证实，我国西汉时期便有两条"丝绸之路"。其中海上的丝绸之路，便是从夜郎国先转运到东南亚、印度等地，再转运到地中海沿岸各国，可见当时夜郎国的商业贸易已十分频繁。后来夜郎国曾一度强大，胁迫周边22个县一同反叛汉王朝，夜郎国王被汉使陈立所杀，夜郎国随之灭亡，夜郎国前后约仅300年历史。

玄参的主要产地，除遵义之外，还有四川南川的金佛山、湖北恩施州巴东县的巴东、浙江金华磐安县的磐安，都较出名。

玄参因其通体内外皆黑而得名。其别名较多，常用的有：元参、黑参、重台（出自《神农本草》）、鬼藏（出自《吴普本草》）等。

玄参味苦甘咸、性寒，归肾、肺、胃三经。恶黄芪、干姜、大枣、山茱萸，反藜芦。常用量：10~15克。

【临床应用】

1. 温热病热入营分。症见身热、口干、舌绛等症，常与生地黄、黄连、连翘等配伍。泻火解毒，凉血养阴，如《温病条辨》的清营汤（犀角、生地黄、玄参、竹叶心、麦冬、丹参、黄连、金银花、连翘）。

2. 温热病邪，逆陷心包。症见神昏谵语，可配犀角、连翘心、麦冬等，如《温病条辨》的清宫汤（玄参心、连翘心、莲子心、竹叶卷心、犀角尖），清心解毒、凉血养阴。

3. 温热病。 血热壅盛，发斑或咽喉肿痛，甚而烦躁谵语，常配犀角、石膏、知母等滋阴降火、解毒消斑，如《温病条辨》的化斑汤（犀角、玄参、石膏、知母、粳米、生甘草）。若兼咽喉肿痛，也可配伍升麻、甘草，如《类证活人书》的玄参升麻汤（玄参、升麻、甘草）。

4. 咽喉肿痛。 若由外感风热引起，辛凉解表，常与牛蒡子、桔梗、薄荷等配伍应用；如因内热所致者，当配养阴凉血药，如麦冬、桔梗、生甘草等，《中药成药制剂手册》玄参甘桔汤（玄参、麦冬、甘草、桔梗）。玄参为喉科常用药，尤以治疗阴虚火旺者最佳。

用于治疗痈肿疔疮，常与金银花、连翘、紫花地丁、菊花、甘草、陈皮、黄芩、桔梗、款冬等同用，如明末清初王大德《青囊秘诀》中"肺痈救溃汤"，即由上述诸药组成。

若配伍金银花、甘草、当归，可用于脱疽（血栓闭塞性脉管炎），如《验方新编》的四妙勇安汤（银花、玄参、当归、甘草）。

若有瘰疬痰核可配贝母、牡蛎，如《医学心悟》的消瘰丸（玄参、贝母、牡蛎）。

此外，临床还有些常用的"对药"，一并记述于下，以供参考。

玄参、牡丹皮：二药均能凉血化斑，玄参滋阴，牡丹皮祛瘀。

玄参、牡蛎：二药均能软坚散结，玄参降火解毒，牡蛎能消痰软坚。若再加贝母开郁消痰，即为"消瘰丸"，本方有清热化痰、软坚散结功效，可用于痰火凝结的瘰疬痰核，再加夏枯草、海藻，效果更好。

玄参色黑质润，为足少阴肾经之要药。李时珍说："肾水受伤，真阴失守，孤阳无根，发为火病，法宜壮水以制火，故玄参与地黄同功。"而为滋阴降火之要药。生地黄甘寒补阴，偏于凉血清热，适用于血热之火；玄参咸寒滋阴，偏于滋阴降火，适用于阴虚上浮之火，用于温热病伤阴烦渴，发斑咽痛，瘰疬等证最为恰当。《活人书》的玄参升麻汤配升麻、甘草，治发斑咽痛；《温病条辨》的增液汤，配麦冬、生地黄治热伤津液；《医学心悟》的消瘰丸配牡蛎、贝母，治瘰疬结核。对玄参的运用，真可谓善用兵者。

拳参

拳参属于清热解毒药，为蓼科多年生植物拳参的根。主产于华北、西北、东北、山东、江苏、湖北等广大地区，主要是野生。于春季未发芽前或秋季地上部分枯萎时采集，晒干、除去须根、切片、备用。

拳参最早收载于苏颂的《本草图经》。本品味苦、性凉，无毒，归肺、肝、大肠经。

别名：紫参、草河车。

主要应用于湿热泻痢，便下脓血，里急后重。有清热解毒、收敛渗湿、消肿止血功效，如经验方：拳参30克水煎服，治肠炎、赤白痢，效果甚好。也可用于热毒痈疡，口舌生疮，常与野菊花、连翘、金银花、蒲公英、紫花地丁、白花蛇舌草等配伍应用。

《证治准绳》载有"拳参汤"，治疗阴虚久咳、肺痨喘嗽，配伍蜜百合、沙参、炙甘草，水煎服。方中拳参清热解毒、收敛渗湿，为君药。

苦参

苦参为多年生落叶亚灌木植物，其根入药。我国各地均产，以新疆、甘肃产量最多，多生于向阳山坡草丛中或山麓、郊野、溪沟边，《本经》将其列为中品。其子苦参子，亦可入药。

别名：山槐、野槐、牛参、地参等。

苦参味苦，性寒，有小毒，归心、肝、胃、大肠、膀胱经。清热燥湿、祛风杀虫、利尿。

【临床应用】

1. 清热燥湿

（1）黄疸：常与山栀、龙胆草配伍，如《外台》的苦参丸（苦参、龙胆草、栀子仁，取猪胆汁为丸，如梧桐子大，每服 5 丸）。治急性肝炎之湿热阳黄，可将苦参配入茵陈蒿汤中（茵陈、栀子、大黄），或加入虎杖、蚤休、郁金、赤白芍、丹参等。

（2）湿热泻痢：可单味煎服，或与木香、甘草同用，如《沈氏尊生书》的香参丸（木香、苦参、甘草）。

（3）湿热带下：带下黄色稠黏腥臭，或阴痒，常与黄柏、白芷、蛇床子同用。如近代名医章次公的当贝苦参柏叶汤（当归6克，浙贝12克，苦参6克，椿根皮12克，生柏叶30克，泽泻10克，白芷10克，荜澄茄10克）。如外阴瘙痒较甚，用莪芷枯矾粉（吴茱萸10克，白芷15克，枯矾15克，诸药研极细末，每晚取大蒜一头，捣烂水煎熏洗外阴后，再用食油或麻油调上药末）涂外阴，数日即愈。临床治湿热带下，常用傅青主的完带汤（炒白术、炒山药、人参、白芍、车前子、制苍术、甘草、陈皮、黑荆芥、柴胡），可加苦参、黄柏、椿根皮、蛇床子等同煎，效果亦佳。外用清洗亦可用苍术、白芷、黄柏、苦参、椿根皮、蛇床子等水煎熏洗。近年来，我用以治疗阴道滴虫病，效果亦佳。

2. 祛风止痒杀虫

（1）皮肤瘙痒、脓疱疮，单味药煎汤洗浴可治；亦可用《中医皮肤病学简编》的苦参洗剂（苦参、银花、黄柏、蛇床子）水煎外洗。

（2）疥癣：以苦参配枯矾，硫黄制成软膏，涂治。

（3）麻风：可与大枫子、苍耳子配方，如《类证治裁》的载治大麻风方：大风子（研末，隔汤化油）四两，乳香二钱，没药二钱，血竭二钱，牛黄钱半，麝香五分，阿胶一钱，琥珀三钱，珍珠三钱，雄黄五钱，炙地龙七钱，冰片三钱，芒硝八分。制法：大风油调药，每服一钱，酒下。

《圣济总录》以苦参为主药，配蕲蛇、胡麻、皂角刺、当归、川芎、牛膝、龙胆草、漆叶，治大麻风癫。

（4）狐惑病：症见咽喉、口腔、眼、外阴溃烂，精神恍惚不安，与西医之白塞综合征类似。本病首载于《金匮要略·百合狐惑阴阳毒篇》，方用甘草泻心汤（甘草、黄芩、黄连、干姜、半夏、人参、大枣）。也可用《金匮》的苦参汤、龙胆泻肝汤（龙胆草、栀子、柴胡、车前子、黄芩、泽泻、木通、生地黄、当归、甘草）。外洗方：黄柏、苦参、银花、椿根皮、地肤子等。

3. 湿热蕴结

（1）小便不利，灼热涩痛：单味苦参，或与八正散（木通、车前子、萹蓄、瞿麦、栀子、大黄、甘草）、导赤散（生地黄、木通、竹叶、甘草稍）合用。

（2）妊娠小便不利：可用《金匮》的当归贝母苦参丸（当归、贝母、苦参）。

（3）肠风下血、湿热痔血：苦参常与黄连、木香等同用。

4. 龋齿

据《史记·扁鹊仓公传》记载："仓公奉文帝诏，陈述所治病例时说：齐中大夫病龋齿，臣意灸其左大阳明脉，即为苦参汤，日嗽三升，出入五六日，病已。得之风，及卧开口，食而不嗽……"。另，宋沈括的《梦溪笔谈》也有久用苦参擦牙用来治牙痛的记载。

《本草正义》指出："苦参退热泄降，荡涤湿火，其功效与黄连、龙胆皆相近。而其苦愈甚，其燥尤烈。"

苦参子，为豆科植物苦参的种子，又名苦豆子。其功用主治与苦参基本相同，而有通便和杀虫（蛔虫）的功效。

附：鸦胆子

鸦胆子，为苦木科，鸦胆子属植物的种子，别名鸭蛋子，多产于南方各省。

【临床应用】

1. 痢疾。方用《医碥》的鸦胆丸［鸦胆子（去壳、捶去皮）5 克、文蛤（醋炒）、枯矾、川连各 1.5 克，糊丸，朱砂为衣］，或用鸦胆子霜（黄丹

231

各5克，加木香1克亦可，乌梅肉为丸，朱砂为衣）。二方俱丸绿豆大，粥皮或盐梅皮或龙眼干或芭蕉子肉包吞十一二丸，立止。热性赤痢及二便因热下血。每服25粒（最多至50粒）鸦胆子（去皮），白糖水送下（出自《医学衷中参西录》）。痢久，脓血腥臭，肠中欲腐，兼下焦气虚滑脱者。可用《医学衷中参西录》的三宝粥［生山药（轧细）50克，三七（轧细）10克，鸦胆子（去皮）50粒，上药三味］，先用水四盅，调和山药末煮作粥，煮时不住以箸搅之，沸即熟，约得粥一大碗，即用其粥送服三七末，鸦胆子。

2. 滴虫性阴道炎。 鸦胆子20个去皮，水一茶杯半，用砂壶煎至半茶杯。倒入消毒碗内，用消过毒的大注射器将药注入阴道。每次注20～40毫升，轻者一次，重者2～3次（出自《河北中医药集锦》）。

3. 痔疮。 鸦胆子7粒，包圆肉内，吞服（出自《纲目拾遗》）。

4. 鸡眼，胼胝。 先用热水烫洗患处，发软后用刀削去隆起处及表面硬的部分，贴上剪孔的胶布，孔的大小与患处相等。而后将捣烂的鸦胆子盖满患处，再以胶布敷盖。每隔6天换药一次，一般三次即愈（出自《中华皮肤科杂志》）。

但需要注意的是，本品有毒，特别是鸦胆子壳，为剧烈的细胞原浆毒，对中枢神经有抑制作用，对肝肾实质脏器亦有损害作用，并能使内脏动脉显著扩张，引起出血。

苦参子和鸦胆子，科属不同。虽然功效有相同之处，但苦参子是否有毒，说法不一，即使有毒，也是小毒；而鸦胆子毒性较大。必须分辨清楚，绝不能混用。

解毒方法：洗胃或导泻，内服蛋清，鞣酸或浓茶；静脉滴注葡萄糖盐水；惊厥时肌注苯巴比妥等解痉药，呼吸障碍时用呼吸兴奋剂。

《雷公炮炙论》："凡使苦参，先需用糯米浓泔汁浸一宿，上有腥秽气，并在水面上浮，并须重重淘过。即蒸从巳（上午9～11点）时至申（下午5～7点）时出，晒干，细锉用之。"此法亦可用于炮制鸦胆子。

黄芪

黄芪是一味古老而常用的补气药，李时珍称之为"补药之长"，最早见于汉墓马王堆出土的帛书《五十二病方》，其药用历史最短也有2000多年。《本经》将其列为上品，特别是《本经》，将黄芪写作"黄耆"，"耆"者，"老人""长者"之意，成语"耆年硕德"即指老年人德高望重。《本经》又曰："黄耆……一名戴糁"，（糁读散或深）。这里有个典故：很久很久以前（起码在《本经》成书的秦汉之前），有一位名叫戴糁的老人，生来肤色淡黄，却乐善好施，常常助人为乐，人们便尊称他"黄耆"。有一天，他为救一掉入深崖的小孩，自己也不幸殒命。人们为悼念他，在老人墓旁种下一种能祛病除邪的药草，并命名此药草为"黄耆"。后人因"耆"与"芪"同音，因它又是一味草药，故而常常写成"黄芪"。久而久之，黄芪反而成了本名。

黄芪确是一味补气升阳的好药，据《旧唐书·方技传》记载：唐朝许胤宗在南陈新蔡王手下做官时，柳太后突患中风失语，遍请名医求治无效，且又口噤不能服药，病情日渐加重。许胤宗用黄芪、防风两味药煎汤数十斛（一斛约为十斗），放于柳太后床下，利用汤药热气熏蒸，柳太后当晚即能言语，又经一段时间调理，竟然痊愈。柳太后中风，是因年老气衰，黄芪性温，补气升阳，固表行滞；防风散风胜湿，又能解痉。再加热

233

药熏蒸，温通经络，开放毛窍，促进气血运行，且有利药物吸收，故而短期奏效。

清代陆以湉《冷庐医话》记一医案：海宁许玔林治山阴王某肿胀，自顶至踵，大倍常时，气喘声嘶，二便不通，命危。许用生黄芪四两（约120克），糯米一两（约30克）煮粥一碗，小匙频服。不久，喘平便通，肿亦随消。继加祛湿平胃之品，两月后独脚有钱大一块未消，后更医延治，改用祛湿猛剂，病人渐至危殆。许玔林又用前方挽回，服用黄芪数斤，最后痊愈，脚面之肿亦消。

近代学者、新文化运动的代表人物之一的胡适先生在1920年秋患水肿病后，服许多西药无效，幸得当时名医陆仲安诊治，施以黄芪为主的中药治疗，有时黄芪用到十两，党参六两，终于治愈。时隔不久，胡适友人马幼渔之弟也患水肿病，以致两眼不能睁，又是陆仲安重用黄芪治愈。之后，胡适便对中药黄芪产生浓厚兴趣。他中年之后，自感疲惫，力不从心时，便用黄芪泡水，代茶饮用，效果很好。尤其讲课之前，先呷上几口黄芪水，便声音洪亮，精神倍增。1921年3月30日，胡适写了《题陆仲安秋室研经图》的题记，专门记述了这件事的始末。

黄芪为豆科多年生草本植物膜荚黄芪和内蒙古黄芪的根，主产于山西、内蒙古自治区、甘肃、黑龙江、河北等地。别名很多，如：戴糁、黄耆、戴椹、绵芪、王孙、北口芪、口芪等。

口芪或北口芪，主产于内蒙古自治区、山西等地，旧时多经独石口进关集散而得名。

独石口位于张家口市赤城县北，是明长城宣府镇上的一座重要关隘，有"上谷之咽喉，京师之右臂"之称，因关口处有一座拔地而起的孤石而得名。这座耸立于关前的独石上，镌刻着"突兀孤秀""一石飞来"两组大字。独石城坐落于南北流向的两河之间，左为黄龙河，右为青龙河，背靠蜘蛛山，故有"二龙戏珠"之说。

元末明初，独石口就以"朔方屏障"驰名天下。1424年，明成祖朱棣北征时驻独石大阅将士，1430年始建城关。"土木之变"（在今张家口怀来县境内）时，独石口曾被瓦剌部攻破，关城遭到毁坏。当时一名叫田坤的将领战死，其女儿率兵浴血抗战，最后寡不敌众，被围逼到关口南面山崖之上，不甘被俘受辱，纵身跳崖殉国。后人为纪念这位巾帼英雄，将此崖命名为"舍身崖"。独石口城内，原建有一座精巧的独石庙，庙中有四大景，即无梁殿、无影塔、无孔桥和无耳钟。其中无影塔巧夺天工，据说晴天从日出到日落，都不会有塔影投入地面，至今原因不清。

之后，独石口关隘逐渐荒废，张家口取而代之，大境门一带成为皮毛、药材等货物的集散地，是内蒙古自治区、山西物资通往内地的主要口岸。黄芪亦从张家口集散，故仍有口芪之称。

黄芪味甘，性微温。归脾、肺二经。黄芪的用量一般在10～15克，大剂量可用至30～60克。补气升阳宜炙用，其他方面多生用。

【临床应用】

1. 补气升阳。黄芪能补脾肺之气，为补气要药，且有升举阳气的作用。与人参或党参同用，能增强补气功效，可治病后气虚体弱；与白术同用，能补气健脾，可治脾气虚弱，食少便溏或泄泻；与当归同用，能补气生血，可治气虚血亏；与附子同用，能补气助阳，可治气虚阳衰，畏寒多汗；与人参（或党参）、升麻、白术同用，能补气升阳，治中气下陷、久泻脱肛、子宫下垂，如补中益气汤（黄芪、人参、白术、当归、橘皮、炙甘草、升麻、柴胡）；与人参、龙眼肉、枣仁同用，治思虑过度、心脾两虚、心悸健忘、失眠多梦、妇女月经提前或淋漓不止，如归脾汤（龙眼肉、酸枣仁、茯神、白术、炙甘草、黄芪、人参、木香、生姜、大枣、当归、远志）。

2. 益气固表。黄芪有固表止汗功效，常配白术、防风，如元代危亦林《世医得效方》的玉屏风散，治表虚自汗；配浮小麦、麻黄根，如《局方》的牡蛎散，治自汗、夜卧更甚、心悸气短等。黄芪也可治阴虚引起的盗汗，需配生地黄、黄柏等滋阴降火药同用，如《兰室秘藏》的当归六黄汤

（当归、生地黄、熟地黄、黄连、黄柏、黄芩、黄芪）。

3. 祛毒生肌。黄芪可用于气血不足所致的痈疽不溃或溃久不敛，本品有补气祛毒生肌功效，常与当归、穿山甲、皂角刺等同用，如《外科正宗》的透骨散（生黄芪、当归、川芎、穿山甲、皂角刺）。若溃后久不生肌敛疮，可用十全大补汤。

4. 利水退肿。黄芪尚有补气利尿消肿功效，常配防己、白术、生姜、大枣、甘草，治气虚失运，水湿积聚引起的肢体面目浮肿，小便不利等症，如《金匮》的防己黄芪汤。

5. 补气通痹。黄芪可用于气虚血滞引起的肢体麻木、关节痹痛、或半身不遂，常配桂枝、白芍、生姜等，如《金匮》的黄芪桂枝五物汤（黄芪、桂枝、白芍、生姜、大枣）；配羌活、防风、当归、片姜黄等治肩臂风湿痹痛或沉重麻木，如宋代王璆原《百一选方的》蠲痹汤（羌活、防风、秦艽、当归、姜黄、黄芪、赤芍、炙甘草）；以黄芪为主药，配当归、川芎、桃仁、红花等活血化瘀药，如《医林改错》的补阳还五汤（黄芪、当归尾、川芎、赤芍、桃仁、红花、地龙），可治中风后气虚血滞，症见半身不遂、口眼歪斜、语言謇涩等，方中黄芪用到四两。

6. 益气生津。黄芪与生地黄、麦冬、天花粉配伍，如近代名医赵锡武在叶天士玉泉丸基础上创制的经验方（生熟地黄各30克、天麦冬各12克、党参30克、当归9克、山萸肉12克、菟丝子12克、玄参12克、黄芪30克、泽泻15克，水煎服）治消渴症（糖尿病）效果甚好。祝谌予老师在施今墨治糖尿病经验的基础上，创立降糖基本方（黄芪、山药、苍术、玄参、生地黄、熟地黄、丹参、葛根），在中医界影响很大。

现代临床，黄芪还常用于以下疾病的治疗：急性肾小球肾炎、幽门螺旋杆菌阳性胃溃疡、银屑病、糖尿病、肿瘤化疗放疗后以及手术后的康复治疗、慢性鼻炎、骨质疏松、上消化道溃疡，以及用于增强人体免疫力等。

甘草

甘草是一味既普通又常用的中药，《本经》将其列为上品。陶弘景《名医别录》称其为国老，并说："此草最为众药之主，经方少有不用者。"什么是国老呢？陶弘景解释曰："国老即帝师之称，虽非君而为君所宗。"宗者尊奉之意也。历史上，孔子在鲁国时，曾被尊为国老。而历代名臣中，真正被帝王奉为国老的，唯唐代狄仁杰一人。狄仁杰，处在上承贞观之治，下启开元盛世的武则天时代。武则天任用酷吏，屡兴大狱，晚年更是豪奢专横，颇多弊政。而狄仁杰心系民生，政绩卓著，且不畏权势，对武则天弊政多所匡正，尤其举荐贤臣，匡复唐室，可谓功盖一世。

据史料记载，在册立太子的问题上，狄仁杰和武则天有过几次针锋相对的辨论，最终狄仁杰说服了武则天，为匡复唐室，立下了不朽功绩。

武则天本意立其侄武三思为太子，一次询问大臣，众人莫敢回答。唯狄仁杰说：臣观察天下人还没有忘记唐朝的恩德，如果要立太子，非庐陵王李显（武则天第三子，即唐中宗）不可，武则天愤怒而罢议。

过了许久，武则天几次梦到玩双陆游戏，总输不赢，咨询于大臣。狄仁杰和王方庆异口同声地说：双陆不胜，是因为没有子了，难道是天意在警示陛下吗？太子乃天下之根本，根本摇动，天下就危险了！

又一次，武则天对狄仁杰说：朕梦一大鹦鹉，两个翅膀都折断了，这预示着什么？狄仁杰对曰：武是陛下姓氏，两翼当指二子。陛下若启用二子（指李显和四子李旦，即睿宗）两翼便能振作。

据《资治通鉴》记载，狄仁杰经常对武则天说，当年太宗皇帝栉风沐雨，亲历战斗，方才平定天下，传于子孙；先帝又将二子托付陛下。陛下现在要把天下移交给外姓吗？这并非天意啊！试问姑侄与母子哪个更亲近？陛下立儿子为太子，您千秋万岁之后，可以配享太庙；若立侄子，还从来没有听说能将姑母配享太庙的呢！

后来，武则天终于醒悟，便派徐彦伯从房州迎接李显回京立为太子，唐朝基业才得以延续。

武则天向来信任和尊重狄仁杰，尊称他为国老，而从不直呼其名。狄仁杰多次请求告老辞官，武则天均不允准，而且免去狄仁杰跪拜之礼，她说：每见国老跪拜，朕亦身痛。还免除狄仁杰宫中夜值，并告戒众僚：除非军国大事，不可打扰国老。狄仁杰去世后，武则天痛哭道："朝堂空矣！"后来，朝廷遇有大事，而君臣不能决断时，武则天便感慨道："天夺国老何太早邪！"

狄仁杰能被武则天尊为国老，是与他一生忠义正直、不畏强权、心系民生、政绩卓著有关。而甘草被称为药中之国老，也与其在方药中的作用和价值有关。正如李时珍所言："甘草外赤中黄，色兼坤离；味浓气薄，资全土德，协和群药，有元老之功；普治百邪，得王道之化。赞帝力而人不知，敛神功而已不与，可谓药中之良相也。"

下面，我们便讲讲甘草，这味药中之国老。

甘草，豆科多年生草本植物甘草的根及根茎，主产于内蒙古自治区、山西、甘肃、新疆等地。

甘草性甘味平，归心、肺、脾、胃经，有通行十二经之说。功能补脾益气，润肺止咳，缓急止痛，调和药性。常用量：2～10克。

清代吴仪洛在《本草从新》中说，甘草"生用气平，补脾胃不足，而泻心火；炙用气温，补三焦元气，而散表寒。入和剂则补益，入汗剂则解肌，入凉剂则泻热，入峻剂则缓正，入润剂则养阴血。能协和诸药，使之不争，生肌止痛，通行十二经，解百药毒，故有国老之称，疗诸痈肿疮疡"。

甘草应用甚广，有"十方九草""无草不成方"之说。

【临床应用】

1. 补脾益气。用于脾胃虚弱，中气不足，气短乏力，食少便溏，多配人参、白术、茯苓等补气健脾药同用，如四君子汤、理中汤（丸）（人参、白术、干姜、炙甘草）。

2. 补益心气。症见心悸、怔忡、脉结代，常与桂枝配伍，如桂枝甘草汤（桂枝、甘草）、炙甘草汤（炙甘草、人参、阿胶、干生地黄、桂枝、麦冬、麻仁、生姜、大枣）。

3. 润肺止咳。用于咳嗽气喘，本品有一定的止咳平喘作用，如配麻黄、杏仁即为三拗汤，治风寒犯肺之咳喘，再加生石膏，便是麻杏石甘汤，治肺有郁热的喘咳；若为痰湿咳嗽，可用二陈汤（陈皮、半夏、茯苓、甘草）；若为寒痰咳嗽，可用苓甘五味姜辛汤；肺热咳嗽亦可用《沈氏尊生方》的鼠粘汤（甘草、牛蒡子、桔梗、阿胶）；热毒所致肺痈，咳唾腥臭脓痰，可用《金匮》桔梗汤，以宣肺止咳、祛痰排脓，其用量为桔梗 15 克，甘草 30 克。

4. 缓急止痛。常配桂枝、芍药、饴糖，如小建中汤（桂枝、芍药、生姜、大枣、甘草、饴糖），治脾胃虚寒，脘腹挛痛拘急；配芍药即芍药甘草汤，治营血不足，四肢、脘腹挛急作痛或脚挛急不伸。

5. 缓和药性、调和诸药。如与附子、干姜同用，能缓和附子、干姜之热，以防伤阴；与石膏、知母同用，能缓和石膏、知母之寒，以防伤胃；与大黄、芒硝同用，能缓和大黄、芒硝之药性，使泻而不剧；与党参、白术、熟地黄、当归等补药同用，能缓和补力，使作用缓慢而持久；与半夏、干姜、黄连、黄芩等热药寒药同用，又能起到协调寒热之作用。

6. 解毒。如咽喉肿痛，常配桔梗，即《伤寒论》桔梗汤；治疮疡肿毒初起，红肿焮痛，常配金银花、连翘、蒲公英等，如《校注妇人良方》的仙方活命饮（金银花、甘草节、赤芍、穿山甲、皂角刺、白芷、贝母、防风、当归尾、天花粉、乳香、没药、陈皮）；若食物中毒、药物中毒、农药中毒，可单用甘草煎汤服，或与绿豆同煎。

说到甘草的解毒作用，早在唐初名医甄权就曾说过："诸药中甘草为君，治七十二种乳石毒，解一千二百般草木毒，调和众药有功，故有国老之号。"

另据明代陆粲所著志怪传奇小说集《庚巳编》记载：御医盛寅，一日早晨刚进御药房便突然昏倒在地，其他御医毫无救治之法，幸得一民间医生自荐，煎药服之而愈。嘉靖皇帝喜而问其故，答曰："非奇方妙药，因盛寅晨起未进食而入药房，胃气虚，中诸药气之毒而致昏厥。吾用一味甘草，浓煎，灌饮，去毒而愈。"帝大喜而厚赏之。

药王孙思邈也曾说："甘草解百毒，其效乃奇，其验更速。"如川乌、草乌、附子中毒，以甘草、金银花、生姜煎水解之；天南星、半夏等中毒，以甘草、生姜、防风水煎解之；马钱子中毒，以甘草、绿豆煎汤解之。均是历代医家积累的宝贵经验。

"本草十八反"中甘草反甘遂、大戟、海藻、芫花（藻戟遂芫俱战草），这是中药配伍之大忌。虽然近代也有医生认为，使用反药，有时疗效更好，比如甘草和海藻同用。但十八反毕竟是历代医家长期经验之总结，我们绝不能不予重视。

近代萧伯章（琢如）在《遁（音顿）园医案》中记载：名医张锡纯曾遇一农妇，冬天水塘干涸后取鲢鱼煮食，晚间自觉饱闷不适，并未介意，次日人便僵死。全家一再追查死因，见锅内除鱼汤鱼骨之外，还有甘草四五寸，便怀疑鱼和甘草是否不能同食。但该妇娘家人却不依不让，认为鲢鱼和甘草同食，自古未见毙命者。一少年更为激愤："我便再煮鲢鱼和甘草，吃给你们看看，以证你们的谎言。"结果服食之后，当晚无事，次早少年却僵卧不起。至此，张锡纯便主张鲢鱼和甘草不能同食。此事，我们也当引以为戒。

地黄

温可养荣宜用熟，寒能凉血只宜生

清代名医陈修园有一首《地黄》诗，概括讲述了地黄的性能、产地、组方、宜忌及炮制等。现将其抄录于下：地黄气禀仲冬行，怀庆携来大有名。温可养荣宜用熟，寒能凉血只宜生。拌同姜酒脾无泻，食共萝卜发变更。四物为君八味首，九蒸九晒制须精。

诗中提到怀庆，就须讲讲"怀药"，怀庆，古时怀庆府，即现今河南焦作地区，大致包括温县、沁阳、武陟、孟州等地。其所产的山药、地黄、牛膝、菊花，品质优良，疗效精准，被称为"四大怀药"，自《本经》均将其列为上品。

相传上古时代，神农氏辨五谷，尝百草，为民求药治病，踏遍万水千山，亲历大好河山。一日来到河南覃怀（古代地名），但见这里山清水秀，花团锦簇，竟然发现四样"神草"。神农氏于是设坛祭天，又令山、地、牛、菊四神护佑，并赐名四样神草分别为：山药、地黄、牛膝、菊花，此处因此而得名"神农山"。这虽然是一个美丽的传说，但至今焦作境内沁阳神农坛风景区，还保留着"山药沟""地黄坡""牛膝川""菊花坡"等古地名。此地神农山，也成为国家 AAAAA 级风景旅游区。

据史料记载，公元前 734 年，卫桓公将怀山药、怀牛膝、怀地黄、怀菊花向周王室进贡，周王室用后，赞其为"神物"。从此，"四大怀药"成为历朝贡品，一直延续到清朝，还岁岁征收。乾隆五十四年，怀府河内（今沁阳）县令范照黎曾写诗赞誉："乡民种药是生涯，药圃都将道地夸。薯蓣（即山药）蔚高牛膝茂，隔岸地黄映菊花。"真实地描绘了古代怀庆人民种植四大怀药的丰收画面。

日军侵华时期，曾把怀药产地的土壤运回日本研究化验后重新配制土壤试种怀药，结果失败。二十世纪七十年代，国家为缓解怀药产量的供不应求，曾向全国 18 个省区引种怀地黄、怀山药，结果品种退化，药力大减。由此可知，怀药一旦离开怀庆这片沃土，药性也就不同。这也正是"橘生于淮南则为橘，生于淮北则为枳"的道理。中药向来注重产地，讲究道地药材，也就缘于这个理由。

中药也很重视炮制，炮制方法不同，或炮制技术的差异，都会直接影响药物的作用和疗效。甚至同一味药，经过不同的炮制，性味功效，会截然不同。地黄就是这样，不经炮制，鲜用者为鲜生地黄，晒干而用者为干生地黄，经过九蒸九晒的复杂炮制过程为熟地黄。生地黄和熟地黄功效主治便有很大差异。下面分别论述。

生地黄

生地黄为玄参科多年生草本植物怀庆地黄或地黄的根，切片，生用或鲜用。主产于我国河南、河北、内蒙古自治区及东北地区。

别名：干生地（出自《中药志》）、原生地（出自《本草正义》）、地髓（出自《本经》）、鲜生地、细生地（生地黄之小枝）。鲜生地黄宜埋于沙土中，防冻；干生地黄应置通风干燥处、防霉、防蛀。

生地黄味甘苦，性寒。归心、肝、肾经。鲜生地黄养阴之力稍逊，清热生津，凉血止血之力较强。炒用亦可用于止血。

【临床应用】

1. 清热凉血。用于温热病热入营血，症见身热夜甚、口干、心烦不眠、舌绛或红、脉细数等。常与犀角、玄参等配伍，以增强清营养阴功效，如《温病条辨》的清营汤（犀角、生地黄、玄参、竹叶心、麦冬、丹参、黄连、金银花、连翘）。

2. 养阴生津。温病后期，余热未尽，阴液已伤，而致发热，夜热早凉，热退无汗，舌红苔少，脉数等，以及慢性病由于阴虚内热而致的潮热证。常与知母、青蒿、鳖甲等配伍，如《温病条辨》的青蒿鳖甲汤（青蒿、鳖甲、细生地黄、牡丹皮、知母）。

3. 滋阴补肾。治肾水真阴不足，血虚火旺，有水火交济之功，症见潮热盗汗、咳嗽、形体瘦弱、乏力等，如张璐《张氏医通》的固本丸（生地黄、熟地黄、天冬、麦冬、人参或党参）。

4. 凉血止血。用于热在血分、迫血妄行的吐血、衄血、尿血、崩漏等症，常与侧柏叶、生荷叶、艾叶等同用，如宋代陈自明《妇人良方》的四生丸（生地黄、生柏叶、生荷叶、生艾叶）。

血热毒盛，热甚动血而致吐衄、尿血、便血、发斑、发疹而斑疹紫黑，舌绛起刺或蓄血发狂之症，如《千金方》的犀角地黄汤（犀角、生地黄、牡丹皮、赤芍）。

5. 复阴养胃。用于热病伤阴，或病退胃阴未复、食欲不振、舌红口干或口渴多饮，常与麦冬、沙参、玉竹等配伍，以养胃阴、生津液，如《温病条辨》的益胃汤（麦冬、细生地黄、沙参、玉竹、冰糖）。

治疗消渴证，烦渴多饮，常与葛根、天花粉、五味子等配伍，如明代涂绅《百代医宗》的玉泉散（葛根、天花粉、五味子、麦冬、生地黄、甘草、糯米），"玉泉"乃泉水之美称，道家亦称口中之津液。玉泉散原为散剂，亦可改为汤剂或丸剂。葛根、天花粉、麦冬、生地黄均为 9 克，五味子、甘草则均为 3 克，糯米 9 克以上，按此比例服汤剂或配制丸剂。老革命家谢觉哉患消渴（糖尿病）多年，多方治疗无效，后服用玉泉丸，病情明显好转。谢老慨叹曰："试服数剂，病若失。谚云：'吃药一千，遇药一丸'，其然乎！"并特意写了一首题为《喜渴病愈》的诗，赞扬玉泉散：

"文园病渴几经年，久旱求泉竟及泉；辟谷尝参都试过，一丸遇到不妨千。"

6. 滋补真阴、交通心肾。 治疗肾阴不足，心肾不交，甚而发为瘖痱，舌强不能言，足痿不能用，口干不欲饮，舌红少苔，脉沉迟细弱而成中风者，方如刘完素《宣明论方》的地黄饮子（生地黄、巴戟天、山萸肉、石斛、肉苁蓉、炮附子、肉桂、茯苓、麦冬、菖蒲、远志、五味子）。

7. 养阴通便。 用于热盛津伤，肠燥便秘，舌绛口燥之症，常与麦冬、玄参同用，如《温病条辨》的增液汤（生地黄、玄参、麦冬）。

8. 清心利尿。 用于心经有热，见口舌生疮，心烦胸闷，渴欲冷饮或心移热于小肠，小便短赤而涩，尿时刺痛等症，常与木通、甘草、竹叶配伍，如宋代钱乙《小儿药证直诀》的导赤散（木通、生地黄、甘草梢、竹叶），或清代王清源《医方简义》的导赤散（木通、车前子、生地黄、淡竹叶、生甘草）。

禁忌：本品性寒而滞，脾虚湿盛，腹胀便溏者不宜。若服用量大或久服此药，可用细生地黄或配砂仁，或用姜汁炒为宜。

熟地黄

熟地黄味甘，性微温，归肝、肾二经。

熟地黄由生地黄炮制而成，历代对熟地黄的炮制大同小异，方法相当复杂。如《本草纲目》载："近时选法，拣取沉水肥大者（生地黄以水浸验之。浮者名天黄，半浮半沉者为人黄，沉者为地黄，入药沉者为佳）。以好酒入缩砂仁末在内，拌匀，柳木甑于瓦锅内蒸令气透，晾干，再以砂仁酒拌蒸晾，如此九蒸九晾乃止。盖地黄性泥，得砂仁之香而窜，合和五脏冲和之气，归宿丹田故也。今市中惟以酒煮熟售者，不可用。"

提到熟地黄九蒸九晒的炮制方法，还有一个传说：药王孙思邈一百多岁一天，刚刚拂晓，他游历到一个小渔村，见一个老人左手捏着一个蜻蜓，右手捂着屁股大哭，憨态可掬。孙思邈上前劝慰："老人家，为何大哭？""爷爷打我。"孙思邈惊异地问："您多大年纪？"老人说："我刚过完365岁生日，贪玩，忘了吃熟地茶，就挨了打。"孙思邈好奇地问："你爷爷在哪里？"老人指着不远处，门口躺着，穿蓑衣数星星的老人，"那人就是"。孙思邈走过去，见仰卧的老人正全神贯注地数着星星。旁边还坐着一个垂髫的女子，正用蒲扇替他打蚊子。孙思邈问："你这是给谁打蚊子？""这是我公爹，脾气太坏，动不动就打孩子！"孙思邈心想：原来这是祖孙三代！他又问："能否告诉我，什么是熟地茶？""就是熟地黄用米熬的粥，我们春天用来和胃降火，夏天用来降温除烦，秋天用来滋阴去燥，冬天用来补血驱寒，每天早晨必须吃一碗。今天淘气的孩子忘了喝，挨了一顿揍，活该！"

孙思邈感叹良久，本以为自己已算高寿，没想到竟还有这么高寿的祖孙三代。后来，他根据地黄的特征，研制出九蒸九晒炮制熟地黄的工艺。据传，因为常服熟地黄，孙思邈又多活了四十余年，直至一百四十一岁才无病而终。据《旧唐书》记载：孙思邈死后"经月余，颜貌不改，举尸就木，犹若空衣，时人异之"。

现在，熟地黄的炮制方法就简单多了：生地黄，加黄酒拌匀，生地黄与黄酒的比例是10：1，放置于密闭的容器里，隔水蒸，至黄酒挥发殆尽，地黄呈黑色光泽，味变甜，取出，晒至外皮黏液稍干，切片，晒干即成。若依李时珍所言，此法炮制，必不可用。临床可养血滋阴，补精益髓。

【临床应用】

1. 补血调经。本品为补血要药，常与当归、川芎、白芍等同用，治疗血虚诸证及妇女月经不调，如血虚萎黄、眩晕、心悸、失眠、月经不调、崩漏等症，即《局方》的四物汤。四味药中，熟地黄、白芍补血和血，谓"二静药"；当归、川芎活血、调经，为"二动药"。动静结合，有补血、和血、活血、调经之功效。

四物汤是补血调经的基本方剂，临床上以其加减变化的方剂很多，方剂书上多有介绍，此处不再重复赘述。

明朝有一名医吴正伦，曾治愈明神宗和明穆宗贵妃的病，名噪一时。他对四物汤曾有 134 种加减变化，说明四物汤加减得法，可用于内、外、妇、儿各种疾病的治疗。但四物汤毕竟只是补血和血的方剂，若遇血崩、血晕、产后大出血等症，切不可单用四物汤，必须加用人参、黄芪等补气药同用。《医宗全鉴·删补名医方论》指出："此方能补有形之血于平时，不能生无形之血于仓卒；能调阴中之血，而不能培真阴之本，为血分立法，不专为女科套剂也。"所以，本方虽为妇科基本方，但临床应用，还需结合具体病症，辩证施用，切不可认为本方为妇科专用，不加辩证，随意使用。

2. 滋阴补肾。熟地黄亦为滋肾主药，可用于肾阴不足、潮热、盗汗、遗精、消渴等症，常配山萸肉、山药，治肾阴不足引起的各种证候，如宋代钱乙《小儿药证直诀》的六味地黄丸（熟地黄、山萸肉、山药、茯苓、泽泻、牡丹皮）。

六味地黄丸为北宋钱乙创制，是由张仲景的桂附地黄丸去桂枝、附子而成，原本是治小儿五迟，后成补肾阴之主方。

钱乙，字仲阳，生于公元 1032 年，卒于公元 1113 年，山东郓州（今山东东平）人。是我国中医儿科的奠基人，其著作甚多，现仅存《小儿药证直诀》一书。而该书亦为钱乙逝世后六年，由学生阎季忠编成刊印。《四库全书目录提要》称："钱乙幼科冠绝一代""幼科之鼻祖，后人得其绪论，往往有回生之功。"

钱乙本来是一名乡村医生，童年境况凄凉，母亲早亡，父亲出走，由姑父母扶养成人。自幼同情怜悯儿童疾苦，立志做一名儿科医生，使"幼儿无横夭之苦，老者无哭子之悲。"自学成材后，医术精深，蜚声乡里。1079 年，宋神宗元丰二年，相继治愈长公主女儿的"泻痢"和神宗幼子仪国公的"瘛疭"病，名声大噪，并授予翰林医学士，曾任太医院丞。

钱乙注重脏腑辨证，善用望诊断病。他认为小儿"五脏六腑成而未全，全而未壮""脏腑柔弱""易虚易实，易寒易热"。在小儿保育上，他曾说："欲得小儿安，常要三分饥与寒。"因为小儿脏腑娇嫩，脾胃运化能力尚不健全，保持七分饱，脏腑就不易受损；小儿元阳充沛，天性好动，衣着过暖，易汗出受凉，保持七分寒，则不易伤风感冒。小儿用药，宜忌大热大寒，大补大泻。他创制的五脏补泻药方，如益黄散、泻黄散、泻白散、导赤散等，至今仍为医生习用。

钱乙不仅奠定了中医史上儿科的专业地位，对中医辨证论治和中医方剂学的发展，亦有贡献。

3. 补精益髓。临床用于阴虚内热证，见骨蒸劳热、消渴、耳鸣耳聋、盗汗消瘦、下午颧红、夜间烦躁、干咳少痰、痰中带血等症，可配龟板、鳖甲、知母、黄柏等药，如《丹溪心法》的大补阴丸（熟地黄、龟板、知母、黄柏、猪脊髓、蜂蜜），或《顾松园医镜》的保阴煎（熟地黄、生地黄、麦冬、天冬、牛膝、茯苓、山药、玉竹、鳖甲、龟板、桂圆肉）。

4. 温阳散结。临床常与麻黄、肉桂、鹿角胶、白芥子等，治一切阴疽、流注、鹤膝风等病，如《外科全生集》的阳和汤（熟地黄、麻黄、白芥子、鹿角胶、肉桂、姜炭、甘草）。

5. 滋阴清热。临床用于阴虚内热，见妇女赤白带下、时而带血，以及便血、血崩、血淋或经期提前等症，常配生地黄、黄芩、黄柏等，如《景岳全书》的保阴煎（熟地黄、生地黄、白芍、山药、川断、黄芩、黄柏、生甘草）。

另：治气血两亏，可用《景岳全书》的两仪膏（熟地黄、人参）。

笔者临床习惯补血时熟地黄常与当归配；养肝常与白芍配；养心常与柏子仁配；养脾常与龙眼肉配。配麻黄则补而不滞，且通血脉。

唐代诗人白居易有首《采地黄者》五言古诗，抄录于下，以供欣赏：

"麦死春不雨，禾损秋早霜。岁晏无口食，田中采地黄。采之将何用？持以易糇（读候，干粮）粮。凌晨荷锄去，薄暮不盈筐。携来朱门家，卖于白面郎。与君啖肥马，可使照地光。愿易马残粟，救此苦饥肠。"

　　这首诗通过贫苦农民采集地黄换取马料的描写，道出了采地黄者的悲戚人生，以及大唐盛世下贫富不均的社会现状。这首诗与他的《卖炭翁》一样，表达了作者对下层劳动人民的深切同情和对社会不公的强烈批判！

当归

当归为伞形科多年生草本植物，其根入药，是中医临床上很常用的一味中药，中医方剂中（汤头）常常看到有当归这味药，故有"十方九归"的说法。《本经》将其列为中品，说明其既能补血和血又能行血调经，具有能补能泻的双重作用。

至于当归名字的由来，说法很多。有曰："当归因能调气养血，使气血各有所归，故名曰当归。"有曰："当归有思夫之意，即妻子思念远离家乡的丈夫，盼望他能早日归来。"民间还有一些这方面美丽的传说。《本草纲目》中也有这样的解释："古人娶妻为嗣续也，当归调血，为女人要药，有思夫之意，故有当归之名。"唐代女诗人葛鸦儿的"怀良人"诗："蓬鬓荆钗世所稀，布裙就是嫁时衣。胡麻好种无人种，正是归时底不归（底作'何'字讲）"。描写贫苦怨妇盼夫归来，其亦与当归之意相符。

古人借用当归的字面意思（应当归来），而形成的典故也不少。据《三国志·吴书·太史慈传》记载："曹操听闻东吴太史慈智勇双全，希望他弃吴归魏，便给太史慈修书一封，里边放入'当归'，意欲望其归来。"另，《三国志·蜀书·姜维传》："魏国天水郡太守马遵与姜维不睦，并欲加害姜维。姜维才投靠诸葛亮，并得以重用。曹操得知后，便设计将姜母接到魏国都城洛阳，并诱逼姜母给姜维写信，并在信内附上'当归'，其意便是要姜维回归魏国。姜维见信后，便明其意，反复思量，认为蜀国是汉室正统，待统一天下之日，便是母子团聚之时。他给母亲复信，信中寄有三味中药：知母、远志、当归，还有一首小诗："良田百顷，不在一亩（母）；但有远志，不在当归。"姜母接信后，慨叹曰："儿有远志，母无它求。"姜维死后，蜀人对他十分敬仰，在他屯兵多年的剑阁建立一座姜维祠，以资缅怀。祠内有对联一副：雄关高阁壮英风，捧出热心，披开大胆；剩水残山余落日，虚怀远志，空寄当归。

当归的别名也很多，主要有：岷归、山蕲、白蕲、薜根、文无等，这些别名大多与产地有关。

甘肃岷县，属定西市，有"千年药乡"和"中国当归之乡"的美称，出产当归、红花、黄芪、党参、柴胡、大黄、贝母等 238 种药材。其中当归产量占全国总产量的 70%，而且有 1700 多年的历史，不仅产量大，质地亦优，故称"岷归"。主根粗长、油润，外皮黄棕色，断面黄白色，气味浓郁，为当归中之上品。除岷县外，甘肃还有武都、漳县、成县、文县等地也出产当归。

其余别名，山蕲、白蕲、薜根、文无等，就都与湖北蕲春有关了。

蕲、蕲春、蕲阳、蕲州，均为古州名，指今湖北蕲春南。蕲的本义即为当归，《辞海》："蕲，香草，一说药草。"《本草纲目》："当归名蕲，白芷名蓠。"薜亦即当归，《辞海》："薜，植物名，即当归。"《尔雅》："薜，山蕲"又"蕲，白蕲"。朱骏声《说文通训定声》谓"皆即当归"。《中药大辞典》均将薜、山蕲、白蕲，作为伞形科植物当归的异名来收藏。综上可知，蕲阳古代就盛产当归，故有蕲的称谓。山蕲、白蕲、薜根作为当归的别名，就名正言顺了。

至于"文无"这个别名，源自《三国志·吴书》："操闻太史慈名，遣书以箧封之，发现无所道，但贮当归。"意思是：曹操给太史慈写了一封信，用箧子封好，开启后，却没有一个文字，只有一些当归，这便是文无的由来。晋·崔豹《古今注·问答释义》也说："芍药一名可离，故别以赠之；亦犹相招召，赠之以文无。文无名当归也。"意思是，人们在离别时，常赠送芍药，因芍药又名可离；在相招归来时，赠之以文无，文无即当归之意。

说到蕲州，这是一个历史悠久，文化深远，人杰地灵的地方。据《春秋》记载，它是周朝时一个弱小的诸侯国——弦国的所在地，又是历代名人辈出的地方，顾景星、黄侃、胡风……均为此地生人，故有"教授县"之称。明朝伟大的医学家，药物学家李时珍就诞生于蕲春瓦屑坝村。村的对岸便是风景秀丽的雨湖，这里水质清纯，鲫鱼肥硕，湖面渔舟穿梭，一派"渔歌互答，此乐何极"的景象。

1980 年在雨湖之滨建成的李时珍纪念馆，占地 80 亩的陵园，由李时珍纪念馆、李时珍墓地、李时珍医史文献馆和药物园四部分组成。邓小平亲笔题写馆名，为全国重点文物保护单位。陵园的第一重院落是本草碑廊，墙壁上嵌有 96 块黑色大理石，石上刻有著名画家蒋兆和所画的李时珍像、明末清初文学家顾景星所撰《李时珍传》、明代文坛巨匠王世贞的《本草纲目序》及《本草纲目》中节选出的 128 种本草图样。园内还有郭沫若、邓颖超、胡耀邦、袁隆平等名人题词。

蕲春出产丰富，除当归之外，《本草纲目》记载的 1892 种药材中，蕲春就有 700 种之多。另外，蕲艾、蕲竹、蕲蛇、蕲龟（绿毛龟）誉称"蕲春四宝"。再如"蕲春珍米"、山药、绿茶、螃蟹等也久负盛名，享誉海内外。

当归的产地除以上甘肃、湖北外，云南、四川、陕西等地也均有出产。

当归处方名：全当归、当归身、当归头、当归尾、炒当归、土炒当归、酒当归、当归炭等，多与入药部位或炮制方法有关，如当归头和当归尾偏于活血、破血；当归身偏于补血养血；全当归既可补血又可活血；当归须偏于活血通络；酒当归（酒洗或酒炒）偏于行血活血；土炒当归可用于血虚而又兼大便溏软者；当归炭用于止血。

当归味甘辛，性温，归肝、心、脾经。元代王好古在《汤液本草》中说："入手少阴，以其心生血也，入足太阴，以其脾裹血也；入足厥阴，以其肝藏血也。"所入之脏，均与血有关，故当归为血病之主药。功可补血、活血、止痛、润肠。

【临床应用】

1. 补血良药。本药适用于血虚引起的各种证候，常与补气药同用，如李东垣《内外伤辨惑论》的当归补血汤（当归、黄芪），主治劳倦内伤，血虚气弱。症见肌热面赤，烦渴欲饮，脉洪大而虚，重按无力，以及妇女产后血虚发热、头痛、或疮疡溃后，久不愈合者。

2. 调经要药。本药补血活血，又擅止痛，临床用于月经不调、经闭、痛经。四物汤为妇科调经基本方，即以当归为主要，详见本书熟地黄篇。

3. 补血活血。本药补血活血，擅止血并治血瘀之痛，故可用于虚寒腹痛，如《千金翼方》的当归建中汤（当归、桂枝、芍药、甘草、大枣、饴糖），可治腹中疼痛不止，或少腹拘急，痛引腰背，不能饮食等营血内虚之证。

《金匮》的当归生姜羊肉汤（当归生姜羊肉）治寒疝腹中痛及胁痛里急者。清代尤怡《金匮要略心典》注释本方曰："此治寒多而血虚者之法，血虚则脉不荣，寒多则脉绌急，故腹胁痛而里急也。当归、生姜温血散寒，羊肉补虚益血也。"

《金匮》的当归芍药散（当归、白芍、茯苓、白术、泽泻）重用芍药，缓急止痛，主治妊娠妇女腹中绞痛，或妇女腹中诸痛，现在多作汤剂。

4. 活血通络、化瘀止痛。张锡纯的活络效灵丹是活血通络、化瘀止痛的通用方，可用于各种瘀血阻滞之痛证，尤其适用于跌打损伤，内伤血瘀，心腹疼痛，肢臂疼痛，妇女痛经，宫外孕等症。无瘀血及孕妇忌用。该方原载《医学衷中参西录》，组成：当归15克，丹参15克，生乳香15克，生没药15克，上药作汤服，若为散，一剂分作四次服，温酒送下。临床我常用以治疗宫外孕数十例，效果甚好，值得推荐。

跌打损伤，瘀血作痛，亦可用金代李东垣《医学发明》的复方活血汤（大黄、桃仁、红花、当归、炮山甲、柴胡、瓜蒌根、甘草），主治跌打损伤、瘀血留于胁下、痛不可忍者。

关节痹痛或肌肤麻木，可用清代程钟龄《医学心悟》的蠲痹汤（羌活、秦艽、当归、桂心、海风藤、炙甘草、独活、川芎、木香、乳香、桑枝），主治风痹，症见项背拘急、肩肘臂痛、举动艰难等。

5. 临产艰难，胞衣不下。本药配川芎名"佛手散"，"服之后，胎死则下，胎活则安，其效如佛，故以佛手为名"。该方收载于宋代许叔微《普济本事方》，在《本事方》之前，就有当归、川芎的配伍和主治，许叔微正式将其命名，并规定归、芎剂量之比为3∶2。

6. 消肿止痛，排脓生肌。本药可用于外科的痈疽疮疡，如配金银花、赤芍、炮山甲等，可治疮疡肿毒初起，红肿焮痛等症，常用方剂如明代薛己《校注妇人良方》的仙方活命饮（金银花、甘草、赤芍、穿山甲、皂角刺、白芷、贝母、防风、当归、天花粉、乳香、没药、陈皮）。痈疡后期，排脓生肌可用十全大补汤治疗，即以本药配黄芪、人参、熟地黄、肉桂等为伍。

7. 补血润肠。当归可配肉苁蓉、火麻仁、枳壳等，如《景岳全书》的济川煎（当归、牛膝、肉苁蓉、泽泻、升麻、枳壳），治肾阳虚弱、精血不足、大便秘结、小便清长、腰膝酸软、头晕目眩等症。此方临床常用于习惯性便秘、老年便秘、产妇便秘等津亏血燥之便秘者。

8. 妊娠小便不利。本药常配贝母、苦参，如《金匮》的当归贝母苦参丸（当归、贝母、苦参）或《金匮》当归散（白术、当归、芍药、川芎、黄芩），两方均可加泽泻、车前等药。

总之，当归既能补血，又能活血，为血病之要药。凡妇女月经不调、血虚经闭，胎前产后诸证，均用为主药。外科亦多应用，疮疡初期用之散血消肿，期用之养血生肌，均有很好效果。但当归气味俱厚，行有余而守不足，故凡崩漏等血症，当须慎用。

白芍

中药白芍为毛茛科多年生草本植物芍药的根，产于浙江者名杭白芍，品质最好；产于安徽者名亳白芍，目前产量最大；产于四川者名川白芍，质量尚好。

历史上，唐宋时期，芍药盛产于广陵（即今扬州），宋代刘颁《芍药谱》序中说："天下名花，洛阳牡丹。广陵芍药，为相牟埒（音谋烈，等同、相等之意）"。明代周文华《汝南圃史》也说："扬州之芍药，冠天下。"到明朝，安徽亳州逐渐成为芍药的栽培中心。到清朝，栽培中心又转移至山东菏泽市。之后，北京丰台区一带也多栽培芍药。

历来，牡丹被称为花中之王，芍药被称为花中之相，所以芍药又别称"花相"。说到"花相"这一名称的由来，还另有一个典故：

扬州瘦西湖的万花园中，有一仿宋建筑，名曰"四相簪花亭"。每当春末夏初，北方还是"乍暖还寒时候"，南方已是一派草长莺飞，花红柳绿的景象。这时的四相簪花亭四周，芍药盛开，"万紫千红斗芳菲"。亭内塑有四座铜像，个个形态不一，栩栩如生。据沈括《梦溪笔谈》记载，这四座铜像说的是，北宋庆历年间，殿学士韩琦任扬州太守时，花园中有一芍药花绽放，一枝而分四岐，每岐一朵，花瓣殷红，中间金黄色，如腰带状，这便是芍药花中最名贵的"金缠腰"。当时，韩琦即邀三友来园，奇花共赏，这四座铜像，就是当时四人饮宴的情景，中间是韩琦，由南往北，依次是王安石、陈升之、王珪。那时四人都很年轻，他们品茗吟诗之外，韩琦将四朵'金缠腰'摘下，分别插在四人头上，以取吉祥之意。岂料，之后三十年中，四人竟先后做了北宋宰相（宋朝称宰相为同中书门下平章事）。这便是典故"四相簪花"，芍药也从此有了"花相"的别名。这"四相簪花"后来还成了一道名菜，也是取其吉祥、高升的用意。乾隆下江南，便将"四相簪花宴"这道菜带入京城，成为满汉全席的一个重要菜肴。

清朝扬州八怪之一的黄慎，画有一幅《四相簪花图》条幅和《金带围图》扇面，似乎藏于台湾台北故宫博物院中。清代苏绣名家赵慧君也绣有一幅《金带围图》，现保存在上海博物馆中，这些都是极珍贵的国宝。

芍药在我国有很悠久的栽培历史，并反映在文学著作中。《诗经》里有一篇《郑风·溱洧（读真委）》有"维士与女，伊其相谑（开玩笑），赠之以勺药"的句子。古代勺字通芍，而药字去草字头，即为约，所以"勺药"即有订约之意。现在恋人之间常以玫瑰相赠，这是受西方文化的影响。中国古代却是互赠芍药，作为表白爱情的信物。

芍药是一味常用中药，又分赤白两种，都是毛茛科多年生草本植物，而不同属。赤芍是川芍药和草芍药的根，多为野生；白芍为毛茛科芍药的根，多为家种。《本经》统称芍药，《伤寒论》也不分赤白，所用多为白芍。自南北朝陶弘景《本草经集注》始分赤、白二种，而到宋代苏颂《本草图经》更明确赤白芍的区别。已和我们现在使用的赤芍、白芍一致。

白芍花色多样，柔媚娇艳，而以金黄色为贵。李时珍说："此草花容婥约，故以为名"。白芍的别名也很多，除"花相"外，古代芍药花用来赠别情人或友人，所以又称"可离""将离"；芍药花期在春末夏初，故又称"婪尾春"（婪，此处同阑，将近之意），宋代邵雍为此写下了"多谢化工怜寂寞，尚留芍药殿春风"的诗句。

白芍味苦酸，性微寒，归肝、脾经。功可养血敛阴，柔肝止痛，平抑肝阳。常用量：5～10克，大剂量15～30克。阳衰虚寒之证不宜单独使用，反藜芦。

【临床应用】

1. 养血调经。白芍是妇科养血调经常用药，有"女科之花"的雅称，《局方》四物汤即由当归、白芍、熟地黄、川芎配伍组成，是调经养血的基本方。主治营血虚滞，症见惊悸头晕、目眩耳鸣、唇爪无华、妇女月经量少，或经闭、痛经等。

2. 敛阴止汗。白芍配伍桂枝、甘草、生姜、大枣，即《伤寒论》桂枝汤，调和营卫，治外感风寒、表虚自汗恶风之症。方中白芍养血敛阴和营，桂枝通阳发汗解肌，二药相使，调和营卫，相辅相成。白芍养阴敛汗，使桂枝发汗而不伤阴；桂枝通阳，使白芍敛阴而阴血不滞，二药又相畏，相反而相成。

白芍配牡蛎、龙骨，即《金匮》的桂枝加龙骨牡蛎汤，敛阴止汗，治阴虚阳浮之盗汗及遗尿，男子遗精女子梦交等症。

3. 养血柔肝、缓急止痛。白芍功能养血敛阴、柔肝止痛，常配柴胡、当归等药治肝气不和、胁肋脘腹疼痛等症，如《局方》逍遥散（柴胡、当归、白芍、白术、茯苓、薄荷、炙甘草、生姜），方中白芍与柴胡相须为用，白芍养血敛阴柔肝，可防柴胡疏散太过而劫伤肝阴；柴胡疏肝解郁，可防白芍酸寒敛阴太过而致肝气郁结。

逍遥散也有很多加减方，常用的有丹栀逍遥散（加牡丹皮、栀子），主治怒气伤肝、肝血不足、头痛目眩、小便涩痛等症；逍遥散去生姜、薄荷，加生地黄名"黑逍遥散"，治肝血虚、肝郁气滞、月经后期、经行腹痛、午后烦热等症。

白芍与甘草同用，即《伤寒论》芍药甘草汤，治肝脾不和之脘腹挛急作痛、血虚引起的四肢挛急疼痛。方中白芍用量需在30克以上，白芍味酸、甘草味甘，符合《内经》"酸甘合化为阴"之旨。《伤寒论》小建中汤（桂枝、芍药、生姜、大枣、甘草、饴糖）也是用白芍、甘草缓急止痛，用于虚劳里急、腹中时痛、喜温按、按之痛减；或虚劳心中悸动、虚烦不宁、面色无华；或虚劳阳虚发热。方中白芍用量是桂枝两倍，且有甘温质润的饴糖，故该方有温补中焦，缓急止痛之效。

白芍与防风、白术、陈皮配伍，即《景岳全书》痛泻要方，本方治疗肝强脾弱、肝木克土引起的腹痛泄泻。其特点是腹痛肠鸣，大便泄泻，泻必腹痛，泻后痛减。

白芍配木香、黄芩、黄连、槟榔等治湿热痢疾，方如《医学六书》芍药汤（芍药、木香、槟榔、黄连、黄芩、当归、甘草、大黄、官桂）。主治腹痛、里急后重、便脓血、肛门灼热等症，方中黄连、黄芩苦寒，清热燥湿解毒，配芍药养血和营，缓急止痛，配当归养血活血，"行血则便脓自愈"；配木香、槟榔行气导滞，"调气则后重自除"。其中大黄苦寒沉降，合芩、连则清热燥湿之力更强，配归、芍则活血行气之功更著。其泻下通腑作用，可使湿热积滞从大便排出，体现"通因通用"之妙。方中少量肉桂，辛热温通，既可助归、芍行血和营，又可防苦寒之拒药。炙甘草调和诸药，又配芍药增强缓急止痛之效。本方气血并治，兼以通因通用；寒热共投，侧重于热者寒之，是治疗湿热痢疾的典型方剂。

4. 平肝抑阳。白芍治肝阳上亢、头痛眩晕、耳鸣目胀、心悸健忘、烦躁不宁等症，常配生地黄、牛膝、代赭石等药，如张锡纯《医学衷中参西录》的建瓴汤（生地黄、生牡蛎、生龙骨、怀牛膝、生赭石、生山药、生白芍、柏子仁）。方中重用滋养阴液，柔肝息风之品，又用重镇潜阳，养血安神之药。既能养肝潜阳，又能宁心安神。"服后能使脑中之血如建瓴之水下行，脑充血之证自愈"故名"建瓴汤"。

牡丹皮

中药牡丹皮为毛茛科多年生落叶小灌木牡丹的根皮。

牡为雄性，丹者赤色，《本草纲目》曰："牡丹以赤色者为上。虽结籽而根上生苗（可无性繁殖），故谓之牡丹。"

牡丹是我国特有的木本名贵花卉，居我国十大名花之第二位，其花大色艳，富丽端庄，雍容华贵，芳香浓郁，且品种繁多。晋代陶渊明谓牡丹为"花之富贵者"，所以长期以来被人们当作富贵吉祥、繁荣昌盛的象征，故有"国色天香""花中之王"的美誉。

牡丹的野生品种现在已很稀缺，主要是人工栽培。其栽培范围由长江、黄河流域向全国扩大，如今已扩展到东北、东南沿海，以及内蒙古自治区、新疆、西藏、台湾等地。

全国栽培牡丹的地区甚多，而以下列地方最为著名：

（1）安徽铜陵凤凰山：此地所产牡丹品质最优，称"凤丹"，与白芍、菊花、茯苓合称安徽四大名药。再就是巢湖银屏山白牡丹，被誉为"天下第一奇花"，它生长在高五六十米，势如斧削的悬崖峭壁上的岩石缝里，每年谷雨前后，白牡丹盛开，洁白晶莹，娉婷多姿，引无数游客，前来观赏。唐宋八大家之一的北宋欧阳修被贬滁州太守时，曾游览银屏风光，并写下了律诗《仙人洞看花》："学书学剑未封侯，欲觅仙人作浪游。野鹤倦飞为伴侣，岩花含笑足勾留。饶他世态云千变，淡我尘心茶半瓯。此是巢南招隐地，劳劳谁见一官休。"

（2）山东菏泽：菏泽市古称曹州，故菏泽市的牡丹又称"曹州牡丹"。从明代开始，菏泽市即成为全国牡丹的种植中心，由于其品种多样，有九大色系：红、白、黄、黑、粉、紫、蓝、绿和复色，故有"菏泽牡丹甲天下，天下牡丹出菏泽"的赞誉。

（3）河南洛阳：洛阳有"千年帝都，牡丹花城"之称谓。洛阳牡丹始于南北朝，而盛于唐宋，陶渊明曾赞颂曰："洛阳地脉花最宜，牡丹尤为天下奇"。相传唐朝洛阳人宋单父，精于园艺，尤擅培植牡丹，唐玄宗李隆基曾召至骊山，种植牡丹万株，花色各异，蔚为大观。晚唐皮日休《牡丹》是这样赞美牡丹的："落尽残红始吐芳，佳名唤作百花王。竞夸天下无双艳，独立人间第一香"。

（4）陕西汉中：汉中可以说是牡丹的故乡，有文字记载，汉中已有2200多年的牡丹栽培历史。《名医别录》《唐本草》都记载："牡丹生汉中，根皮色红者入药最佳"。2003年在汉中市经济开发区建成"牡丹园"，占地500亩，除以牡丹为主外，还有旱莲、柴胡、白芍、地黄、百合等名花名药，茂林修竹，鱼塘水榭，是一处旅游休闲的度假胜地。

牡丹在唐代以京师长安（今西安）最盛，刘禹锡《赏牡丹》是这样赞美长安牡丹的："庭前芍药妖无格，池上芙蕖静少情。唯有牡丹真国色，花开时节动京城。"孟郊也是唐代诗人，他四十六岁才进士及第，欣喜之下，吟诗一首："昔日龌龊不足夸，今朝放荡思无涯。春风得意马蹄疾，一日看遍长安花。"此处长安花便指牡丹。

（5）河北柏山：河北邢台柏乡县北郝村弥陀寺（即今汉代牡丹园）有千年牡丹。相传在西汉末年，王莽"新"朝，刘秀为躲避追杀，逃入弥陀寺牡丹树下，昏了过去。牡丹忽而伸枝展叶，将刘秀包裹起来，躲过了追兵。刘秀醒来，见自己躺在牡丹丛中，神清气爽，精力倍增。称帝后（东汉光武帝），为感谢牡丹救命之恩，特驾临弥陀寺，并题诗一首："小王避难过荒庄，井庙俱无甚凄凉。唯有牡丹花数株，忠心不改向君王。"这也便是"汉牡丹"名称的由来。

汉牡丹不仅花大如盘，香飘数里，而且具有同株异花，异地不活的特性。1937年日军侵占了河北柏乡，垂涎千古名花，欲霸为己有，曾先后两次，将牡丹连根带土挖出，运往日本，虽精心护养，但均枯萎而死，至此，留在柏乡的其余牡丹亦数年不发。直至中华人民共和国成立的第二年春天，才破土萌芽，含翠吐芳，重现人间。1976年春，历来开粉红颜色的汉牡丹，竟然连开三朵硕大白花。恰恰这一年毛泽东、周恩来、朱德三位开国领袖相继辞世，"花开知国事"，汉牡丹赋有神密的灵性！

牡丹的别名也很多，如：鼠姑、鹿韭、白茸、木芍药、百雨金、洛阳花、富贵花、焦骨牡丹等。

有些别名的由来已无从考证，比如《本经》曰牡丹"一名鹿韭，一名鼠姑"。缘何有这两个别名，不得而知。但有一个和鼠姑有关的寿联，却值得介绍：南宋女词人李清照和其丈夫金石名家赵明诚，有一次应邀参加青岛一位乌老先生150岁寿诞，众人请李清照夫妇作一寿联为乌老贺寿，赵明诚想为难一下妻子，抢先写下了极为难续的上下联开头："乌龟方姓乌；老鼠亦称老"。这是一副藏头联，开头藏"乌、老"二字，言词又极具贬义，要求续写者，结构上接得上，内容上要变成褒义，以达到祝寿的目的。

李清照不愧一代文豪，略一思索，便续写了如下寿联：乌龟方姓乌，龟寿比日月，年高德亮。老鼠亦称老，鼠姑兆宝贵，国色天香。此联一出，不仅乌老高兴，众人也赞不绝口，实在妙不可言。

至于"焦骨牡丹"这个别名的来历，则要说说唐朝武则天和牡丹花的故事：唐朝武则天当政之时，在一个天寒地冻、百花凋零的严冬，武则天到后苑游玩，看到一片万物萧条的景象，心中郁闷。心想，以我之天威，让百花一夜之间，齐齐怒放，谁敢不从。于是下诏："明朝游上苑，火速报春知，花须连夜发，莫待晓风催。"诏令一出，百花仙子虽然恐慌和怨恨，但都不敢违抗诏令。第二天，尽管大雪纷飞，狂风怒吼，但后苑中，五光十色的花朵，竟绽开了花蕊，争相开放。武则天一见，高兴极了，忽见牡丹苑却异常荒凉，一花未开。武则天大怒，下诏将牡丹逐出京城，贬到洛阳。据宋代高承《事物纪原》也记述此事："武后诏游后苑，百花俱开，牡丹独迟，逐贬于洛阳"。谁知牡丹被贬洛阳后，马上长出绿叶，开出花朵，且更加娇艳无比。武则天闻讯，气急败坏，令人赶往洛阳，将牡丹挖出，连根烧毁，枝干已成焦黑。第二年春天，牡丹却照旧怒放，这就是"焦骨牡丹"的传说。现代诗人徐书信《牡丹传说》亦记述其事："逐出京师贬洛阳，心高丽质压群芳。铲根焦骨荒唐事，引惹诗人说武皇。"

牡丹皮的处方用名：丹皮、牡丹皮、粉丹皮、丹皮炭。

牡丹皮味苦辛、性微寒，归心、肝、肾经。功可清热凉血、活血散瘀。

【临床应用】

1. 温热病热入血分而发斑疹，以及血热妄行所致的吐血、衄血等症。 牡丹皮清热凉血、活血散瘀，去血分郁热而化斑止血。明代缪希雍《本草经疏》曰："牡丹皮，其味苦而微辛，其气寒而无毒。辛以散结聚，苦以除血热。入血分，凉血之要药也，……血中伏火，非此不除。"清代黄宫绣《本草求真》也认为："世人专以黄柏治相火，而不知丹皮之功更胜。盖黄柏苦寒而燥，初则伤胃，久则伤阳。苦燥之性徒存，而补阴之功绝少；丹皮能泻阴中之火，使火退而阴生。所以入足少阴而佐滋补之用，较之黄柏不啻霄壤矣。"牡丹皮常与犀角、生地黄等药配伍，如《千金方》的犀角地黄汤（犀角、生地黄、牡丹皮、赤芍），主治热甚动血、血热妄行所致吐、衄、尿、便及斑疹紫黑，舌绛起刺或蓄血发狂等症。

2. 温热病后期阴分伏热、发热或夜热早凉，以及阴虚内热等证。 牡丹皮退虚热，常与知母、鳖甲、生地黄等同用，如《温病条辨》的青蒿鳖甲汤（青蒿、鳖甲、生地黄、牡丹皮、知母），该方主治温病后期，邪热未尽，深伏阴分，阴液已伤。症见夜热早凉，热退无汗，舌红少苔，脉数

261

等，或用于慢性病，阴虚内热所致的潮热证。方中鳖甲咸寒，直入阴分，滋阴退热，青蒿苦辛而寒，气味芳香，清热透络，引邪外出。两药相配，滋阴清热，内清外透，使阴分伏热宣泄而解，共为君药。正如吴鞠通解释："此方有先入后出之妙，青蒿不能直入阴分，有鳖甲领之入也；鳖甲不能独出阳分，有青蒿领之出也。"生地黄甘寒，滋阴凉血，知母苦寒质润，滋阴降火，共助鳖甲以养阴退虚热为臣药。牡丹皮辛苦性凉，泄血中伏火为佐药，诸药合用，共奏养阴透热之功。

牡丹皮的凉血退热功效，还可用于妇女月经先期，经前发热之证，常与白芍、黄芩、柴胡相配伍，如《傅青主女科》的宣郁通经汤（白芍、黄芩、柴胡、当归、牡丹皮、山栀、白芥子、香附、郁金、生甘草），该方主治月经先期，经前少腹痛，经色紫黑有瘀块者。

3. 血滞经闭、痛经、或癥瘕等症。 牡丹皮凉血散瘀，常与桂枝、桃仁等活血通络药配伍，治疗血滞经闭、痛经等症，方如《金匮》的桂枝茯苓丸（桂枝、茯苓、桃仁、牡丹皮、芍药），主治血瘀经闭、痛经及妇人癥瘕腹痛。清代邹澍曰："丹皮入心，通血脉壅滞，与桂枝颇通。特桂枝气温，故所通者，血脉中寒滞；牡丹气寒，故所通者，血脉中热结。"本方桂枝、牡丹皮同用，寒温相济，性较平和，且桂枝配芍药调理阴阳，茯苓配牡丹皮调理气血，加桃仁消瘀散结，防凝化癥。

腹中癥瘕、肝脾肿大、胁肋疼痛，可用《金匮》的鳖甲煎丸［鳖甲、乌扇（即射干）、黄芩、鼠妇、干姜、大黄、石韦、厚朴、瞿麦、紫葳、阿胶、柴胡、蜣螂、芍药、牡丹皮、桃仁、䗪虫、葶苈、蜂蜜、赤硝、半夏、人参、桂枝］，全方共二十三味药，寒热并用、攻补兼施、升降结合、气血同治，且以丸剂缓图，攻不伤正，祛邪于渐消缓散之中。其中牡丹皮助君药鳖甲加强软坚散结效用。

4. 痈肿疮毒及内痈。 牡丹皮凉血散瘀治外痈，常与清热解毒，消肿排脓之药同用，如配金银花、连翘、白芷等。治内痈，如肠痈初起，多配伍大黄、桃仁、冬瓜仁等，如《金匮》的大黄牡牡丹皮汤（大黄、芒硝、牡丹皮、桃仁、冬瓜子）。

在温热类方剂中，牡丹皮常作为佐药使用。如《金匮》肾气丸（熟地黄、山萸肉、山药、泽泻、茯苓、牡丹皮、桂枝、附子），该方阴阳双补，而以温补肾气为主。气阳虚易致血瘀，水运停则血行不利，方中牡丹皮化瘀行水，而为佐药。再如《金匮》的温经汤（吴茱萸、当归、芍药、川芎、人参、桂枝、阿胶、牡丹皮、生姜、甘草、半夏、麦冬），该方治下焦虚寒、瘀血阻滞之月经不调、小腹冷痛、久不受孕等症，牡丹皮在其中泻血中伏火，通脉祛瘀，亦为佐药。

张仲景用牡丹皮，多用其活血化瘀的作用，方如肾气丸、温经汤；后世医家用牡丹皮，则多用其清热凉血之功效，方如《千金方》犀角地黄汤、《温病条辨》青蒿鳖甲汤等，均为此意。

禁忌：血虚有寒，孕妇及月经过多者不宜。《本草经集注》："畏菟丝子。"《唐本草》："畏贝母、大黄。"此二说，可作临床参考。

何首乌

何首乌为蓼科多年生草本植物何首乌的块根，以黑豆汁拌匀蒸制，晒干变黑，即为制首乌。有补肝肾、益精血之功能，其性不寒、不燥、不腻，李时珍称其为"滋补良药"，《开宝本草》（宋·刘翰、马志等著）谓其有"延年不老"之功。

关于何首乌，唐朝李翱（文学家、韩愈学生）曾有一篇《何首乌传》，讲的是何首乌的传说，流传至今，现抄录于下："何首乌者，顺州南沙县人（今河北邢台一带）。祖名能嗣，父名延秀。能嗣本名田儿，生而阉弱（体弱多病，不能生育），年五十八，无妻子，常慕道术，随师在山。一日醉卧山野，忽见有藤二株，相去三尺余，苗蔓相交，久而方解，解了又交。田儿惊讶其异，至旦遂挖其根归。问诸人，无识者，后有山老忽来，示之，答曰：子既无嗣，其藤乃异，此恐是神仙之药，何不服之？遂杵为末，空心酒服一钱。七日而思人道（此处指男女交合），数月似强健，因此常服，又加至二钱，经年旧疾皆痊，发乌容少，十年之内，即生数男，乃改名能嗣。又与其子延秀服，皆寿百六十岁。延秀生首乌，首乌服药，亦生数子，年百三十岁，发犹黑。有李安期者，与首乌乡里亲善，窃得方服，其寿亦长，遂叙其事传之云。"

还有一个传说，是关于"八仙过海"中张果老的故事。张果老是唐朝安徽云山寺的一名道士，有一天，他的师傅从山上挖来一颗酷似人型的何首乌，放在砂锅内蒸煮，师傅因事外出，临行前特别关照，要等七天七夜，师傅回来才能蒸好揭盖，中间不许偷看偷吃。师傅走后，他谨遵师命，不敢偷看，日子一天天过去，锅子里的香味越来越浓，对张果老的诱惑越来越强，到了第七日，还不见师傅回来，好奇心迫使他悄悄地拉开一丝锅盖，这一拉不要紧，一股异香扑鼻而来，直窜脑海，他不由自主地撕下一块吞入口中，不料，一块入肚，再也控制不住，狼吞虎咽地一下子把煮好的何首乌全部吃光。他知道这下惹了大祸，干脆把煮何首乌的一锅水全喂了毛驴，他怕师傅责备，跨上毛驴，扬长而去。走的慌忙，竟是倒骑驴背，毛驴驮着张果老腾云驾雾而去……

这两个传说，无非是说何首乌这种中药，能延年益寿，甚至还能得道成仙。传说不一定可信，但有个历史事实是可信的，我前些天，无意间浏览《中国历代纪元表》，却发现景仰的"文景之治"中汉文帝刘恒，在位23年，只活到46岁。景帝刘启，在位16年，也仅活了48岁。而汉武帝刘彻，在位54年，却活了70岁。为什么刘彻比他祖父、父亲寿命都长？这恐怕又与何首乌有关了。据说，公元前110年，汉武帝登嵩山封禅，发现卢岩山瀑布附近村民都吃首乌长寿粥，即将何首乌和黑豆，放入井壁长满何首乌的井水中煮制而成。从此长寿粥即成贡膳，汉武帝经常食用，这就是他长寿的原因吧！

何首乌又名野苗、交藤、夜合、地精，最早载于宋《开宝本草》。味苦甘涩性微温。归肝肾二经。

何首乌常用于精血亏虚、肝肾不足而导致的头晕眼花、须发早白、腰酸腿软等症，如《医方集解》的七宝美髯丹（何首乌、当归身、枸杞子、菟丝子、补骨脂、白茯苓、怀牛膝），即以何首乌为主药。

清代陆懋修《世补斋医书》的首乌延寿丹（何首乌、女贞子、旱莲草、豨莶草、菟丝子、杜仲、牛膝、桑叶、金银花、生地黄、桑椹、金樱子、黑芝麻），也以制首乌为主药，可治肝肾亏虚、腰膝酸软、头晕目花、耳鸣耳聋等症。

生首乌补益力弱，且无收敛精气之功，却有截疟、解毒、润肠通便之力，如《景岳全书》的何人饮（何首乌、人参、当归、陈皮、煨生姜），可治气血两虚，疟疾久发不止。

生首乌配防风、薄荷、苦参，即《外科精要》的何首乌散，治遍身疮肿痒痛，其制法为诸药各等分，研为粗末，每次用药半两，水、酒各一半，共一斗六升，煎十沸，热洗患处，然后避风处睡一觉。我们临床也常用夜交藤合养血清热、祛风解毒药治疗外科疮癣。

明代倪朱谟《本草汇言》方：何首乌一斤，夏枯草四两，土贝母、香附、当归各三两，川芎一两，共为末，炼蜜丸。每早晚服三钱，治瘰疬延蔓、寒热羸瘦之证。

临床用生首乌配当归、肉苁蓉、郁李仁、火麻仁、黑芝麻等养血润肠药，治疗精血不足之肠燥便秘。

总之，补益精血当用制首乌；截疟、解毒、润肠宜用生首乌；鲜首乌解毒润肠功效更优于生首乌。

大便溏泻及痰湿较重者，不宜服用何首乌。

关于何首乌的用量，《中药教材》为10～30克，但近来有报道称何首乌有毒伤肝，用量不宜大，不宜久服，对此，尚无肯定结论。我认为何首乌之毒性或许与炮制有关，故生用宜慎重。

附：夜交藤

夜交藤，为何首乌的藤，故又名首乌藤。味甘性平，归心肝二经。功能养心安神，通络祛风。多用以治疗失眠，多汗，肢体酸痛及皮肤疮疹作痒。内服外洗均可。内服煎汤用量15～30克，外用不限。

附子

危证难病依附子，
回阳救逆显奇功

中药附子为毛茛科多年生草本植物乌头的子根加工品。

李时珍曰："初种为乌头，象乌之头也。附乌头而生者为附子，如子附母也。乌头如芋魁，附子如芋子，盖一物也"。

产地主产于四川、陕西、湖北、湖南，其中四川江油、陕西周至为传统产区，历史悠久，质量上乘，享誉国内外。其次，河北、云南亦有出产。

江油附子为江油特产，其栽培历史有1300多年。江油，古时叫彰明，现在彰明是江油的一个镇，当地附子非常有名，宋代杨天惠即有《彰明附子记》的记载。民国时期，陈仁山《药物出产辨》称附子"产四川龙安府江油县"。在民间很早就有"世界附子在中国，中国附子在四川，四川附子在江油"的说法。

陕西周至县位于秦川腹地，秦岭北麓也盛产附子，当地人称附子为"乌药"，且有煮食附子的习俗。

周至是陕西最古老的县份之一，尧舜时是"古骆国"的封地；西周时是"矢侯国"的封地。西汉武帝太初元年设"盩厔"县，唐代李吉南《元和郡县志》记载："山峦重叠为'盩'，流水曲折为'厔'"。故以盩山厔水而得县名"盩厔"，可见该县是一个山川秀丽的地方。因'盩厔'两

267

字较为生僻，1964 年，以同音字'周至'取代。大名鼎鼎的天下第一福地"仙都楼观台"就在周至县。

周至县有个"哑柏镇"，是该县四大古镇之一。取名"哑柏"，有两个传说。其一：唐太宗李世民曾在此射猎，避暑歇息在大柏树下，树荫遮蔽，长久不移，待他起身后，树荫才移开，太宗惊讶，问树为何？柏树哑然不语，太宗笑曰："真哑柏也！"就此，该镇得名"哑柏"；其二：周武王打仗路经此镇，不幸迷路，晚间遇一老人，向其问路，老人不语。第二天一看，原来是一柏树，由此取名"哑柏"。此皆传说，不足以信。

"哑柏镇"名称真实的由来，据清代刘昆玉《广两曲志》记载：哑柏古称"亚白"，是因该镇有太白庙（太白神有司雨、去疾、降祟之职能），而这里的太白庙又次于太白山顶之太白庙，故称此庙为"亚白庙"，因而此镇随之称曰"亚白镇"。"哑柏"与"亚白"又同音，后来逐渐演变为"哑柏镇"。

别名：附片、淡附片、盐附片、黑顺片、雄片、乌药、正坐丹砂等。

处方用名：附片（附子经常切片用）；顺片（切片时顺纹切）；横片（横纹切）；黑附片（炮制时加菜油、红糖制成着色液，将附子染成浓茶色）；黄附片（染成黄色）；白附片（切片后蒸透，再用硫黄熏，使原色变淡）；盐附子（在盐卤水里浸泡，防腐变质，长久存放）；淡附片（盐附子用水漂洗，去净盐味）。

附子辛热有毒，归心、脾、肾经。

附子有毒，尽人皆知。《三国演义》关云长刮骨疗毒的故事，家喻户晓。关公在攻打樊城时，被曹仁部下箭毒射中臂膊，后华佗主动前来，并曰："此乃弩箭所伤，其中有乌头之药，直透入骨，若不早治，此臂无用矣！"可见乌头毒性之剧烈。

另，据《汉书》记载：汉宣帝刘询时，大将军霍光的妻子想让自己的女儿霍成君做皇后，想方设法要加害当时的许皇后许平君。在许皇后分娩后，霍光的妻子就胁迫利诱女御医淳于衍（我国有记载的最早的专职妇产科医生）利用许皇后服药的机会进行谋害。淳于衍暗中将附子带入宫中，偷偷掺在许皇后的药内，许皇后服后不久，全身不适，很快昏迷死亡。

附子毒性的主要成分是乌头碱，药理实验显示，口服0.2毫克乌头碱，即可中毒，出现口腔、咽喉刺痛、烧灼，口唇舌头麻木，语言不利，舌体不灵活，甚则恶心呕吐腹痛腹泻，头晕眼花，四肢强直，抽搐，牙关紧闭，直至心室颤动，心源性休克而死亡。

乌头附子尽管有剧毒，但在陕西周至和四川许多地方却把附子当菜吃。四川盆地雨水多，湿气重，当地喜欢食用附子以祛除体内寒湿。每年冬至时节，都要用附子炖狗肉，为避免中毒，一般都要炖六个小时以上，这时乌头碱已经分解殆尽，而且炖煮时还要加入生姜、黑豆，生姜、黑豆也可解乌头毒性。

陕西周至，有一种小吃，是将附子煮好后，沿街叫卖，名曰"甜乌药"。其做法是：晚上先将一大锅水烧开，再向沸水中倒入洗净的附子，水约淹没附子20毫升，然后加入甘草（为附子量的1/10），煮两小时，再向灶内加柴火，慢火再炖两小时，不再加水。第二天早晨便可连汤带附子一起食用。

从四川和周至吃附子的做法，可以知道，煎煮时间要长，一般均在4~6小时，长时间煎煮，乌头碱基本全部分解为毒性很小的乌头原碱。再在煎煮时加入甘草、生姜、黑豆这些解毒药，附子毒性基本消除。

历代医家善用附子者不可胜数。据金末元初罗天益《东垣试效方》记载：当时名士冯叔献之侄冯栋，年十五六岁，患伤寒病，眼红、口渴，脉七八至。他医开"承气汤"，药煎好待服，李东垣至，切脉后惊呼："几杀此儿！""此乃阴盛格阳之证，脉数乃表象，速持姜附来！"李东垣用附子干姜至八两。药刚煎好，患儿手指变为青色，阳气将脱，急切服下姜附汤，效如桴鼓，汗出而愈。

另，民国时期，火神派名家祝味菊，好用附子，人称"祝附子"。到上海后，曾屡用温热大剂挽救沉疴，而名噪一时。当时，徐小圃是上海儿科名家，其子徐伯远幼年患重证伤寒，高热神昏，诸医束手。危笃之时，祝味菊投以附子峻剂，一夜间竟转危为安，而获痊愈。至此，徐小圃开始重新审视自己家传医术，虚心向祝味菊求教，还让二子拜师于祝氏门下，而成当时一段佳话。

【临床应用】

1. 亡阳证。 亡阳证，多因久病，耗伤阳气而致阳气衰败的一种证候；或因大吐、大泻、大汗后，阳随阴脱，表现四肢厥冷，脉微欲绝。附子能上助心阳以通脉，下补肾阳以益火，挽救散失之元阳，故为回阳救逆之要药。常与干姜、甘草同用，即《伤寒论》四逆汤。附子与干姜配伍，有相须之效，故有"附子无姜不热"之说。姜有发散作用，其温阳作用也快于附子，二药相配，起效更捷。同时，干姜和甘草又均有解毒作用，与附子同用，又能减轻附子毒性，尚有相畏相杀之效。

若阳衰气脱，大汗淋漓，气促喘急者，应与大补元气之人参同用，以回阳固脱，即《校注妇人良方》的参附汤，现在的"参附注射液"即由此配方而来。

2. 阳虚证。 附子补火助阳，全身阳虚证，皆可使用附子，尤其适用于肾、脾、心阳气衰弱者。若肾阳不足，命门火衰，常见畏寒肢冷，腰酸腿软，阳痿尿频，或小便不利，水肿喘促，久泻脉微等等，常与肉桂、熟地黄、山茱萸等同用，如《金匮》肾气丸（又名金匮肾气丸、桂附八味丸）（肉桂、附子、熟地黄、山茱萸、山药、茯苓、泽泻、牡丹皮）。

若脾阳虚，常见脘腹冷痛，大便溏薄，可与人参、白术、干姜等同用，如《局方》的附子理中丸（附子、肉桂、干姜、白术、人参、炙甘草）。

若脾肾阳虚，水气内停，症见小便不利、肢体浮肿，附子有助阳化气功效，常与白术、茯苓等同用，如《伤寒论》的真武汤（茯苓、芍药、白术、生姜、附子）。

若心阳衰弱，而见心悸、气短、自汗，甚或胸痹疼痛，以及自汗不止、畏寒肢冷为主者，可用《赤水玄珠》的芪附汤（黄芪、附子）。以心悸、气短、胸痹心痛为主症者，可与人参、桂枝等配伍，如《伤寒论》的桂枝去芍药加附子汤（桂枝、炙甘草、大枣、生姜、附子）。临床可再加人参，用以治心阳虚衰，胸痹心痛之证。阳虚外感风寒，可与麻黄、细辛同用，如《伤寒论》的麻黄细辛附子汤。

3. 痹痛。附子散寒温经止痛，常用于风寒湿痹而兼有阳虚者及脘腹冷痛、肢体冷痛、头痛等症，常与桂枝、白术同用，如《金匮》的甘草附子汤（甘草、附子、桂枝、白术）。

《千金方》的独活寄生汤（独活、桑寄生、干生地黄、杜仲、牛膝、细辛、秦艽、茯苓、肉桂心、防风、川芎、人参、甘草、当归、芍药）是治痹名方，可治风寒湿所致之周身痹痛，于方中再加附子，其效益佳，陈无择《三因方》亦如是说。

附子是临床上一味重要中药，明代张景岳说："夫人参、熟地、附子、大黄，实乃药中之四维……人参熟地者，治世之良相也；附子大黄者，乱世之良将也。"清代陆懋修说："药之能起死回生者，唯石膏、大黄、附子、人参。"现代名医吴佩衡则把附子、干姜、肉桂、麻黄、桂枝、细辛、石膏、大黄、芒硝、黄连列为中药十大主帅。常用量：3～15克。入汤剂应量少先煎30至60分钟，以减弱其毒性。孕妇忌用，反半夏、瓜蒌、贝母、白及、白蔹。

最后用明代中期著名医家虞搏的一段话作为对附子的总结："附子秉雄壮之质，有斩关夺将之气；能引补气药行十二经，以追复散失之元阳；引补血药入血分，以滋养不足之真阴；引发散药开腠理，以驱逐在表之风寒；引温暖药达下焦，以祛除在里之冷湿。"

附：乌头

乌头是川乌和草乌的统称。

1. 川乌。为毛茛科多年生草本植物乌头的块根，川乌的侧根即是附子，性味辛、苦、温，有大毒。归心、肝、脾经。功可祛风湿、散寒、止痛，常用于寒湿痹痛、心腹冷痛、头风痛、偏头痛、跌打损伤疼痛等，散寒止痛作用较附子强。方如《金匮要略·中风历节病脉证并治》之乌头汤（麻黄、芍药、黄芪、甘草、乌头），治历节不可屈伸、疼痛。所谓历节病，即指疼痛遍历关节，类似于现在的风湿性关节炎、类风湿性关节炎，及各种腰腿疼等。又如《局方》的小活络丹（天南星、制川乌、制草乌、地龙、制乳香、制没药）。

川乌常用量：3～9克，若作散剂或酒剂宜1～2克，制后用。入汤剂应先煎60分钟以上，孕妇忌服。反半夏、瓜蒌、贝母、白及、白蔹。

2. 草乌。毛茛科多年生野生植物北乌头的块根，没有附子。性味、功效、用法和禁忌与川乌相同，而毒性更强。常用量：1.5～4.5克。

吴茱萸

明天是重阳节，今天一早，小外孙就跑过来，兴奋地对我说："姥爷，我知道为什么九月九日叫重阳节了！""为什么？""因为九是阳数，两个九重叠，所以叫'重阳'，对吧！""对的，那你知道重阳节的来历吗？""这我还真不知道，您给讲讲！"

"关于重阳节的记载，最早见于《吕氏春秋》，早在春秋战国时期，九月九日就已作为庆贺农作物丰收、祭祀祖先的日子。到了汉代，据葛洪《西京杂记》记载，九月九日重阳节便有'佩茱萸，食蓬饵（用黍米做成的糕点，后来演变为重阳糕），饮菊花酒，云令人长寿'的习俗，同时这一天还有丰盛的饮宴庆祝活动。另外，重阳节在民众生活中，也是夏冬交接标志性的日子。古人把上巳节（古时以夏历三月上旬巳日为'上巳'，魏晋以后，定三月三日为上巳节），寒食节（清明前一天）作为冬季过后，外出畅游的节日，而把重阳节作为入冬前的一次秋游活动，所以民间有'上巳踏青''重阳辞青'之说。古时，重阳节还有登高辟邪的说法，南北朝梁人吴均写有一本《续齐谐记》，书中记载：汝南桓景随费长房游学累年，长房谓曰：'九月九日，汝家中当有灾，宜急去，令家人各作绛囊，盛茱萸，以系臂，登高饮菊花酒，此祸可除'景如言，齐家登山，夕还，见鸡犬牛羊，一时暴死，长房闻之曰：'此可代也。'今世人九日登高饮

273

酒，妇人带茱萸囊，盖始于此。《续齐谐记》是一部记载怪异事情的书，所记之事，未必可信，但重阳节，人们登高饮酒，佩戴茱萸等辟邪活动，是由来已久的。""姥爷，您说到重阳节登高，我想起王维的《九月九日忆山东兄弟》'独在异乡为异客，每逢佳节倍思亲。遥知兄弟登高处，遍插茱萸少一人。'情景交融，写得真好！""是的，历来文人的重阳诗赋很多，唯王维的这首，最是脍炙人口的好诗。""姥爷，诗中提到的吴茱萸，是一味中药吧！它真能驱邪避秽吗？您给详细讲讲！""好吧！我就给你讲讲吴茱萸的功用。"

吴茱萸，芸香科落叶灌木或小乔木植物吴茱萸、石虎及疏毛吴茱萸的将近成熟果实。

产地主要有贵州、湖南、广西、云南、陕西、浙江、四川等省。唐代医家陈藏器曾说："茱萸南北总有，入药以吴地（包括现在江苏、安徽、浙江及上海大部）者为好，所以有吴之名也。"现在吴茱萸的产量和质量当以贵州和湖南为最。

吴茱萸味辛苦性热，香气浓烈，有小毒。归肝、脾、胃三经。功可散寒止痛，疏肝下气，燥湿。吴茱萸常用量：1.5~3克，外用适量。

【临床应用】

1. 脘腹冷痛。 临床多配干姜、木香等药，吴茱萸偏于暖肝，干姜偏于温中，木香行气止痛，三药相伍，温中暖肝，行气止痛之力甚强。临床上治疗脘腹冷痛，亦常用理中丸（人参、干姜、白术、炙甘草）、附子理中丸加吴茱萸治之。

2. 寒疝腹痛。 临床可配川楝子、小茴香、乌药等药治之，如清代王清源《医方简义》的导气汤（川楝子、吴茱萸、小茴香、木香），功可疏肝行气、散寒止痛。现在临床常用其治疗疝气偏坠、狐疝及阴囊水肿等，常在原方加乌药、延胡索、青皮、橘核等药。

治疗寒疝，也用《局方》的胡芦巴丸（吴茱萸、川楝子、茴香、川乌、胡芦巴）；或《圣惠方》的金铃子散（川楝子、延胡索）。

3. 头痛。治疗中焦虚寒、肝气上逆之头痛，临床可配人参、生姜等药，如《伤寒论》的吴茱萸汤（吴茱萸、人参、生姜、大枣），也可治厥阴头痛、干呕吐涎沫或胃中虚寒、食谷欲呕、胃脘作痛、吞酸嘈杂等症。

4. 脾胃虚寒之久泻、五更泻。临床常配伍补骨脂、五味子，方如明代薛己《内科摘要》的四神丸（补骨脂、肉豆蔻、吴茱萸、五味子）。

5. 宫寒腹痛。如临床常用的《金匮》温经汤（吴茱萸、川芎、生姜、芍药、人参、桂枝、阿胶、牡丹皮、半夏、麦冬、甘草），方中以吴茱萸、桂枝为君，温经散寒、通利血脉，治冲任虚寒、瘀血阻滞之月经不调、小腹冷痛或久不受孕等症。

除了温经汤，也可用宋代杨士瀛的艾附暖宫丸（艾叶炭、醋香附、白芍、当归、川芎、生地黄、黄芪、吴茱萸、肉桂、川断），可理气养血、暖宫调经，用于月经不调、痛经、不孕、崩漏、带下等属冲任虚寒者。

讲到这里，小外孙插嘴说："我记得，前两天，那个小王姐姐来咱家说，她服了您开的药，她的痛经病全好了。您好像给她开的就是艾附暖宫丸。""是的，艾附暖宫丸是治疗妇科虚寒诸证很好用的中成药。"

6. 寒湿脚气疼痛或上冲入腹。吴茱萸既能散寒燥湿，又能缓急下气，常与木瓜同用治疗脚气入腹、腹胀、困闷欲死等病，如《千金方》的苏长史茱萸汤即此两药组成。

《证治准绳》的鸡鸣散（木瓜、吴茱萸、陈皮、槟榔、苏叶、桔梗、生姜）也是以木瓜、吴茱萸为主药，是治疗寒湿郁结所致的脚气病的有效方剂。

脚气病是以腿足软弱，行动不便为特征的疾病，因病从脚起，所以叫脚气病，和我们日常所说的脚气是完全不同的两种病。现代医学认为脚气是真菌感染所致，而脚气病则由维生素 B_1 缺乏造成。中医学认为脚气病的病机是由于湿邪壅滞，临床主要有两个证型：足肿者为湿脚气；不肿者为干脚气。不论干、湿脚气如出现气促胸闷、心悸烦渴等症，便是脚气冲心，是脚气病的危重症候。

鸡鸣散取名鸡鸣二字，有两层含义：一是借喻寒湿脚气的疾病性质，鸡鸣，指半夜一点至三点的时刻，即丑时，是一昼夜阴寒最盛的时刻。《内经》："合夜至鸡鸣，天之阴，阴中之阴也。"以时间的阴寒比喻疾病的阴寒，这是一层意思；二是指服药时间，历代医家多在鸡鸣时间服鸡鸣散，治疗效果最好。《内经》也曾说："病在四肢血脉者，宜空腹而在旦。"鉴于这两层意思，所以方名"鸡鸣散"。

7. 呕吐吞酸。吴茱萸疏肝下气而止呕逆，胃寒者可配《金匮》的小半夏汤（半夏、生姜）。肝郁化火者，以黄连为主药，配伍少量吴茱萸，二者6：1，即《丹溪心法》的左金丸，共奏辛开苦降之效。

8. 下痢腹痛。临床可用《局方》的戊己丸（黄连、吴茱萸、白芍），三药比例为6：1：6，治肝胃不和、口苦嘈杂、呕吐吞酸、腹痛下痢。

讲到这里，我提出了个问题："我前面刚讲到两张方子，左金丸和戊己丸，谁告诉我，为何取名左金和戊己？"

见小外孙不作答，我继续解释道："中医认为，人体的气机，从左而升，从右而降。肝属木其气条达而主升；肺属金其气肃降而主降。所以从气机的升降讲，肝主升其气应从左升；肺主降其气应从右降。中医有左肝右肺之说，是讲脏腑气机的升降道路而言，并非指实质脏腑在人体的位置。朱丹溪创制左金丸，方中的左指肝，金指肺，其用意是根据五行生克制化的原理，用肺金克制肝木，肝木得制，不能再戕克脾土，则肝郁化火横逆犯胃之病证即能缓解，故而取名"左金丸"。方中黄连清肝泻火，又能清泻胃热，一药而两清肝胃，故为君药。少佐辛热之吴茱萸，一者疏肝解郁，使肝气条达，郁结得开；二者反佐黄连之苦寒，使泻火而无凉遏之弊；三者下气，和胃降逆。一药而三用。黄连和吴茱萸二药合用，共收清肝泻火，降逆止呕之效。

至于戊己丸，是在左金丸的基础上加白芍一味。甲乙丙丁戊己庚辛壬癸是十个天干，它和十二地支（子丑寅卯辰巳午未申酉戌亥）相配，是古代的历法，用来纪年纪月纪时用的。其中天干和五行相配属，甲乙配木，丙丁配火，戊己配土，庚辛配金，壬癸配水。其中戊己属土，脾胃也属土，所以戊己丸中的戊己即指脾胃而言，说明该药是治脾胃病的药，故名"戊己丸"。

讲到此，小外孙含笑点头，表示领悟。最后，我给他们讲了一个吴茱萸的外用方，这次讲课就此结束了。

这个外用方是《本草纲目》所记载的，"咽喉口舌生疮者，以茱萸末醋调，贴两足心，移夜便愈。其性虽热，而能引火下行，盖亦从治之义"。

茶

茶在我国有着悠久的历史。《本经》记载："神农尝百草，日遇七十二毒，得茶而解之。"《神农食经》也记载："茶茗久服，令人有力悦志。"据考证，这两部书最晚成书于西汉末年。说明西汉以前，茶已成为解毒、提神助气（有力悦志）的药物使用。明末清初三大儒之一的顾炎武在《日知录·茶》中也说"自秦人取蜀而后，始有茗饮之事。"说明茶作为普及全国的饮品，也应在秦汉以后。西汉文学家王褒（字子渊）在西汉宣帝神爵三年（前59年）写了一篇与奴仆签订的契约书，名为《僮约》。其中有"脍鱼炮鳖，烹茶尽具""牵犬贩鹅，武阳买茶（武阳即今四川彭山）"的条款。这是我国，也是全世界最早的关于饮茶、买茶和种茶的记载。另据晋代常璩《华阳国志·巴志》记载：周武王伐纣时，巴国（四川）就已经将茶和其他珍贵贡品进献给武王。还记载巴国当时已经有人工栽培的茶园。这些文献都说明四川地区是我国最早饮茶、买茶和种茶的地区。司马相如的《凡将篇》，杨雄的《方言》都是我国最早的字典（小学）。《凡将篇》共载38字，其中有"荈"字（茶的别称），是从中药方面介绍茶；《方言》则从文学角度讲解茶。司马相如和杨雄都是西汉文学家、辞赋家，恰巧又都是成都人，也可佐证四川是茶的故乡和发祥地。而就全国而言，应该是在秦人取蜀之后，才将种茶普及到南方各省。买茶和饮茶也就逐渐传播到全国。

魏晋以来，朝代更迭，社会骚乱。文人无力匡正时弊，清谈之风遂起。起初以酒助兴，如竹林七贤（嵇康、阮籍、刘伶、山涛、向秀、阮咸、王戎）之流。之后，清谈之风发展到一般文人，清谈成为一种社会风尚，但能终日豪饮者毕竟甚少，于是以茶代酒，茶便成为清谈者助兴之物。但，饮茶在当时还只是文人雅士的喜好，王公大夫的专享，并未在大众中普及。

直至唐朝中叶以后，饮茶的风气，才逐渐扩展到民间，把茶当作一种家常饮品，士农工商无不饮用。甚而出现了"茶水铺"。刘昫等著《旧唐书》："茶为食物，无异米盐……田间之间，嗜好尤甚。"至此，茶就成为人们生活中的必需品。"开门七件事（柴米油盐酱醋茶）"之一。

讲茶的历史，就不能不提陆羽和他的《茶经》。陆羽，字鸿渐（公元733~804），中唐时期复州竟陵人（今湖北天门），他遍历长江中下游及淮河流域，考察搜集了与茶有关的大量资料，创造了一套茶学、茶艺、茶道的理论和技艺。陆羽耗时27年，著成我国乃至世界第一部茶学专著《茶经》，于公元780年（唐德宗建中元年）问世。陆羽也被后人尊为"茶圣"。

陆羽幼年也很悲凉，在他的《陆羽自传》里，是这样写的："陆子名羽，字鸿渐，不知何许人。或云字羽名鸿渐，未知孰是。有仲宣（王粲，字仲宣，三国时人）、孟阳（西晋张载，字孟阳）之貌陋，相如（西汉司马相如）、子云（西汉杨雄，字子云）之口吃。……"。除了长得丑陋又口吃外，还不知道自己的出生地。只因他是个弃儿。在《唐国史补》《新唐书》《唐子才传》中都有明确记载。公元733年深秋的一个清晨，竟陵龙盖寺的智积禅师，路过西郊一座小桥，听得桥下群雁哀鸣。智积禅师走近一看，只见一群大雁用翅羽掩护着一个被严霜冻得瑟瑟发抖的男婴。智积禅师把婴儿抱回寺院，并请人哺育抚养。又为他占的《易经》"渐"卦上九爻辞："鸿渐于陆，其羽可用为仪"，于是为他定姓为"陆"，取名为"羽"，以"鸿渐"为字。智积禅师还烹得一手好茶，陆羽便从小学得茶艺。十二岁开始，陆羽离开龙盖寺，经多方阅历，终成"茶圣"。当年智积禅师收养陆羽的那座小桥，后人称"古雁桥"。附近街道亦名"雁叫街"。

茶好，还需水好。好茶好水，才能沏出好茶水。陆羽不仅懂茶，对水质的鉴别也有独到的功夫。陆羽认为沏茶之水，以泉水最好，江水次之，井水又次。而江水中，以扬子江南零水第一。据唐代张又新《煎茶水记》载：唐代宗时，湖州刺史李季卿，在维扬（今扬州）与一向倾慕的陆羽相逢。对陆羽说："陆君善于茶，盖天下闻名矣。况扬子南零水又殊绝。今二妙千载一遇，何旷之乎！"于是命军士到江中去取南零水。不久，水取到，陆羽用杓扬了一下取来的水，说：这水倒是扬子江水，但不是南零段的。好像是近岸的水。军士说，我乘舟深入南零，有很多人见证，不敢虚报。陆羽端起水瓶，倒掉一半，又用水杓一扬，说：这才是南零水。军士大惊，急忙认罪说：我自南零取水回来，到岸边时，船身摇晃，晃掉半瓶，害怕不够用，便用岸边之水加满，哪料您如此神明。李季卿与众人都十分惊奇陆羽鉴水的本事。

历代有关茶的趣闻轶事记述很多。明代冯梦龙《警世通言》有这样一个故事：宋朝王安石，晚年患痰火之症，屡治无效。医生建议他用长江瞿塘中峡水煎煮阳羡（今江苏宜兴）茶试治。王安石便托苏东坡返乡时，顺便带一瓮来。几日后，苏东坡亲自把一瓮水送到王安石府上。王安石即命书童煮水，待水沸后，王安石取阳羡茶一撮，注水满盏，半晌，茶色才显。王安石问："此水何来？"苏东坡答："瞿塘峡。"王安石又问："是中峡吗？""正是"。王安石笑道："此乃下峡之水。如何借名中峡？"苏东坡大惊。只得告以实情：原来，苏东坡被三峡风光所吸引，船到下峡时，才想起王安石所托之事。当时水流湍急，无法回到中峡取水，只得汲取一瓮下峡水充当。苏东坡说："三峡相连，一样的水，老太师如何辨认的出？"王安石告诉苏东坡：读书人凡事都须细心体察。据《水经注》载：瞿塘水性，上峡水性太急，下峡太缓，唯中峡缓急相间。老夫中脘有病，故宜中峡水引经。此水烹阳羡茶，上峡味浓，下峡味淡，中峡浓淡之间。现在茶色半晌方显，故知是下峡水。苏东坡听了，大为折服。

再看《三国志·吴志·韦曜传》，东吴第四代皇帝孙皓嗜酒，每次设宴，来客至少需饮酒七升。但他对博学又不善饮酒的大臣韦曜，出于尊重，却常破例，常赐韦曜以茶代酒。这或许是现在宴席上"以茶代酒"的来历吧！

《红楼梦》中，妙玉用雪水煎茶；野史中记述乾隆用荷叶上露水煮茶。这些都过于讲究了。现在的人没那么多讲究，能有不被污染的纯净水沏茶就很不错了。

茶，多年生常绿灌木或小乔木植物。山茶科、山茶属。株高 1 ~ 6 米之间。

东晋郭璞（文学家、训诂学家、风水学家）曾说："早采为茶，晚采为茗。一名荈（音船），蜀人谓之苦茶。"陆羽也说："（茶）其名有五：一茶，二槚（音假），三蔎（音社），四茗，五荈。"荼为茶之古字，自中唐陆羽开始，才写作茶（人在草木间）。

《本经》上品列有苦菜，一名荼草，即用茶之古字。

《本草纲目》27 卷所列苦菜，应为苦苣，一种野菜，可食用。而 32 卷所列"茗"方为茶。

现在的茶以色泽和功效分，有六大茶系：绿茶、红茶、白茶、黄茶、青茶（乌龙茶）、黑茶。

绿茶：因其干茶叶、茶汤，泡完后的叶子三绿而得名。以西湖龙井、黄山毛峰、碧螺春为代表。适宜于体热火大的人群，不适宜过敏体质、脾胃虚寒、神经衰弱、易失眠者。一般用85℃左右的开水沏泡，2 ~ 3 分钟即可饮用。

红茶：发酵，茶汤红亮故名。以祁门红茶、滇红等为代表。适宜于体虚、脾胃虚寒、手脚不温者。开水冲泡3 ~ 5 分钟即可饮用。

白茶：干茶表面有白毫，远看犹如白雪覆盖故名，微发酵。以白毫银针、白牡丹为代表。适宜于情绪焦虑、压力大的人。沸水冲泡即可。

青茶（乌龙茶）：半发酵茶，以铁观音、大红袍为代表。适宜于多数人。泡青茶最好用有盖的茶具。沸水冲泡后盖上盖子，茶水出色，即可饮用。

黄茶：制作时，将茶叶在锅里闷热，使茶叶变黄故名。此茶较少见。以90℃水冲泡一分钟，再加水冲泡至八分满，一次不喝干，留三分之一水量，第二次冲泡。

黑茶：属于后发酵茶。云南普河、安化黑茶为代表。特别适宜肥胖和三高人群，减脂效果好。粗老黑茶可煮后喝；嫩茶可用100℃沸水冲泡饮用。

此外，还有花茶，又叫香片。是以绿茶、红茶或乌龙茶为茶胚，配以能够吐香的鲜花作为原料。采用窨制工艺制作而成的茶叶。由于香花品种不同，大致分为茉莉花茶、玉兰花茶、桂花花茶等。其中以茉莉花茶产销量最大。

我国是茶的故乡。盛产名茶的地区很多。1915年巴拿马万国博览会将碧螺春、信阳毛尖、西湖龙井、君山银针、黄山毛峰、五夷岩茶、祁门红茶、都匀毛尖、铁观音、六安瓜片评为十大名茶。2002年《香港文汇报》又将西湖龙井、江苏碧螺春、安徽毛峰、湖南君山银针、信阳毛尖、安徽祁门红茶、安徽瓜片、都匀毛尖、武夷岩茶、福建铁观音定为十大名茶。

沏茶的方法和程序，过去也很繁杂。如洗杯、落茶、冲茶、刮泡沫、倒茶、点茶、看茶、喝茶等等。现在也有功夫茶之品茶风尚，功夫茶源于陆羽《茶经》，是礼宾待客的一种风俗。其操作程序和对茶具的要求也很复杂。现在工薪阶层的人很难有时间和精力做到。但我认为，有一个程序是必要的，就是'洗茶'。正式沏茶以前，先用少量温水洗一下茶叶，把洗茶的水倒掉，然后再正式沏茶。现在农药等毒物对茶叶的污染很严重，所以这一道洗茶的程序是必需的。

茶作为一味中药，历代文献和医籍均有不少记载。如魏徵等著的《隋书》记载：隋文帝杨坚，某夜做一噩梦，梦一神人将其头骨换掉，醒后即患头痛，百药不效。后一僧人告之"山中有茗草，煮而饮之当愈。"隋文帝如法服茶，头痛果然痊愈。自此，他便嗜好饮茶，上行下效，种茶、制茶、饮茶的风气便被及全国。

茶作为一种药，由来已久。唐代即有"茶药"一词。白居易有"茶药赠多因病久，衣裳寄早及寒初"的诗句。宋代林洪《山家清供》也有"茶供，茶即药也"的解释。

唐代陈藏器《本草拾遗》更进一步指出："诸药为各病之药，茶为百病之药。"日本荣西禅师宋朝时曾两次来到中国学习茶道，将中国的茶文化带回日本，并在日本发扬光大，被称为"日本茶祖"，其所著《吃茶养生记》中说："茶乃养生之仙药，延龄之妙术。山若生之，其地则灵；人若饮之，其寿则长。"

我国边疆少数民族，多以肉食为主。对茶的需求更为迫切。有"宁可三日无粮，不可一日无茶；一日无茶则滞，三日无茶则病"的说法，他们习惯喝的茶，如藏族的酥油茶，蒙古族的奶茶。都是很好的饮料。

茶，味苦甘，性微寒，无毒。归心肺脾胃经。功可清热降火、祛痰消脂、利水解毒。

【临床应用】

1. 外感风邪、头目昏重、偏正头痛或肢体疼痛。以茶之清降配川芎、白芷防风等祛风活血止痛药，如《局方》的川芎茶调散（川芎、白芷、防风、细辛、羌活、荆芥、薄荷、甘草、茶），或用明代孙一奎《赤水玄珠》的茶调散（川芎、细芽茶、白芷、薄荷、荆芥穗）。

2. 咽喉肿痛、喉痹等证。可用明代万表辑《万氏家抄方》的茶柏散（细茶9克以清明前者佳，黄柏9克，薄荷叶9克，硼砂煅6克。上药研极细末，和匀，加冰片0.9克）吹入喉间。

3. 热毒下痢。好茶一斤捣末，浓煎一二盏服，亦治久痢。另《圣济总录》治血痢，用盐水梅（除核、研碎）一枚，合腊茶（茶的一种，以其汁泛乳色，与溶蜡相似，故也称蜡茶）加醋，煎汤，服之。

4. 小便不通，脐下满闷。如《圣济总录》的海金砂散（海金砂一两、腊茶五钱），上二味捣罗为散，每服三钱，以生姜、甘草汤调服。

5. 治脚趾缝烂疮，及因暑湿，手抓两脚烂疮。可用明代张时彻的摄生众妙方，细茶研末调烂敷之。

6. 热伤元气，肢体倦怠、气短懒言、口干作渴、汗出不止。可用《千金方》的生脉茶（五味子5克，人参3克，麦冬3克，花茶3克，冰糖10克，用300毫升开水冲泡后饮用，至味淡为止。）

7. 肺气阴两虚咳嗽。可用《儒门事亲》的三才茶（天冬5克，人参3克，生地黄3克，花茶3克，用前三味药的煎煮液350毫升泡茶饮用，可加冰糖。）

8. 热病汗出后，耗伤胃津。可用《温病条辨》的益胃茶（玉竹5克，沙参3克，麦冬3克，生地黄3克，绿茶3克，冰糖10克，用300毫升开水冲泡后饮用。）

现代对茶的研究已很深入。发现茶叶中含有很多成分，包括儿茶素（酚）、茶色素、茶氨酸、茶多糖、γ-氨基丁酸等。基于以上成分，概括茶有如下保健作用：减低心脑血管发病和死亡风险；降低胆固醇和血压；减少患糖尿病的风险；防治老年痴呆；抗压力和抗焦虑；提高免疫力；减肥瘦身；抗疲劳、提神、明目、消食、利尿解毒、防龋齿、消除口臭等。

茶作为世界三大饮品（茶、咖啡、可可）之一。确实对人类保健起着不可替代的功绩，所以历代文人名家填词赋诗歌颂茶叶的佳作不胜枚举。现摘抄两首，权作此篇结语。

陆羽《六羡歌》："不羡黄金罍，不羡白玉杯。不羡朝入省，不羡暮入台。千羡万羡西江水，曾向竟陵城下来。"

白居易《两碗茶》："食罢一觉睡，起来两碗茶；举头看日影，已复西南斜；乐人惜日促，忧人厌年赊；无忧无乐者，长短任生涯。"